JN268866

シリーズ 脳科学 ❺

甘利俊一 ◆監修 ｜ 古市貞一 ◆編

分子・細胞・シナプスからみる脳

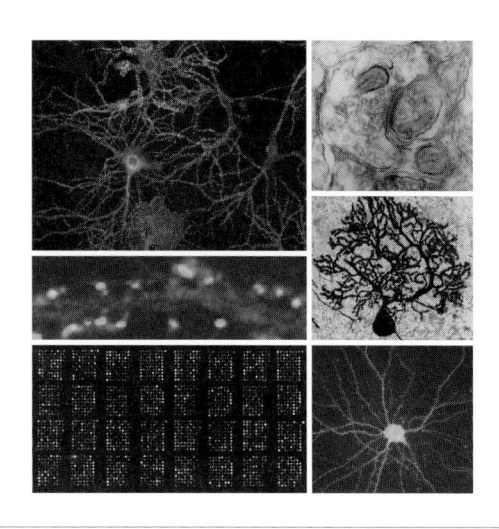

東京大学出版会

Brain Science 5
Shun-ichi AMARI, Supervising Editor
Molecular, Cellular and Synaptic Aspects of the Brain
Teiich FURUICHI, Editor
University of Tokyo Press, 2008
ISBN978-4-13-064305-4

シリーズ脳科学発刊に寄せて

　脳は人の最も精妙で複雑な器官である．人が人たる由縁は，脳のはたらきにある．脳はこころを宿し，そのこころが私たちの行動を律しているように見える．人を理解するには，こころを，そしてその物質的な基盤である脳を理解する必要がある．

　脳は昔から医学の研究対象として，重視されてきた．しかし今では，脳の科学は生命科学だけでなく，情報科学，人間科学その他多くの学問に支えられた総合科学となっている．この10年，その傾向は特に著しい．

　脳は物質で出来ている．したがって，その仕組みを知るには，まず脳の中の物質のはたらきを理解しようとするのは当然であろう．分子のレベルまで遡って脳の仕組みを物質の観点から解明する，分子生物学が大いに発展した．

　しかし，脳の機能は情報処理である．それは脳を個々の要素に分解してみれば分かるわけではなくて，全体が結合したネットワーク，すなわちシステムとしてそのはたらきを見なければならない．この観点からは，システム科学，情報科学が脳研究の主役になる．

　こころのはたらきのレベルで考えれば，認知，言語，コミュニケーション，教育，哲学などの，多くの学問分野を総合して考えなければならない．精神疾患も，物質的な基礎と同時に，心のはたらきの不具合というように，こころの問題と密接に関係してくる．

　10年ほど前に，脳にかかわる広い範囲の研究者の総意に基づき，これからの脳研究に必要な総合的な研究を行う機関として，理化学研究所の脳科学総合研究センターが誕生した．あれから10年，脳の研究を支える多くの学問分野が手を携えて，協力しながら研究を進めていく体制が日本に整いつつある．

　脳科学総合研究センター発足10周年に当たるこの年に，脳科学の最近のすばらしい発展を見ていただこうと企画したのが本シリーズである．理化学研究所脳センターの研究者のみならず，日本の広い分野の研究者に協力いただいて，脳科学の広がりと将来の発展方向がよく分かるように試みたつもりである．専門家ばかりでなく，社会人，学生にもその実情が分かるように配慮されている．

第1巻は「脳の計算論」と題し，理論からの導入とした．ここでは，脳の中で情報がどのように表現されているかに焦点を当て，ニューロンの発火スパイク系列の確率論的な解析，神経回路のダイナミックス，さらに学習の問題が扱われている．最近のこの分野の動向を知る良い手がかりであろう．

第2巻は「認識と行動の脳科学」である．これはシステム脳科学の本道を行く研究を集めたもので，認識，運動，記憶，そしてそれらを行動と結びつける脳のメカニズムに焦点を当てている．システム脳科学の最新の成果が示されている．

第3巻は「言語と思考を生む脳」とした．ここでは幼児の言語の獲得と発達に始まり，動物のコミュニケーションと音声の利用を論じ，これを人の言語の一つの起源として取り上げる．これはさらに，概念の形成や思考の仕組み，そして生物の社会形成にかかわる問題に発展する．

第4巻は「脳の発生と発達」である．脳の発生と発達の過程は，脳の設計図を遺伝情報に基づいて実現していく過程である．これによって，脳の物質的な基礎とそれに基づく構造が示される．さらに，近年注目を浴びている，神経細胞の再生が扱われる．

第5巻では「分子・細胞・シナプスからみる脳」を扱う．ゲノムが脳をどのように支配するのか，細胞の仕組み，その中での情報の伝達の仕組みを調べさらに記憶と学習を支える分子機構を明らかにする．

第6巻は「精神の脳科学」を取り上げる．精神はこころと直接に結びついているから，脳の仕組みの不具合は，直接に精神にかかわる病として現れる．その症状には多種多様なものがあり，現象として何が現れるのか，物質的な基礎であるゲノムは，ここにどう絡まるのか，人格とどう関係するのかなど，精神医学の最前線が論じられている．

各巻の順番に意味があるわけではない．このなかから，好みの順番で読んでいただき，脳科学の壮大な広がりを見ていただくとともに，これらが次第に融合していく様を理解していただければ幸いである．

2007年10月

甘利俊一

まえがき

　脳は体の代謝や行動から，情動，記憶，学習などのあらゆる活動をコントロールする高度な情報処理器官である．これらの基盤となっているのは，脳を構成する多種多様な分子と細胞および，それらによって形成される複雑な分子カスケードと細胞ネットワークである．脳のしくみとはたらき，そしてその病態を解き明かすためには，脳神経系の基本要素と基礎過程との統合的な理解が不可欠であり，脳科学における分子，細胞，シナプス研究の重要性は益々高まっている．

　脳科学シリーズの第5巻である本巻は，分子，細胞，シナプスの脳科学について，その基礎知識と最新の研究の到達点を概説することをめざした．各章では，それぞれの専門分野の研究者らが，実際の研究データや研究逸話をコラムとしておりまぜながらわかりやすく解説し，現在の問題点や将来の展望についても言及している．この研究分野は膨大な情報が日々蓄積しており，やむを得ず割愛した部分については引用した文献や書籍等を参照していただきたい＊．

　本巻が，複雑かつ高度なシステムである脳について，分子，細胞，そしてシナプスといった構造上，機能上の基本単位から，そのしくみとはたらきを理解することに役立てば幸いである．

　最後に，限られたスペースで専門分野の基礎と最前線について明解にまとめ上げていただいた執筆者各位に厚く御礼申し上げる．

　＊インターネットサイトに補足資料を置いた．
　（http://www.brain.riken.jp/jp/news/book01.html）

2008年3月

古市貞一

目次

脳科学シリーズ発刊に寄せて .... *iii*
まえがき .... *v*
執筆者紹介 .... *xii*

第1章	総論	*1*
1.1	はじめに	*1*
1.2	分子，細胞，シナプスの脳科学研究の歴史	*2*
	1.2.1 ニューロン説とグリアのはたらき	*2*
	1.2.2 シナプス研究とその展開	*3*
	1.2.3 細胞間と細胞内のシグナル伝達	*4*
	1.2.4 脳を構成する分子——解析技術の進歩と今後の発展	*4*
1.3	本書の構成	*5*
	参考文献	*6*
第2章	神経系の細胞のかたちとはたらき	*7*
2.1	ニューロン	*7*
	2.1.1 ニューロンの一般形態	*8*
	2.1.2 細胞体	*10*
	2.1.3 樹状突起	*15*
	2.1.4 軸索	*16*
	2.1.5 シナプス	*18*
	2.1.6 神経細胞の組織化	*20*
	2.1.7 神経回路	*20*
	2.1.8 現在の問題点と今後の課題	*25*

2.2	グリア細胞		26
	2.2.1	アストロサイト	27
	2.2.2	オリゴデンドロサイト	33
	2.2.3	NG2陽性グリア細胞	35
	2.2.4	ミクログリア	36
	2.2.5	現在の問題点と今後の課題	38
参考文献			38

第3章　脳神経系とゲノム　43

- 3.1 脳の複雑さとゲノム　43
- 3.2 神経活動依存的な遺伝子発現　44
- 3.3 非タンパク質コードRNAによる神経機能の調節　47
  - 3.3.1 miRNA　47
  - 3.3.2 snoRNA　48
- 3.4 mRNAの神経突起輸送と局所的翻訳　48
- 3.5 RNA編集によるタンパク質機能の改変　49
- 3.6 遺伝的多型と神経・精神疾患　50
  - 3.6.1 SNP　50
  - 3.6.2 CNV　50
- 3.7 エピジェネティクスと神経機能　51
- 3.8 今後の課題　52
- 参考文献　52

第4章　神経細胞間ではたらくシグナル伝達　55

- 4.1 神経興奮とシナプス伝達の分子メカニズム　55
  - 4.1.1 神経細胞の電気的活動とイオンチャネル　56
  - 4.1.2 神経伝達物質の放出　65
  - 4.1.3 シナプスにおける受容体とその機能　78
- 4.2 神経栄養因子と受容体　90
  - 4.2.1 ニューロトロフィンと受容体の構造　90
  - 4.2.2 転写　93

		4.2.3	輸送	94
		4.2.4	分泌	94
		4.2.5	分布・作用	95
		4.2.6	ニューロトロフィンと受容体の個体でのはたらき	97
		4.2.7	ニューロトロフィンと受容体の異常と疾患との関連	101
	4.3	神経系の発達・機能を司る細胞認識・接着分子群		103
		4.3.1	細胞認識・接着分子群の構造と分類	104
		4.3.2	神経系細胞認識・接着分子群の機能	108
		4.3.3	今後の課題	113
	参考文献			117
第5章	神経細胞内ではたらくシグナル伝達			131
	5.1	セカンドメッセンジャーによるシグナル伝達制御		131
		5.1.1	脳におけるシグナル伝達系	131
		5.1.2	セカンドメッセンジャーの意義	133
		5.1.3	3量体Gタンパク質	134
		5.1.4	セカンドメッセンジャー産生機構	137
		5.1.5	活性化される多様な長期的細胞応答	142
		5.1.6	セカンドメッセンジャーの細胞内動態	147
		5.1.7	今後の課題	148
	5.2	リン酸化シグナル伝達カスケードと遺伝子発現制御		150
		5.2.1	はじめに	150
		5.2.2	タンパク質リン酸化制御酵素の遺伝子的基盤	151
		5.2.3	MAPK・ERK シグナリング	151
		5.2.4	PI3K-Akt-Gsk3 カスケードと神経機能	165
		5.2.5	タンパク質脱リン酸化酵素の神経機能における役割	168
		5.2.6	おわりに	172
	参考文献			172
第6章	シナプスの形成と動態──神経回路の分子細胞基盤			181
	6.1	シナプスの概観		181

6.1.1	シナプスの構造	*181*
6.1.2	シナプス前部	*182*
6.1.3	シナプス後部とスパイン構造	*183*

6.2 シナプスの形成 *184*
 6.2.1 軸索と樹状突起の相互認識機構 *184*
 6.2.2 シナプス前部構造の分化 *187*
 6.2.3 シナプス後部構造の分化 *188*

6.3 シナプスのリモデリング *189*
 6.3.1 シナプスの維持 *189*
 6.3.2 シナプスにおける分子動態 *190*
 6.3.3 シナプスの除去 *192*
 6.3.4 シナプスの成長 *194*
 6.3.5 シナプスの付加と除去のバランス *197*

6.4 まとめ *198*

参考文献 *201*

第7章 シナプス可塑性——記憶・学習の分子細胞メカニズム ... *203*

7.1 大脳皮質における可塑性 *203*
 7.1.1 両眼反応性の可塑性とシナプス長期増強，長期抑圧 *203*
 7.1.2 シナプスの長期増強と長期抑圧 *204*
 7.1.3 シナプス長期増強のメカニズム *208*
 7.1.4 代表的なシナプス間隙メッセンジャー *212*
 7.1.5 今後の課題 *215*

7.2 海馬における可塑性 *216*
 7.2.1 記憶形成における海馬の役割 *216*
 7.2.2 海馬におけるシナプス伝達 *217*
 7.2.3 海馬におけるシナプス可塑性 *220*
 7.2.4 今後の課題 *230*

7.3 小脳におけるシナプス可塑性 *230*
 7.3.1 小脳におけるシナプス可塑性の機能学的研究 *231*
 7.3.2 小脳のシナプス *233*

7.3.3	PF-PC シナプスの可塑性	234
7.3.4	CF-PC シナプスの可塑性	244
7.3.5	IN-PC シナプスの可塑性	244
7.3.6	PF-IN シナプスの可塑性	245
7.3.7	MF-DCNN シナプスの可塑性	247
7.3.8	PC-DCNN シナプスの可塑性	248
7.3.9	小脳シナプス可塑性の行動レベルの意義	249
7.3.10	今後の課題	254

参考文献 254

第 8 章　分子レベル，細胞レベルの脳科学の展望　265

8.1 脳を構成する細胞構造と機能についての再考 265
  8.1.1 ニューロン研究の展開 265
  8.1.2 グリア細胞研究の展開 266
8.2 細胞における情報伝達機構の解明に向けた展望 267
  8.2.1 細胞内小器官の動態と細胞機能 268
8.3 ゲノム科学と脳科学研究の連携と体系化 269
8.4 分子，細胞の基礎的な解析から精神神経疾患へ 269
8.5 脳研究の各分野間および他分野との融合研究の必要性 270
8.6 物理，化学，生物物理的な見方の必要性 271
8.7 新しい技術の導入と革新的な技術開発 271
参考文献 272

索引 275

執筆者紹介

編者

古市貞一	理化学研究所脳科学総合研究センター	第1章，第3章，4.2節

執筆者（五十音順）

有賀　純	理化学研究所脳科学総合研究センター	5.2節
岡部繁男	東京大学大学院医学系研究科	第6章
狩野方伸	東京大学大学院医学系研究科	7.3節
定方哲史	理化学研究所脳科学総合研究センター	4.2節
田端俊英	富山大学大学院理工学研究部	7.3節
津本忠治	理化学研究所脳科学総合研究センター	7.1節
端川　勉	理化学研究所脳科学総合研究センター	2.1節
尾藤晴彦	東京大学大学院医学系研究科	5.1節
平瀬　肇	理化学研究所脳科学総合研究センター	2.2節
真鍋俊也	東京大学医科学研究所	7.2節
御子柴克彦	理化学研究所脳科学総合研究センター	第8章
山口和彦	理化学研究所脳科学総合研究センター	4.1節
吉原良浩	理化学研究所脳科学総合研究センター	4.3節

第1章

総論

1.1 はじめに

　脳は，ゲノム情報の大半を使って多種類の神経細胞からなる複雑なネットワークを形成することで，構造的，機能的な高精細化を達成している．個々のニューロンは機能的な極性をもった微細形態を有し，互いにシナプス結合によって数千～数万のニューロンと連絡しあうネットワークを形成する．一方，グリア細胞も特有の細胞形態をもち，ネットワークの機能や環境に関与する．細胞間と細胞内ではたらく多くのシグナル伝達物質とその受容体，および下流のシグナル伝達カスケードなどが，神経細胞とネットワークにおける緻密で可塑的な神経機能を担う．これらの神経細胞およびネットワークの構造と機能の分子的な基盤は，遺伝情報としてゲノムにコードされている．脳の遺伝情報は環境からの刺激作用と相まって，それぞれの生物種を特徴づける脳組織のしくみとはたらきをもたらす．このように，脳は複雑な分子構成と細胞ネットワークによってその機能を維持しているため，脳遺伝子の欠損や神経細胞の損傷は，脳神経疾患の病因となる．したがって，脳科学における分子，細胞，シナプスの研究は，脳のしくみ，はたらき，病態の分子メカニズムを解明するうえできわめて重要である．本書では，分子レベル，細胞レベル，シナプスの脳科学の基礎知識と最新の到達点についてわかりやすく概説する．

1.2 分子，細胞，シナプスの脳科学研究の歴史

現在，我々が脳について理解している根本的なことの多くは，脳科学研究の歴史の中でも飛躍的な発展をみせた分子，細胞，シナプスレベルの膨大な研究成果の賜物である．

1.2.1 ニューロン説とグリアのはたらき

1891 年，Wilhelm Waldeyer は，神経系の相互に独立した多数の機能単位をニューロン (neuron) と命名した．20 世紀の初頭に，ゴルジ鍍銀染色法を用いた研究によって神経解剖学の基礎を築き上げた Santiago Ramón y Cajal は，ニューロンが細胞体，樹状突起，軸索という極性をもって互いにシナプス結合によって連絡しあっているという「ニューロン説」を提唱した（萬年 (1992) 参照）．これに反して，ゴルジ (Golgi) 法（1873 年に発見される）の生みの親である Camillo Golgi は，神経線維の末端が切れ目なくつながっているとする「網

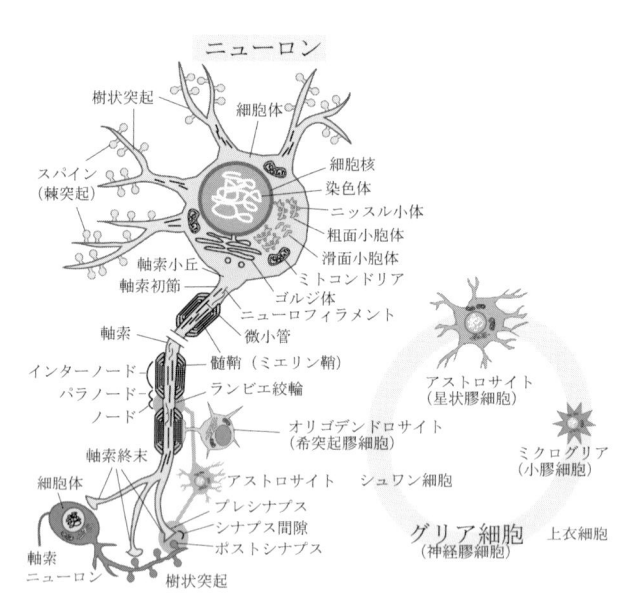

図 1.1 ニューロンとグリア細胞
詳細については第 2 章を参照．

状説」を唱えた．奇しくも2人は同じゴルジ法によって神経を観察しながら異なった結論に至ったが，1906年にノーベル生理学・医学賞を分かちあっている．両説の決着には，1950年代に台頭してきた電子顕微鏡を用いた研究が，ニューロンがシナプス間隙を隔てて結合していることを実際に証明するまで長い年月を要した．一方，グリア (glia) は，ニューロンを覆うように取り囲んでいることからギリシャ語の *glue*（糊）に由来し，長らくニューロンの支持細胞と考えられていた．しかし，最近ではニューロンの活動をダイナミックに制御していることがわかりはじめている．

1.2.2 シナプス研究とその展開

Charles S. Sherrington（1932年に神経生理研究の功績でノーベル生理学・医学賞を受賞）は，ニューロン間の機能的な結合部位をシナプス (synapse) と命名した．Henry H. Dale と Otti Loewi は，化学物質であるアセチルコリンが神経伝達物質としてはたらくことを発見し（1936年ノーベル生理学・医学賞），「化学シナプス」の概念を打ち立てた．また，Alan L. Hodgkin と Andrew Huxley はイカの巨大軸索を用いた活動電位の研究で「イオンチャネル仮説」を提唱し（1963年ノーベル生理学・医学賞），Erwin Neher と Bert Sakmann がパッチクランプ法を開発して単一イオンチャネル記録によりイオンチャネルの存在をみごとに実証した（1991年ノーベル生理学・医学賞）．1980年代になると，沼正作らをはじめとした多くの研究グループが，cDNAクローニング技術を駆使して，神経伝達物質受容体やイオンチャネルの構造と機能の研究でしのぎを削った．これによって，神経伝達物質を介した化学シナプス伝達，軸索での神経インパルスの伝導，神経細胞の興奮と抑制などの分子実体が次々と解明された．構造生物学技術の発展によって，Roderick MacKinnon らは X 線結晶構造解析によるカリウムチャネルの立体構造の決定に成功し，イオンチャネルの構造機能相関が明らかとなった（2003年ノーベル化学賞）．一方，記憶の基礎過程であるシナプスの可塑性では，1973年に Tim Bliss と Terje Lømo が海馬におけるシナプス伝達の長期増強 (LTP) を，1982年に伊藤正男が小脳におけるシナプス伝達の長期抑圧 (LTD) を発見した．このような長時間にわたるシナプス伝達効率の変化の分子メカニズムは，プレシナプス小胞の開口放出やポストシナプスにおける神経伝達物質受容体のシグナル伝達カスケードの研

究などが進展することによってかなり明らかになってきている．さらに，遺伝子欠損マウスを用いた最近の研究は，個体レベルでの記憶や学習，行動との関連性も明らかにしつつある．

1.2.3　細胞間と細胞内のシグナル伝達

前述のアセチルコリンのように，興奮性シナプス（グルタミン酸，アスパラギン酸）と抑制性シナプス（γ-アミノ酪酸 GABA，グリシン）の神経伝達物質が同定され，それらの受容体とシグナル伝達のしくみが分子生物学的手法やパッチクランプ法などで詳細に解析されていった．また，Bernard Katz, Ulf von Euler, Julius Axelrod はカテコールアミン系神経伝達物質を同定し，Roger C. L. Guillemin と Andrew W. Schally は視床下部で産生される神経ペプチドホルモンを同定し，それぞれの功績は 1970 年と 1977 年のノーベル生理学・医学賞に輝いている．神経成長因子 (NGF) は，Rita Levi-Montalcini らによって知覚神経や交感神経節細胞の生存と神経突起の伸長を促進する分泌性因子として最初に発見され（1986 年ノーベル生理学・医学賞），その後の cDNA クローニング解析で神経栄養因子とその受容体のファミリーが明らかにされた．さらに，Arvid Carlsson らのドーパミン・シグナル伝達とパーキンソン病の研究，Paul Greengard らのタンパク質リン酸化とシグナル伝達カスケードの研究，Eric R. Kandel らのアメフラシにおける長期記憶の形成と遺伝子発現の研究も，ともに神経系のシグナル伝達の解明に功績があったとして 2000 年にノーベル生理学・医学賞を受賞している．

1.2.4　脳を構成する分子——解析技術の進歩と今後の発展

分子と細胞およびシナプスの脳科学研究が発展する駆動力となったのは，前述のパッチクランプをはじめとする電気生理学に加えて，分子生物学の台頭であった．DNA の二重らせん構造が決定され生体における遺伝情報の意義が明らかになると（1962 年ノーベル生理学・医学賞），遺伝子工学の基礎が確立されて塩基配列の決定法が開発され（1980 年ノーベル化学賞），さらに遺伝子増幅法 (PCR) と DNA 化学合成法も開発された（1993 年ノーベル化学賞）．これによって，脳科学を含むあらゆるライフサイエンス分野で共通する分子レベルの解析法が得られた．さらに，国際的なプロジェクトとして推進されたヒトゲ

ノムの塩基配列の解読（2003年に全作業が終了）をはじめとして，現在では多くの生物種のゲノムの塩基配列が明らかになり，脳神経機能を含む生命現象を分子レベルで理解できるようになった．ゲノムワイドな遺伝子解析（マイクロアレイ解析など）は，脳では莫大な数の遺伝子が発現して神経活動時にはダイナミックに変化することや，遺伝子の変異や多型と精神・神経疾患との関連性などを明らかにしている．

最近では，分子細胞レベルでの新しい解析技術の進歩はめざましい．RNA干渉による遺伝子サイレンシング法（2006年ノーベル生理学・医学賞），遺伝子改変モデル動物の作出技術（マウス胚性幹細胞を用いた遺伝子改変の原理は2007年ノーベル生理学・医学賞），高感度・高精度の分子プローブや各種蛍光タンパク質（GFPなど）とその計測や観察のための装置（二光子励起蛍光顕微鏡など）などを駆使して，より精細でより生体に近い状態での分子，細胞，シナプスの動態やはたらきが次々と明らかになってきている．これらの先端技術によって，脳の基本的な要素や基礎的な過程についての我々の理解は，さらに深められるであろう．

1.3 本書の構成

本書は，以下のような構成からなっている．

第2章では，脳神経系を構成するニューロンとグリア，および神経ネットワークの種類，構造，機能などについて概説する．また，ニューロン・グリアの機能相関やグリアの動態などについて最新の知見を紹介する．

第3章では，ポストシーケンスによって明らかになってきた脳神経系の構造と機能および疾患に関わる遺伝的な要因（脳とゲノム，遺伝子情報の発現制御，遺伝的多型）と非遺伝的な要因（エピジェネティクス）などについて概説する．

第4章では，神経細胞間およびシナプス間のシグナル伝達のしくみについて，主に関連するシグナル伝達物質やその受容体などについて扱う．神経伝達物質の分泌メカニズム関連因子，神経伝達物質とその受容体，電位依存性チャネル，神経ペプチドとその受容体，神経栄養因子とその受容体，細胞接着分子や細胞認識因子などの種類と機能について概説するとともに，最新のトピックスについても紹介する．

第5章では，神経細胞内でのシグナル伝達のしくみについて，主にカルシウムをはじめとしたセカンドメッセンジャーによる細胞内シグナル伝達，リン酸化シグナル伝達カスケード，遺伝子発現の制御系などについて概説する．

第6章では，シナプスの形成と動態について，主にプレシナプスとポストシナプスの構造・機能とその動態，およびシナプス構成分子とその細胞内動態について，最新トピックスをまじえて概説する．

第7章では，シナプス可塑性について，海馬，大脳皮質，小脳におけるシナプスを中心に概説する．記憶の基礎過程と考えられる長期増強や長期抑制などのシナプス可塑性の分子メカニズムについて，関与する神経伝達物質受容体やシグナル伝達カスケード，シナプス分子やシナプス形態の動態，遺伝子ノックアウトマウスの表現型など，最新の研究データをまじえて紹介する．

第8章では，これまでの分子，細胞，シナプスの脳科学研究の流れと将来の展望について概説する．

最後に，各章の末尾で多くの執筆者が言及しているように，斬新な研究アプローチの導入によって，分子，細胞，シナプスのより精緻な構造，機能，および動態と，それらが生体の個体レベルでの機能とどのように関係するのかについて，さらに明らかになるであろうことを述べておく．本巻で取り上げる内容が，分子，細胞，シナプスの脳科学の到達点と将来についての理解に役立てば幸いである．

参考文献

[1] 萬年　甫 編訳 (1992)『ラモニ・カハール』(増補・神経学の源流 2)，東京大学出版会．

第2章

神経系の細胞のかたちとはたらき

　脊椎動物の神経系の組織（脳や脊髄は中枢神経系に，神経節や脳神経・脊髄神経は末梢神経系に分類する）は，かたちやはたらきが特殊に分化した2種類の細胞，すなわち神経細胞（ニューロン：neuron）と神経膠細胞（グリア：glia）から構成される．この章では，はじめにニューロン，つづいてグリアを取り上げ，そのかたちとはたらきについて述べる．

2.1　ニューロン

　19世紀前半までには，「からだの器官（内臓の臓器や筋肉など）をつくる単位構造は細胞である」というSchwannの細胞説が確立していたが，こと神経系については，神経単位としての神経細胞が個々に独立しているのか，それとも神経細胞どうしは境界なく連なっているのか，つまり細胞説が神経系にも当てはまるのか，そうでないのか，この頃は論争が続いていた．そのわけは，神経細胞はきわめて細く長い突起（後述する樹状突起(dendrite)と軸索(axon)）をもっているため，細胞の境界を見きわめるのが，その頃の顕微鏡標本からの観察では困難だったからである．

　第1章でも述べたように，1873年にゴルジ法と呼ばれる細胞染色法が開発され，問題解決に一役かうことになったが，この染色法の開発者であるGolgi自身は，突起どうしは境界なく連なっている（網状説）と考えていた．一方，同じゴルジ法を広範囲に展開して，神経組織をくまなく調べたRamón y Cajalは，個々の神経細胞は独立している（ニューロン説）という結論に至った．Cajalはさらに，神経細胞は樹状突起で入力情報を受け，軸索を通じて，情報を出力すると主張した．つまり，神経細胞の構造特性に機能的極性の存在を洞察してい

た．結局，ゴルジ法がニューロン説の醸成に大きく貢献したことから，1906年にはGolgi, Cajal両者ともにノーベル生理学・医学賞の栄に輝いた．

他方，1897年には，ニューロン説を念頭に，生理学者Sherringtonは，軸索の終末部と相手方の神経細胞との接触部分にシナプス（後述）という概念を提唱した（しかし，シナプスが軸索の膜と相手方細胞の膜が対向して接する非連続性の構造であるとの確認は，電子顕微鏡による解析 (De Robertis & Bennett, 1955; Palay, 1956) が可能になる20世紀半ばまで待たなければならなかった）．

問題解決にほぼ半世紀を費やすことになったが，19世紀末までには，神経細胞が神経系の単位構造であるとするニューロン説が定着した．つまりは細胞説が神経系にも適用されると認識され，神経科学の根幹をなす基本原理の1つとして揺るぎない地位を得ることとなった．

神経細胞の特異な点は，電気的興奮性をもち，活動電位を発生させ，その電気信号を使って，相手の神経細胞へ情報を伝えるところにある．神経系は動物固有の情報処理システムで，この興奮性細胞が連なって神経回路のネットワークをつくり，ここで感覚器官や連結ネットワークから神経情報の入力を受け，解析し，貯蔵し，あるいは解析結果を効果器官や他のネットワークに出力する．近年の神経細胞研究の細胞生物学およびネットワークの解析における展開にはめざましいものがあり，古典的ニューロン説は多少の修正が必要になってきているところでもある．

2.1.1 ニューロンの一般形態

神経細胞の基本的な構成は，細胞体と細胞体から伸びる2種類の細胞質突起（大抵は数本の樹状突起と1本の軸索）からなる（図1.1参照）．細胞体のかたちは細胞質突起の数やその出方によって，球状，紡錘型，円錐型，多極性など多彩な形状を示す（図2.1）．神経細胞は他の器官の細胞と違って，細胞体の径の何倍も長く，細く，複雑に分岐する細胞質突起を伸ばしているのが特徴である．ヒトでは，細胞体は数μmから$100\,\mu$mほどであるが，軸索はときには数十cmから1mにも及ぶ．また，樹状突起の広がりは広くても数mm以内の範囲にあるが，その張り方や発達の程度は神経細胞の種類によってさまざまである．

軸索は平滑な外観をもち，細胞体の起始円錐（＝軸索小丘 (axon hillock)）から伸び出てすぐに細くなるが（この部分を軸索初節 (initial segment) という），

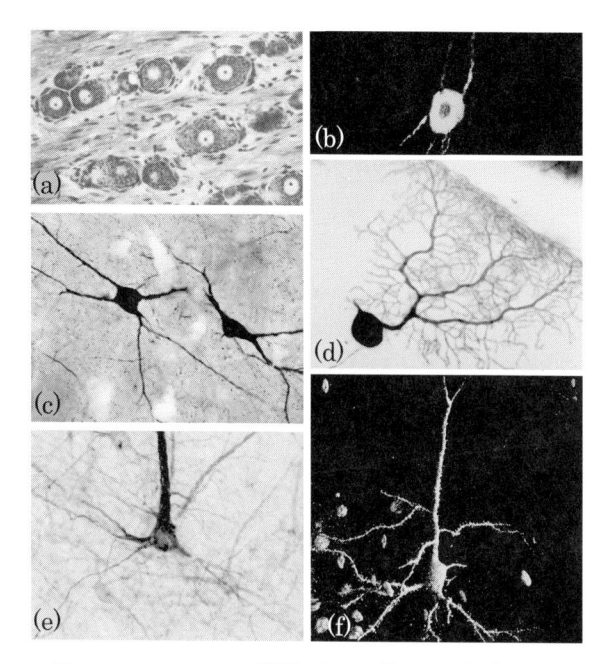

図 2.1 ニューロンの種類によって異なるさまざまな形

(a) 球形の細胞体をもつ脊髄神経の後根神経節細胞（ニッスル染色）．(b) 細い数本の樹状突起をもつ交感神経節細胞（ウイルストレーサーによる標識）．(c) 樹状突起をいろいろな方向に伸ばす大脳線条体の多極性細胞（一酸化窒素合成酵素検出法による染色）．(d) 独特な樹状突起の広がりをもつ小脳のプルキンエ細胞．左下に 1 本の細い軸索がみえる（ウイルストレーサーによる標識）．(e) 長い頂上突起（上の表層に向かう 1 本の太い樹状突起）と基底樹状突起（細胞体基部から横に伸びる）をもつ大脳皮質の錐体細胞．左下に向かう軸索の形態が樹状突起と異なることに注意（免疫組織染色）．(f) 細胞内注入法によって染めた 1 個の錐体細胞の立体再構成イメージ．

その後は末端までほぼ一定の直径を保ち，末端に近づくと枝分かれして，それぞれの分岐の末端で少し膨らみができて軸索終末部 (axon terminals) をつくる．終末部は標的となる細胞の細胞体や樹状突起に接してシナプス（synapse, 後述）の形成に参加する．軸索の枝分かれのしかたは特徴的で，元の幹からほぼ直角の角度をもって分かれる傾向がある．走行途中での幹からの分枝は側副枝 (collaterals) と呼ばれる．ほとんどの脊椎動物では，太めの軸索 ($>1\,\mu$m) はふつう髄鞘（ミエリン：myelin）で被われていて，有髄線維といい，髄鞘で被われていない細い軸索は無髄線維という（2.2 節参照）．

樹状突起の太さは走行中で不規則に変化し，やや粗野な外観を呈する．細胞

体から出ると，末端に向かって木の枝のように分岐を繰り返しながら，徐々に細くなっていく．分岐のしかたも軸索と異なり，末端方向に鋭角をなして分かれていく傾向にある．その表面にスパイン (spine: 棘) と呼ばれる多数の小さな突起をもつ樹状突起とそれをもたない樹状突起がある．樹状突起の幹とスパインは軸索の終末部の受け手となってシナプスの構成に与る．

2.1.2 細胞体

すべての真核細胞に同じく，神経細胞の細胞体 (soma) も，核 (nucleus) とその周りを取り巻く核周囲細胞質 (perikaryon) からなる (図 2.2)．細胞体の外表には細胞膜（＝形質膜 (plasma membrane)）があり，外界との境界をなしている．細胞膜は細胞体から樹状突起と軸索に連続的に移行する被膜である．

(a) 細胞核

核は核膜 (nuclear envelope) で包まれる球状の構造で，細胞の中央に位置する．核内には核質（遺伝子情報を満載した染色質 (chromatin) と 1 個の核小体 (nucleolus)）を含む．神経細胞の種類によって，比較的均質な核質分布の細胞核や，核膜の内側にいくつかの集積をつくって，車軸状の分布密度の濃淡をつくる細胞核もみられる．核膜は二重になっていて，細胞質側の膜（外核膜）と核質側の膜（内核膜）の間に，幅 20–50 nm の間隙（核周囲槽：perinuclear cistern）がある．核質と細胞質の間の分子の移動は二重の核膜を貫く小さな穴，核膜孔 (nuclear pore) を通じて行う．核膜孔の構造，構成分子などについては酵母細胞などでよく調べられているが，神経細胞ではあまり研究されていない．核膜孔の数，分布は細胞の種類，細胞分裂の時期などによって異なっていて，最近では核膜孔の形態と細胞機能との関連もとりざたされてきている (Maeshima et al., 2006) が，詳細は不明である．

(b) 細胞質 (cytoplasm)

神経細胞も他の組織の細胞と同じく，いろいろな細胞小器官 (organelles) をもつ．以下に述べるように，小胞体 (endoplasmic reticulum)，ゴルジ装置 (Golgi apparatus)，ライソゾーム (lysosome)，ペロキシゾーム (peroxisome)，ミトコンドリア (mitochondria) などと，細胞骨格の構成成分である神経細糸 (neurofilaments) と神経細管 (neurotubules) がその主体である．

核周囲の細胞質で神経細胞に特徴的なのは，細胞体全体にわたって豊富なニッ

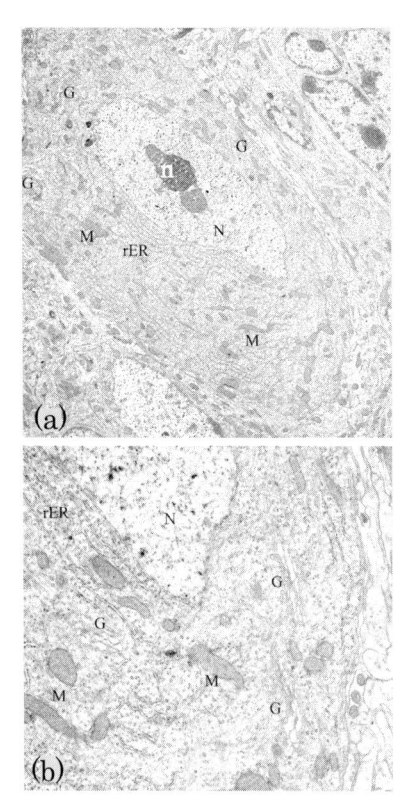

図 2.2 小脳のプルキンエ細胞の電子顕微鏡像
(b) は (a) の一部拡大．G：ゴルジ装置，M：ミトコンドリア，N：核，
n：核小体，rER：粗面小胞体．

スル小体 (Nissl body) が認められることである．これはアニリン色素で染まる構造で，Franz Nissl によってはじめて見いだされたとされている．ニッスル小体の大きさや量，分布様態の違いは神経細胞の同定や分類の際の重要な指標となっている．ニッスル小体は，いまでは電子顕微鏡の観察から，粗面小胞体 (rough endoplasmic reticulum: rER) に相当することがわかっている．粗面小胞体は内槽 (cistern) をもつ扁平な小胞で，層板状に集積し，小胞膜の表面に多数のリボゾーム (ribosome) を付着させていて，タンパク質合成の場となっている．個々の層板はところどころで融合するため，立体的には内槽の連続した構造となる．粗面小胞体は細胞体から樹状突起にも連続的に伸びていくが，軸

索突起には分布していない．リボゾームは粗面小胞体の構成にあずかるのみならず，数個のリボゾームがクラスター状の集積（ポリゾーム）をなしながら，細胞体や樹状突起の細胞質内に多数浮遊している．ポリゾームは少数ながらときには軸索初節にもみられる．

　神経細胞の細胞質にはよく発達した滑面小胞体 (smooth endoplasmic reticulum: sER) もみられる．これはリボゾームのつかない中空性の構造で，カルシウムイオンなどの代謝調節の役を担うと考えられており，細胞体のみならず，樹状突起の幹やスパイン，軸索やその終末にも分布している．細胞膜直下の滑面小胞体はとくに subsurface cistern と呼ばれ，小脳のプルキンエ細胞などでよくみられる．

　神経細胞のゴルジ装置は他の細胞のものに比べてより典型的な形状を示す．湾曲した扁平な小嚢が数層重なって，凸レンズ状に集積し，核の近傍に位置する．ゴルジ空胞 (Golgi vacuoles) や被覆小胞 (coated vesicles) が形成される凹面側はトランス面と呼ばれ，輸送小胞 (transporting vesicles) や有窓性のゴルジ小嚢 (Golgi sacculus) がみられる凸面側はシス面と呼ばれる．シス面の小嚢は粗面小胞体と連なっている．化学成分もシス側（グルコースホスファターゼ活性が高い）とトランス側（酸性水解酵素活性が高い）ではあきらかに異なっており，したがってゴルジ装置の層板には極性が存在する．ゴルジ装置は，粗面小胞体からシス面に送られてきた未成熟な生成物質を，ゴルジ小嚢内で修飾し，トランス面で成熟生成物として放出する細胞小器官である．線細胞におけるゴルジ装置の主要なはたらきはホルモンや酵素などの分泌顆粒をつくることにあるが，神経細胞では一般的にはむしろライソゾームの形成や形質膜糖タンパク質の合成への関わりの方が大きい．ゴルジ装置でつくられた小胞のあるものは樹状突起や軸索に輸送されていき，それらの膜構造などに組み込まれていく．末端の構造分子あるいはそこで取り込まれたいろいろな分子は逆に細胞体のほうに輸送されてきて代謝される．後述するシナプス小胞はしかし，ゴルジ装置でつくられるのではなく，軸索終末で合成され，もっぱらそこで利用されると考えられている．

　神経細胞の細胞体にみられるライソゾームは膜に包まれた，径 0.3–$0.5\,\mu m$ 程度の球形の顆粒で，内容は変化に富んでいる．多胞小体 (multivesicular body；いろいろな形状，成分からなる不均一な構造物を内蔵)，リポフスチン (lipofuscin；

光顕的には黄褐色の細粒，電顕的には電子密度の高い 1.5–2.5 μm の黒い不正形粒子）はライソゾームの変形あるいはその残渣構造物である．リポフスチンはある種の神経細胞では加齢とともに蓄積が進むという．

ペロキシゾームはライソゾームより小型の顆粒（径 0.1–0.2 μm）でカタラーゼなどペロキシゾーム特有の酵素を含む．この顆粒は粗面小胞体の先の部分の滑面端で形成される．過酸化水素の処理などの生理機能が考えられているが，その機能はまだよくわかっていない．

ミトコンドリアは内部に櫛状の構造をもつ球状または棍棒状の小器官で，神経細胞の場合は他の細胞に比べて小型で，だいたい 0.1 μm 程度の太さをもち，棍棒の長さは 1–数十 μm と変化に富み，ときには分岐しているものもある．細胞体では多くは粗面小胞体に並行するように存在し，樹状突起や軸索ではその長軸に沿うように分布している．軸索終末ではとくに多くのミトコンドリアが集積しているのが観察される．ミトコンドリアは二重の膜（外膜 (outer membrane) と内膜 (inner membrane)）で包まれていて，外膜と内膜の間を外区画 (outer compartment) といい，内膜の内腔を内区画 (inner compartment) と呼ぶ．内膜は多数の櫛状のヒダ（クリスタ：cristae）を内腔に伸ばし，内区画を多数の小室に区切っている．内膜には 8–10 nm の球状の粒子 (elementary particles) が柄（長さ約 5 nm）をもって付着していて，ここは ATP の合成の場と考えられている．ミトコンドリアで生成された ATP は，さまざまなニューロン活動の際に化学エネルギーとして利用される．

細胞質中には細胞の骨格をなす神経細糸（ニューロフィラメント），神経細管が網状に発達している．一般に細胞の微細線維 (microfilaments) は 3 種類（径 5–7 nm の thin filaments, 9–10 nm の中間フィラメント intermediate filaments と 10–15 nm の thick filaments）に分けられるが，神経細胞のニューロフィラメントはこの中の中間フィラメントに相当する．ニューロフィラメントは径約 3–4 nm の球状タンパク粒子がらせん状に連なり，なかに約 3 nm 径の中空性の芯をもつ．ニューロフィラメントは核を取り巻くように，または粗面小胞体の周辺に束をなして存在し，そこでは個々のフィラメントはさらに細かい線維によって互いに架橋されている．樹状突起や軸索でも，長軸方向に伸びて，ときには束を形成している．軸索に続いていく細胞体の軸索小丘ではニューロフィラメントの漏斗状集積がみられる．一方，神経細管は一般の細胞の微小管 (microtubules)

と同じもので，tubulinタンパクの2量体からなる前駆体の線維（径4nm）13本が円筒状（径20-25nm）に集まって形成されている．微小管は普通単独に出現するが，ときにはニューロフィラメントや細胞質基質中のアクチン細糸 (actin filaments) と連結して存在する．微小管とニューロフィラメント，アクチン細糸など微細線維タンパクは神経細胞の形態維持，可塑性変化，細胞内輸送，物質の取り込み・放出，膜機能保持などのニューロン活動を支持する細胞骨格系をなす．

細胞小器官以外の細胞質内含有物で顕微鏡的に神経細胞に検出される構造（封入体：inclusion）としては，生理的なグリコーゲン顆粒やニューロン活動の際に生じた代謝産物と思われる顆粒などもある．この項では副次的なので取り上げないが，神経病理学的には重要な指標となることがあるので，念頭においておく必要がある．

(c) 細胞膜（cell membraneまたは，形質膜 (plasma membrane)）

一般の細胞に同じく，神経細胞の外表面も細胞膜に被われ，細胞質を外界から隔てる．電子顕微鏡の観察から，細胞膜は内外に電子密度の高い暗調の層（それぞれ厚さ約2.5nm）とそれにサンドイッチされる明調の層（約2.5nm）からなる3層構造をもつことがあきらかになった．これは細胞内の小器官においても，それらの膜系に共通する特徴であるため，総じて単位膜 (unit membrane) と呼ばれる．分子構成からみると，単位膜はリン脂質の二重の層板（脂質二分子層：lipid bilayer）からなり，内外の脂質層板がそれぞれ疎水性の尾部（飽和あるいは不飽和の2本の脂肪酸の鎖からなる）を互いに付き合わせ，細胞内および細胞外側には親水性の頭部（ホスファチジルコリン，ホスファチジルエタノールアミン，ホスファチジルセリン，スフィンゴミエリンの4大リン脂質でそれぞれ異なる構成）を配置する構造をとる．当初，リン脂質の頭部は電子染色されて暗くなるが，尾部は染色されないため，単位膜は明るい芯をもつ三重構造をとると解釈された．しかし近年では，単位膜は単なる脂質二分子層だけからなっているのではなく，神経伝達物質のレセプターやイオンチャネルなどのタンパク分子がこの脂質膜上，あるいは膜を貫通するように存在し，さらには糖脂質やコレステロールの分子も加わって，複雑な構成になっていると理解されるようになってきた．この考えのもとに提唱されたのが，SingerとNicolsonの流体モザイクモデルである (Singer & Nicolson, 1972)．また，最近では形

質膜マイクロドメイン（plasma membrane microdomain，脂質ラフト（lipid raft）ともいう）の概念が定着しつつあり (Brown & London, 1998; Simon & Toomre, 2000)，タンパク分子などはこのラフト（いかだ）にのって，脂質二分子層の膜，いわゆる脂質の海に浮かび，ときに細胞活動を反映して，膜上の機能的な場所に移動すると考えられている．神経細胞では，情報伝達の場として，細胞膜どうしが特殊化した接触，シナプスを形成しており，この部位のいろいろな分子の移動，入れ替わりなどの動態が，シナプス伝達機能にじかに影響するので，シナプス部のラフトの解析はとくに重要である．一方，細胞小器官の単位膜は細胞質基質と小器官の内腔を隔てているのでとくに限界膜 (limiting membrane) というが，これらの膜の詳しい構成はまだよくわかっていないのが現状であり，今後の研究の進展に期待するところである．

2.1.3 樹状突起

　樹状突起は本来，神経情報の受け手としてはたらく構造である（例外は後述のシナプス，神経回路の項を参照のこと）．神経細胞体から伸びる2種類の細胞質突起のうちの1つで，多くの神経細胞では複数本あり，末端に進んで太さを徐々に細めながら，木の枝のように分岐を繰り返す．細胞体から出る場所と樹状突起の幹の数，伸びる方向，広がりの大きさ，分岐のしかたは非常に複雑で変化に富む（樹状突起の分岐状況は神経細胞の発生が進むにつれて複雑さを増してくる）．神経細胞の形態学的分類は，基本的にはこれら樹状突起の分岐様式を目安に行われる．興奮性シナプスをもつ多くの神経細胞は，樹状突起の表面から多数のスパインという直径 1–$2\,\mu$m 程度の棘状の微細な突起を出している（6.1.3項参照）．これは樹状突起から派生する部分が細い茎状で，その先端（頭部）が膨らんだ形をしている．茎の長いもの，短いもの，分岐するもの，頭部の丸いもの，糸瓜状のものなど，いろいろな形をしている．頭部ではほかの神経細胞，ときには自身の軸索終末と接触して，それらから入力を受けるためのシナプスをつくる．スパインはまたニューロン活動や局所環境の変化に依存して形状を変化させることが知られており，神経回路の可塑的な再構成に重要な役割を果たしている．

　樹状突起の細胞質は細胞体から連続的に移行する．そのため突起の起始部では細胞質の構成は細胞体と本質的に同一である．細い部分に移行するにつれて

粗面小胞体は少なくなって，主な小器官はポリゾーム，滑面小胞体，ミトコンドリアから構成されるようになる．それらは突起の長軸方向に並行して走る細胞骨格（微小管やニューロフィラメント）の間に埋まって存在する．樹状突起内に数多くみられる微小管やニューロフィラメントはスパインの中には進入しない．スパイン内には基質に混じって，アクチン線維からなるさらに細いミクロフィラメント (microfilaments) や樹状突起から連続する滑面小胞体がみられる．数個の円盤状の滑面小胞体が薄板を間に介して層板状に重なり，特殊化したものをスパイン装置 (spine apparatus) といい，大脳の錐体細胞の樹状突起スパインにみることがある (Gray, 1959)．

樹状突起およびスパインの細胞膜は細胞体からの連続であるが，シナプスを形成するところでは特殊に分化している．これについては後述のシナプスの構造の項で解説する．

2.1.4 軸索

軸索は神経情報を標的細胞に出力・伝達する構造で，細胞体（ときには樹状突起基部）から1本だけ出る．軸索の始まりを軸索起始部（初節：initial segment）といい，細胞体の起始円錐から伸びる．起始円錐の細胞質の構成（粗面小胞体を欠く一方，ニューロフィラメントの集積をみる）からみて，軸索は樹状突起の派生のしかた（前述）とは本質的に異なっている．細胞膜は細胞体に連続するが，軸索ではとくに軸索膜 (axolemma)，中の細胞形質は軸索形質 (axoplasm) と呼ぶ．初節の構造の特徴は，軸索形質中に束状になった微小管や少量のポリゾームの存在と形質膜直下の裏打ち構造 (undercoating) がみられることである．初節にはナトリウムイオンチャネルとカリウムイオンチャネルが密集していて，ここが活動電流の発生する場所とされてきたが，活動電位の発生部位の詳細についてはいまだ異論のあるところである (Clark et al., 2005; Palmer & Stuart, 2006)．

初節以降，髄鞘 (2.2節参照) で包まれる軸索（有髄神経）はほぼ一定の太さと円形の断面を保ち，終末に続く．途中，側副枝 (collaterals) を出すものもあるが，多くは終末近くで髄鞘を脱いだあと，枝分かれする．髄鞘のない無髄神経のなかには，走行途中に瘤状の膨らみ（節：varicosity）をもつ有節性線維 (varicose fibers) もあり，この部ではシナプス小胞が蓄積して，通過型シナプ

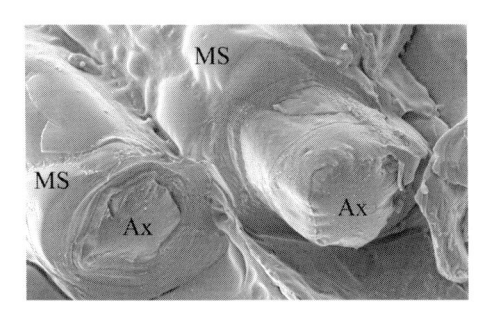

図 2.3 脊髄の有髄神経の走査型電子顕微鏡像
軸索 (Ax) が髄鞘 (MS) に幾重にも巻かれている様子がわかる．

ス (en passant type synapses) を形成している．初節以降の軸索形質中には長軸方向に走る微小管やニューロフィラメント，ミクロフィラメントがみられる．また，細長いミトコンドリアや滑面小胞体も長軸方向に配列して散見されるが，粗面小胞体やゴルジ装置はみられない．軸索内にはこれらタンパク合成のための小器官がないので，軸索を構成する分子やシナプス機能に関する分子は細胞体で生産されてから軸索に輸送されてくることになる．

髄鞘は，中枢神経組織では稀突起膠細胞 (oligodendroglia)，末梢神経ではシュワン細胞 (Schwann cell) の細胞質突起が軸索を幾重にも巻いてできている (図 2.3，図 2.12 参照)．1 本の軸索はその走行中いくつもの髄鞘で包まれる．隣どうしの髄鞘の間で軸索が部分的に裸になる部位をランビエ絞輪 (node of Ranvier) といい，絞輪間の単位髄鞘を輪間節 (internodal segment) という．絞輪部や絞輪の両側の髄鞘終末ループに接する絞輪傍部（paranodal region: パラノード (paranode)），さらにその内側のパラノード隣接部 (juxtaparanode) の軸索膜は輪間節に面する軸索膜とは分子構成が異なっていて，特殊に分化していることが知られている．パラノードを挟んで，ナトリウムチャネルは絞輪部，カリウムチャネルはパラノード隣接部に密集して存在する．跳躍伝導の重要な分子構成基盤で，活動電流の減衰を防ぎ，それを効果的に終末部まで伝える機構となっている (Poliak & Peles, 2003)．

軸索の遠位端は膨大して軸索終末（終末ボタン (terminal bouton, terminal buttons)）となる．膨らみの大きさや形はいろいろで，次の標的細胞との間で特殊な接触構造シナプスを形成する．軸索終末にはミトコンドリア，滑面小胞

体,微小管,ミクロフィラメントなどが含まれるほか,化学シナプス(次項参照)における神経伝達物質の貯蔵器官として,脂質二重膜からなる径40–100 nmの球状あるいは扁平状のシナプス小胞 (synaptic vesicles) を含む.小胞の外周が電子密度の高い膜状の薄い層で覆われた被覆小胞 (coated vesicles) の存在も終末に特徴的である.これらの小胞は中が明調なものと暗調なものとがあり,前者には低分子の化学伝達物質,後者には高分子の伝達修飾物質が含まれていると考えられている.

2.1.5 シナプス

神経情報を出力する側と入力する側の間に発達した,情報伝達のための接触構造をシナプスと呼ぶ.これには化学シナプス(chemical synapse;膜活動電位情報を神経伝達物質とその標的受容体を介して伝達する)と,電気シナプス(electrical synapse;活動電位をじかに伝達する)がある(図4.7参照).

化学シナプスの構成はシナプス前要素 (presynaptic elements),シナプス後要素 (postsynaptic elements) とそれらの間のシナプス間隙 (synaptic cleft) からなる(図2.4).多くの場合,シナプス前要素は軸索終末(シナプス前終末 (presynaptic terminals) と呼ぶ)で,シナプス後要素は細胞体や樹状突起(スパイン)である(後述するように,ある種の神経回路では,軸索終末がシナプス後要素に,また樹状突起がシナプス前要素になる場合もある).シナプス前終末にはシナプス小胞が集積する.シナプス間隙に面する軸索膜(シナプス前膜:presynaptic membrane)には電子密度の高い(電顕観察で暗調)裏打ち構造をもつ部位(活性部位:active zone)があり,ここにシナプス小胞が配置され,近傍の膜上に存在するカルシウムイオンチャネルから流入したカルシウムイオンが引き金になって,小胞のなかの化学伝達物質がシナプス間隙に開口分泌される(図4.12参照).開口分泌後,小胞膜はシナプス前膜に融合消失するが,他方では終末軸索膜から形質内に向かって再生されてくるものもある.被覆小胞はその再生過程にある小胞であると理解されている.シナプス間隙を挟んで,対向面に樹状突起(スパイン)の細胞膜(シナプス後膜:postsynaptic membrane)が位置する.シナプス後膜には伝達物質の受容体タンパクが存在する(図4.21参照).膜の電子密度の高い裏打ち構造(シナプス後肥厚部:postsynaptic density)が厚く発達していて,シナプス前膜の厚さと極端に異なるもの(非対称性シナプ

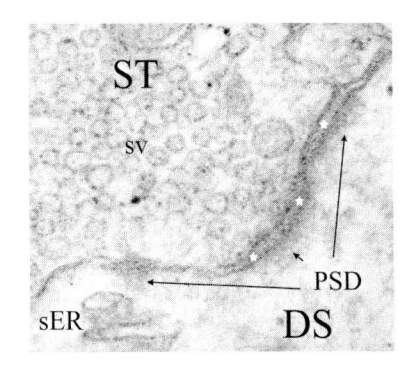

図 2.4 大脳皮質にみられるシナプスの電子顕微鏡像
シナプス小胞 (sv) を含む軸索終末 (ST) がシナプス間隙（星印）を挟んで樹状突起スパイン (DS) に接する．PSD：シナプス後膜の裏打ち肥厚部 (postsynaptic density)，sER：滑面小胞体．

ス：asymmetrical synapse）と，両者の膜の厚さにあまり差のないもの（対称性シナプス：symmetrical synapse）があり，前者は興奮性シナプス (excitatory synapse)，後者は抑制性シナプス (inhibitory synapse) の特徴とされている．非対称性シナプスではシナプス間隙の幅が約 30 nm と広く，間隙には電子密度の高い間隙物質がみられるが，対称性シナプスでは幅が 20 nm 弱と狭く，間隙物質も明瞭でない．シナプス前終末の明調シナプス小胞の形状も興奮性シナプスではほとんどのものが小型球形であるが，抑制性シナプスでは楕円形ないし扁平状を呈するものが多くみられる．シナプスの構造では，シナプス前要素や後要素について理解が進んでいる一方，シナプス間隙については構造の観点からはほとんど解析されていないのが現状である．

　電気シナプスは接触膜上の電気抵抗の低いところを介して，膜電位変化を直接的に次なるニューロンに伝える構造である．無脊椎動物で主要なシナプスで，系統発生的には化学シナプスより古いものであると考えられている．しかし，哺乳動物の脳でもいろいろな部位（たとえば脳幹の下オリーブ核など）にみられており，高等動物においても，多くのニューロンが同期してはたらくための重要な機構であることには違いない．電気シナプスの構造の本態はギャップ結合 (gap junction) で，シナプス前膜と後膜の脂質二重膜が 3 nm ほどの狭い間隙を挟んで対向しており，両膜上に対になって分布する膜貫通型チャネルタンパク粒子コネクソン (connexon) によって連結されている．コネクソン 1 つは

6個のコネキシン分子が輪状に配列した構造をしており，コネクソン中心に前膜と後膜を貫く穴 (central channel) がつくられ，これによってシナプス前後の細胞質間でイオン分子などの低分子の物質交換を可能にしている．

2.1.6 神経細胞の組織化

神経細胞は一定の集団を形成して存在する．脊椎動物の中枢神経系（脳や脊髄）にあっては神経細胞の細胞体の集合している部位は肉眼的に暗調なので灰白質 (gray matter；対して，神経路を構成する神経線維の密集部分は髄鞘の白色ゆえに白質 (white matter)) と呼ばれる．灰白質でも，神経細胞の局所的な集合は神経核 (nucleus；細胞体の核とは意味が違って，ここでは形状の似たニューロンどうしの集合場所のことをいう)，層状の集合は皮質 (cortex) と呼ぶ．また，神経細胞と神経線維が交錯して混在する部位は網様体 (reticular formation) という．一方，末梢神経系での神経細胞体の局所的集合部位として神経節 (ganglion) がある．特定の神経情報の処理機能はそれぞれの神経核や皮質の各領域に振り分けられるが，それら機能分化した領域は神経路を介して神経連絡網をつくり，有機的に組織化される．この有機的神経連絡によって，統合的な機能を発揮する神経系が成立することとなる．神経系の構造分化の究極的な姿が脳・脊髄である（脳・脊髄の構造と神経連絡については成書参照のこと）．

2.1.7 神経回路

個々の神経細胞は電気的シグナルを介して，入力情報の受容と統合および演算結果を次なる標的へ伝達・出力する基本的単位構造である．神経系の機能はこれら神経細胞が連なり，有機的な神経回路 (neural circuit) のネットワークをつくることによって発揮される．末梢神経系においては，感覚ニューロンは末梢における物理化学的刺激を受け，それを電気シグナルに変換して直接中枢に伝達し，また，中枢からの運動あるいは自律系ニューロンはシグナルを直接あるいは一度だけのシナプス伝達を介して末梢に伝えて効果器官（筋肉や分泌線）を制御しており，神経連結は比較的単純といえる．それに対して中枢神経系では，ニューロンどうしが複雑に連絡しあう神経回路網が形成される．それによって構造，機能の分化を反映した階層性のある情報処理機構が発達する．ここでは，中枢神経系の神経回路の基盤構造となるシナプスレベルの微小回路

(microcircuits) とニューロン連結による局所回路 (local circuits) の基本構成について述べる.

　入出力様式からみると，1個のニューロンは数多くの神経終末を受け，そこに入力シグナルが集中（シナプス収斂：synaptic convergence）する一方，そのニューロンの軸索は多くの標的ニューロンに神経終末を送り，出力シグナルを複数のニューロンに分散（シナプス発散：synaptic divergence）させている．シナプス収斂の場合，興奮性シナプスは樹状突起に，抑制性シナプスは細胞体，樹状突起基部，軸索初節につくられ，多くの興奮性および抑制性入力シグナルが空間的，時間的に1つの神経細胞で統合されることになる．シナプス収斂の変形としてシナプス前抑制 (presynaptic inhibition) がある．これは，標的ニューロンにシナプスをつくる興奮性神経終末自体が，抑制性シナプスを受けている軸索—軸索間シナプス (axo-axonic synapse) で，興奮性シナプスのシグナル伝達を減弱あるいは消失させる制御機構である．脊髄の大型運動ニューロンなどに対する終末でみられる．シナプス発散は多数の分岐した軸索終末が複数のニューロンにシナプス形成する様式が一般的だが，1個の大型終末だけで多数のニューロンの樹状突起にシナプスする例もある．小脳の苔状線維終末や視床の感覚線維終末がこれにあたり，シグナル伝達に増幅効果をもたらす．苔状線維終末では1個の終末から同じ情報を同期して100以上の小脳顆粒細胞に伝達することができるという．したがって，神経情報はシナプスを介して非線形的に伝わることになり，計算論的には微小回路を構築していると理解される (Shepherd & Koch, 1998)．

　シナプス入力を受けるニューロンの機能発現にとって重要な役割をもつのが抑制回路で，興奮性シナプスの誘導する活動電位はこれによって抑制的に制御・修飾される（シナプス前抑制については前述）．微小回路における抑制様式には求心抑制 (afferent inhibition)，反回抑制 (recurrent inhibition)，側方抑制 (lateral inhibition) がある（図2.5）．求心抑制は，興奮性入力終末が標的ニューロンと，それにシナプスをつくる抑制性入力終末の両方にシナプスを形成し，標的ニューロンを興奮させた後に続いて，抑制性終末を介して，すぐにそれを抑制する機構で，視床や感覚性神経核などにみられる．反回抑制は興奮性ニューロンが抑制性終末との間に相補性シナプス（reciprocal synapse；出力と入力の両方の機構をもつ）をつくっている場合に起こる．興奮性ニューロンの活動電

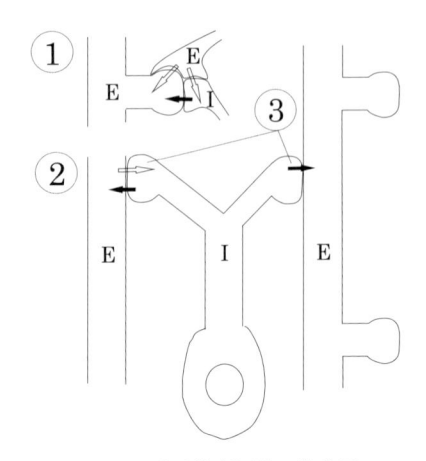

図 2.5 微小抑制回路の模式図
①は求心抑制,②は反回抑制,③は側方抑制の様式を表す.E:興奮性ニューロンの軸索終末あるいは樹状突起,I:抑制性ニューロンの軸索あるいは樹状突起.白抜きと黒の矢印はそれぞれ興奮性と抑制性のシナプス伝播を示す.

位によって抑制性終末が活動し,それが今度は抑制性シグナルをその親ニューロンに戻すことによって成立する.この種のシナプスは嗅球の出力ニューロン(僧帽細胞 (mitral cell) と房飾細胞 (tuffted cell))の樹状突起と顆粒細胞(抑制性)の樹状突起終末(顆粒細胞は軸索を欠き,その代わりに樹状突起間シナプス (dendro-dendritic synapse) を形成する)との間に認められる.この場合,顆粒細胞の樹状突起は同時に隣接の出力ニューロンにも分枝を出して樹状突起終末シナプスを形成しているので,隣接ニューロンも抑制制御されることになる.このように一次の親ニューロンの活動電位が抑制性ニューロンを介して周囲のニューロンを二次的に抑制することを側方抑制という.嗅球のほか,脊髄レンショー細胞 (Renchaw cell) の軸索分枝における運動ニューロン間での側方抑制が挙げられる.これは歴史的にも有名で発見者にちなんでレンショー抑制 (Renshaw inhibition) とも呼ばれている.

シナプス連結はニューロン間で有機的に統合され,さらに上位のニューロン群レベルで局所回路 (local circuits) を形成する.その様式は局所構造の神経要素(入力線維,介在ニューロン (interneuron),投射ニューロン (projection neuron))の組織化の違いによって変化に富む.概略,入力線維は外部から局所回路を発動するシグナルを回路内の介在ニューロンや投射ニューロンに導き入

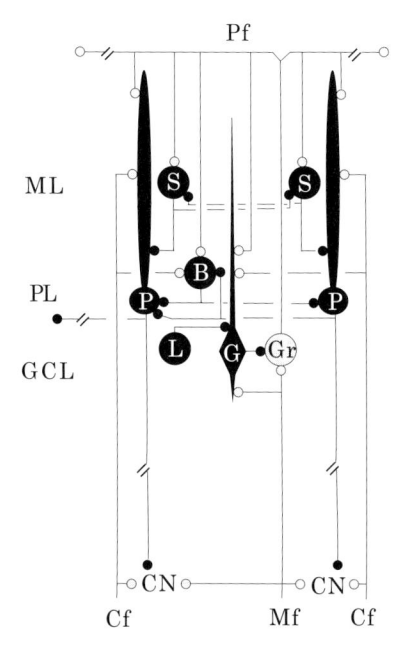

図 2.6　小脳の局所回路の模式図
黒は抑制性，灰色は興奮性のニューロンとそのシナプス結合を示す．B：バスケット細胞，Cf：登上線維，CN：小脳核，G：ゴルジ細胞，GCL：顆粒細胞層，Gr：顆粒細胞，L：ルガロ細胞，Mf：苔状線維，ML：小脳皮質分子層，P：プルキンエ細胞，Pf：平行線維，PL：プルキンエ細胞層，S：星状細胞．

れ，一方，介在ニューロンは局所支配に限定する軸索で回路内制御を行い，投射ニューロンは発動シグナルを入力線維，制御シグナルを介在ニューロンから受けながら，回路での最終的な演算結果をその軸索を通じて自身の回路の外の次なる標的回路に出力する．局所回路の構成の理解がかなり進んでいる脳領域には小脳皮質，大脳皮質，海馬，嗅球，大脳基底核などがある（図 2.6, 2.7）．

　大脳皮質における局所回路の構成を例にとると，皮質以外からの入力線維として視床皮質線維 (thalamocortical fibers) など，皮質・皮質間線維 (cortico-cortical fibers) として長短の連合線維（association fibers；大脳半球内の皮質同士を連結する），交連線維（commissural fibers；左右の大脳半球間を連結する）があり，皮質の投射ニューロンである錐体細胞 (pyramidal cell) と介在ニューロン（抑制性のバスケット細胞 (basket cell)，ダブルブーケ細胞 (double bouquet cell)，シャンデリア細胞 (chandelier cell) などと，興奮性の棘星状細胞 (spiny

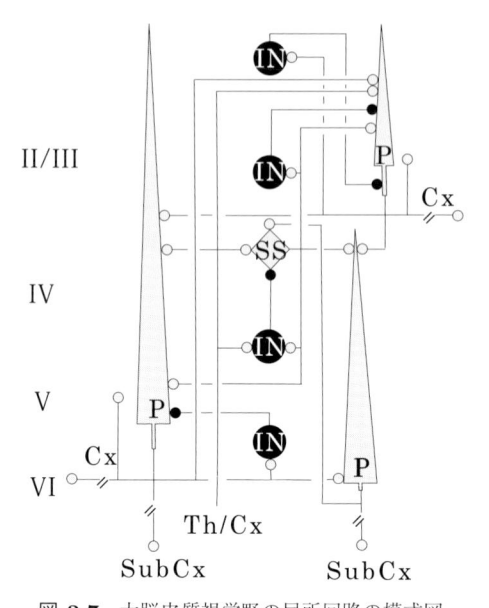

図 2.7 大脳皮質視覚野の局所回路の模式図
黒は抑制性，灰色は興奮性のニューロンとそのシナプス結合を示す．Cx：皮質，IN：さまざまなタイプの抑制性介在ニューロン，P：錐体細胞，SS：有棘星細胞，SubCx：皮質下構造，Th：視床．II/III, IV, V, VI はそれぞれの皮質の層を示す．

stellate cell)) に入力する．介在ニューロンの分布様式，連結様式は細胞種によって異なり，とみに複雑である．錐体細胞の投射線維には皮質の外に向かうもの（皮質第 V–VI 層から出る），皮質内を連結するもの（第 II–III 層から出る）がある．皮質に限らず，局所神経回路の神経要素の構成は複雑で，具体的に回路の構築原理を解明することには困難をきわめている．これまでの研究者の努力のおかげで，皮質などで個々の神経要素同士の連結様式はかなり詳しく調べられてきている (DeFelipe et al., 2002; Douglas & Martin, 2004)．しかし，局所回路の全容はまだよくわかっておらず，模式的な理解にとどまっているのが現状である．形態学的な実体は捉えられていないものの，生理学的には大脳皮質には機能カラムが想定されている．これは皮質最表層の第 I 層から最深層の第 VI 層まで皮質全層にわたる数百 μm の径の柱状の細胞集団で，一体として特定の局所領域の機能の発現に関わる構成単位と考えられている．カラムの局所回路を理解することは皮質の機能構造の構成原理を知るうえで非常に

大事で，これは今後の回路研究の重要課題の1つである．

2.1.8 現在の問題点と今後の課題

19世紀後半から本格化した神経研究は，電気生理学的手法および顕微解剖学的手法があいまって発展し，科学研究の1分野として今日の神経科学を確立するに至った．そしてこの間，ニューロン特有の機能と構造に関して膨大な知見を蓄積してきた．さらにここ十数年来の神経科学は分子生物学的，分子遺伝学的手法を取り入れ，ニューロン機能発現のメカニズムを分子レベルあるいは遺伝子レベルで説明する，新しい次元に入ってきている．とくに，神経細胞の骨格をなす微小管やニューロフィラメント，および細胞小器官などの輸送に関わるモータータンパク，イオンチャネルや受容体タンパクなどにおける分子構造の研究，シナプス小胞の放出メカニズムの分子レベルの研究などは進捗の著しい分野である (Hirokawa & Takemura, 2005; Lisman et al., 2007)．

細胞レベルの研究では分子生物学的アプローチが可能になっているが，回路レベルの研究では生理・解剖学的解析が主体で，分子レベルでの研究は緒についたばかりである．正しい標的との正確な回路形成にはある種の遺伝子のはたらきが必要であることなどは，分子生物学的アプローチのつい最近の成果である (Nishimura-Akiyoshi et al., 2007)．神経回路解析の成果を基に回路機能を説明する理論的モデルが提唱され成果をあげている領域（小脳や海馬など）(Ito, 2006; Yamaguchi et al., 2007) もあるが，大脳皮質など，詳しい局所回路の解析を優先すべき領域もあり，このような領域では回路解析のための新しい技術の導入が必要である．そのための革新的技術として取り上げるならば，最近開発された改良型ウイルストレーサーによる回路標識法 (Wickersham et al., 2007a, b) がある．この技術はこれからの回路解析において強力な研究手段となるであろう（図2.8）．

今後，新規解析技術を導入しつつ，分子レベル，シナプスレベル，細胞レベル，局所回路レベル，回路網レベルの研究がより緻密により総合的に展開され，ニューロン機能および回路機能の発現メカニズムの解明が図られるに違いない．

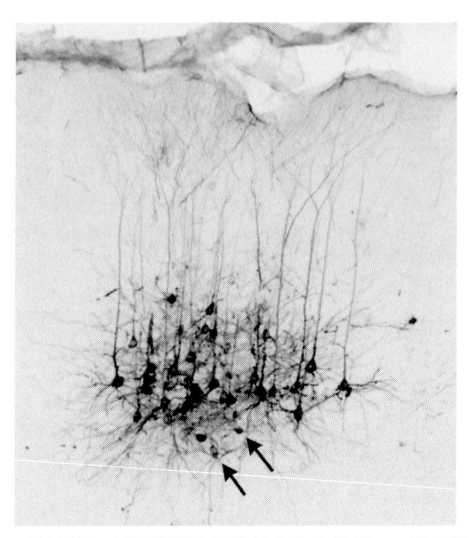

図 2.8 反対側の大脳聴覚野に投射する皮質第 III 層の錐体細胞群のカラム（ウイルストレーサー標識法）
シナプス越えに 2 次的に標識された介在ニューロン（小型の非錐体細胞，矢印）もその中に点在する．

2.2 グリア細胞

　グリア細胞は，形態的特徴により 19 世紀から神経細胞とは別に分類されていた．「グリア」とは $glue=$糊(のり)を意味し（1.2.1 項参照），元来グリア細胞は脳組織の構造を保つための接着細胞として考えられていた．現在では，グリア細胞は脳構造の維持の他にも，脳内の代謝，細胞外環境の維持，活動電位伝達速度の向上，免疫作用，神経伝達の調整などさまざまな機能があることが知られている．生理機能において神経細胞とグリア細胞の決定的な違いは，活動電位の有無である．神経細胞は活動電位を発して，シナプスを介して情報伝達を行う（前節参照）が，グリア細胞は活動電位を誘発しない．そのため，グリア細胞は脳内での情報処理には関与しないとされてきた．しかし，近年の研究では，グリア細胞からの神経伝達物質の放出，シナプス機能の調節などが報告され，グリア細胞の活動が神経回路の情報処理に寄与することが示唆されている．
　中枢神経系のグリア細胞は，アストロサイト (astrocyte)・オリゴデンドロサ

イト (oligodendrocyte)・ミクログリア (microglia) の3種類に分類される．末梢神経にはオリゴデンドロサイトは存在せず，代わりにシュワン細胞が存在する．近年，NG2 プロテオグリカン (NG2 chondroitin sulphate proteoglycan) 陽性のグリア細胞が，上記のグリア細胞とは別個の細胞種であると認識され，「第4のグリア」とされている．他に脳内に存在する非神経細胞には，内皮細胞 (endothelial cell)，周皮細胞 (pericyte)，平滑筋細胞 (smooth muscle cell) などがあるが，これらの細胞は脳組織特有ではなく，むしろ循環系との関係が深い．

　脳の進化・複雑化に従って，グリア細胞数：神経細胞数の比率は大きくなる．たとえば，線虫ではグリア：神経細胞比が1：6であるのに対し，マウス・ラットの大脳皮質では，グリア細胞の中でもっとも数が多いとされるアストロサイト：神経細胞の数の比は約1：3であり，ヒトの大脳皮質では 1.4：1 である (Nedergaard et al., 2003)．一般的にヒト脳には，神経細胞の約10倍ものグリア細胞が存在すると記述されることがあるが，この数字は多少誇張されたものであり，ヒト脳の細胞の半数以上がグリア細胞であると理解すべきであろう．ちなみに，かの有名な物理学者のアインシュタインの大脳皮質のグリア：神経細胞比は，ほぼ1：1であり，比較対象となった11人の平均は，概ね1：2という報告もある (Diamond et al., 1985)．文献をまとめると，ラット大脳皮質における神経細胞：アストロサイト：ミクログリア：オリゴデンドロサイト：NG2 陽性グリアの数の比はラットでは，およそ 63：21：9：4：2 といったところであろう (Bass et al., 1971; Dawson et al., 2003; Mishima et al., 2007)．本節では，主に成熟した中枢神経のグリア細胞の機能について述べる．

2.2.1 アストロサイト

　アストロサイトは，原形質性 (protoplasmic) アストロサイトと線維性 (fibrous) アストロサイトに分類される．原形質性アストロサイトは主に灰白質に分布し，線維性アストロサイトは白質に存在する．原形質性アストロサイトは，10–20 μm の細胞体より放射状に突起を伸ばしている．突起は細かく分岐し，無数の糸状仮足 (filopodia) や薄板状 (lamellae) の微小突起 (microprocess) が存在する (図 2.9)．細胞小器官と細胞骨格は，細胞体と突起内のみに存在し，微小突起にはみられない．突起構造を含めた包括的な立体輪郭は球体に近い楕円体をな

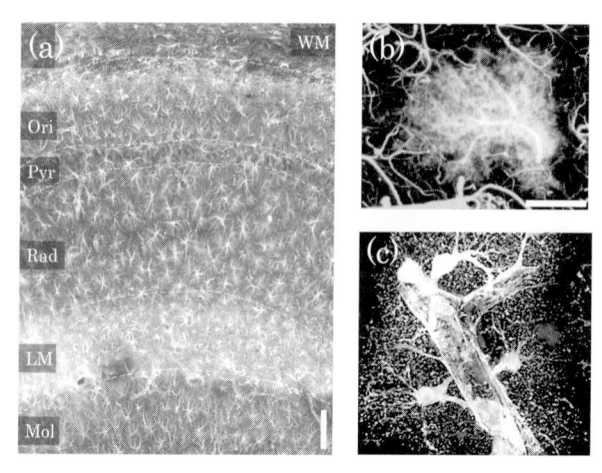

図 2.9 アストロサイトの分布と形態

(a) 海馬 CA1 領域の GFAP の分布．GFAP はほぼ一様に分布しているが，網様分子層 (LM) に顕著な発現が認められる．スケールバー：100 μm．(b) 細胞内記録によりラベルされた単一アストロサイト．GFAP は，一，二次枝までは発現しているが，微小突起には発現していない．スケールバー：50 μm (Hirase & Takata, 2007 より改変)．(c) アデノウィルスによりラベルされたアストロサイト．近隣の血管と終足でコンタクトしている (Simard & Nedergaard, 2004 より改変)．

す．大脳皮質や海馬では，原形質性アストロサイトが占める楕円体の短径は前後軸方向，長径は背腹軸方向（錐体細胞の樹状突起の伸長方向）に若干のひずみがかかっている．

　脳組織における線維性アストロサイトには棘状の微小突起はなく，細長い突起が白質の軸索の方向と平行に伸びており，ランビエ (Ranvier) の絞輪へ突起の端末が存在する．原形質性アストロサイトと線維性アストロサイトは，ともに細胞骨格タンパクである GFAP(glial fibrillary acidic protein) を発現しており，他の細胞種と免疫染色で識別できる．GFAP は，細胞体と突起の二次枝までは強く発現しているが，それよりも微細な突起には発現していない．神経損傷時に，アストロサイトは肥大化し活性化アストロサイト (reactive astrocyte) となり，GFAP の発現が顕著となる．個々のアストロサイトの3次元輪郭の中には他のアストロサイトからの突起はみられず，アストロサイトの占有する体積は，アストロサイト固有の排他的「領域」とみなすことができる (Bushong et al., 2002; Ogata & Kosaka, 2002; Wilhelmsson et al., 2006; Halassa et al., 2007).

アストロサイトの微小突起は，シナプス構造の周辺に位置する．とくに小脳のプルキンエ細胞のシナプスではシナプス全体を覆っており，神経伝達物質の漏出が起きにくくなっている．海馬においては，アストロサイトの微小プロセスはシナプス後スパインの周辺に優位にあり，グルタミン酸のシナプス外シグナリングは，シナプス前終末に優位に起こりうる可能性が指摘されている (Lehre & Rusakov, 2002)．

脳毛細血管は，末梢毛細血管とは異なり，タイト結合 (tight junction) により内皮細胞が密着しており，内皮細胞間隙から血液中の有害物質が拡散できないようになっている．アストロサイトは，終足 (endfoot) と呼ばれる突起を脳内血管に接触する．脳毛細血管の表面積のほとんどはアストロサイトの終足で覆われている．内皮細胞で構成される血管は基底膜 (basal lamina/membrane) により包まれ，脂溶性が高く分子量の小さい物質のみ透過する血液脳関門 (BBB-blood brain barrier) として機能する．脳に必要な代謝物質は内皮細胞にある各種トランスポーター（輸送体）により選択的に輸送される．

単離培養細胞系におけるアストロサイトでは，突起および小突起が欠損していることから，神経回路の構造と，アストロサイトの形態には密接な関係があることが窺える．脊髄の原形質性アストロサイトの中には，細長い線維状の突起があるものが見いだされ，アストロサイトの形態は周辺の神経回路の構造に依存すると考えられる．アストロサイトの分布と構造を考えると，血液とシナプス構造とを仲介するインターフェースとして捉えることができる．成熟した脳においてアストロサイトが担う古典的機能としては，神経細胞の代謝活動の維持，細胞外液濃度の調節，神経伝達物質の回収が挙げられる．これらの各々の機能について次に述べる．

(a) 神経細胞の代謝活動の維持

細胞が負の電位に分極されている静止膜電位を保持できるのは，Na-K ポンプ等によって，細胞外液に対して高濃度のカリウムイオンと低濃度のナトリウムイオンを一定に保っているからである．Na-K ポンプは ATP を加水分解して得られるエネルギーによって作動する．神経細胞はシナプス入力を受け活動電位を発生するが，その際に生じる電位変化は，細胞内外のイオンの流出入によるものである．これらの神経細胞の活動によって流出入したイオンは Na-K ポンプ等により静止膜電位の定常状態に戻される．ポンプのエネルギー源となっ

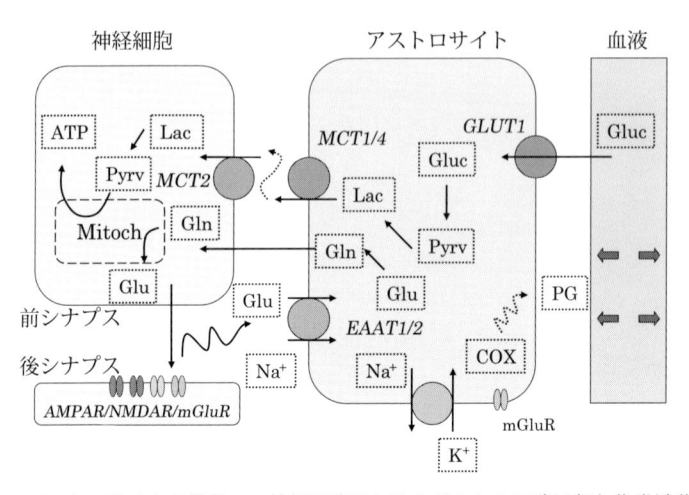

図 2.10 アストロサイトの機能——神経回路におけるグルタミン酸回収と代謝活動の維持
神経活動により放出されるグルタミン酸は，グルタミン酸トランスポーターによりアストロサイトに取り込まれ，グルタミンに置換された後，神経細胞に戻される．また，グルタミン酸はアストロサイトの代謝型グルタミン酸受容体を活性化し，血流を増大させる．血液からグルコーストランスポーターを介して取り込まれたグルコースは，アストロサイト内で乳酸に分解され，モノカルボン酸トランスポーターのはたらきにより神経細胞内に取り込まれ ATP を産出する．

ている ATP は神経細胞では主に有酸素代謝によってミトコンドリアで生成される．有酸素代謝の原料となる乳酸はグルコースから無酸素代謝によって精製されるが，グルコースの供給元である血管系と神経細胞は一般的に接触していない．脳の血管には脳血液関門があり，グルコースが拡散していく確率は低い．

Pellerin & Magistretti (1994) が提唱している乳酸シャトル説 (lactate shuttle hypothesis) では，血流中のグルコースの大半はアストロサイトにより摂取され，アストロサイト内で無酸素代謝により，乳酸と ATP に分解される．産出された乳酸は，モノカルボン酸トランスポーター（主に MCT1 および MCT4）によりグリア細胞外に排出され，神経細胞側のモノカルボン酸トランスポーター（主に MCT2）により取り込まれる．取り込まれた乳酸は神経細胞内のミトコンドリアで有酸素代謝により ATP を産出するとされている（図 2.10 参照）．

(b) 細胞外カリウムイオン濃度の調節

神経細胞の発火活動に伴うイオンの流出入は，細胞内外のイオン濃度に変化をもたらす．ことにカリウムは，2–3 mM の細胞外液に対し細胞内濃度は 140 mM 前後であり，神経細胞の活動により細胞外濃度が大きく変動する．たとえば，てんかん時には細胞外のカリウム濃度は 10 mM を超える．細胞の膜電位は，カ

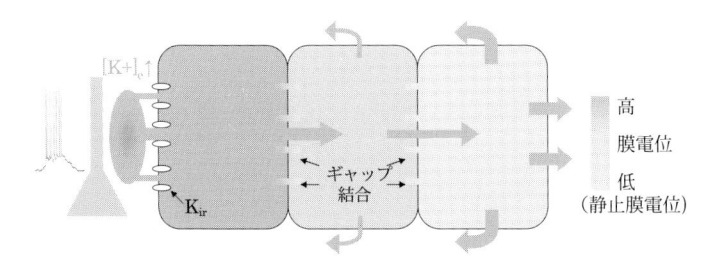

図 2.11　アストロサイトの機能——細胞外カリウム濃度の調節
神経細胞の発火活動により局所的に上昇した細胞外カリウムイオンは，内向き整流性のカリウムチャネル (K_{ir}) により，アストロサイト内に取り込まれる．カリウムイオンを取り込んだアストロサイトの膜電位は上昇し，取り込まれたカリウムイオンは近隣のアストロサイトへギャップ結合を介して，拡散していく．流入したカリウムイオンは，膜電位の低いアストロサイトから細胞外に戻される．

リウム，ナトリウム，塩素などのイオン濃度のバランスと膜浸透性により決まるが，なかでも膜浸透性が高いカリウムの寄与がもっとも大きい．よって，神経活動が局所的に上昇したときに，細胞外の正常な静止膜電位を保つためには，細胞外カリウムイオン濃度を下げることが大切である．アストロサイトには内向き整流性のカリウムチャネル (K_{ir}) が発現しており（図 4.2 参照），細胞外のカリウムイオンの上昇時にカリウムイオンはアストロサイト内に取り込まれる．アストロサイトは，Connexin 30 や Connexin 43 タンパク質で形成されるギャップ結合で他のアストロサイトと結合している．細胞内に取り込まれたカリウムイオンは，ギャップ結合を介して，他のアストロサイトへ拡散される．この機構は空間バッファリング (spatial buffering) と呼ばれ，細胞外のカリウムイオンの濃度を一定に保つはたらきをしている（図 2.11）．

(c)　神経伝達物質の回収

神経細胞間の情報伝達は，シナプスからの神経伝達物質の放出によって起こる．グルタミン酸は脳内の主要な神経伝達物質であるが，神経活動により放出されたグルタミン酸が回収されないとグルタミン酸受容体が持続的に活性化され，神経活動が過剰に上昇し，痙攣・てんかん状態となる．脳内において細胞外空間のグルタミン酸濃度が $1\,\mu M$ 以下に保たれているのは，グルタミン酸トランスポーターのはたらきにより，細胞外のグルタミン酸が細胞内に取り込まれているからである．

グルタミン酸作用性シナプスはアストロサイトの微小プロセスにより覆われ

ており，微小プロセスのグルタミン酸トランスポーターがグルタミン酸回収を行っている．グルタミン酸トランスポーターは少なくとも5種類(excitatory amino acid transporter: EAAT1-5)が存在することが知られている．ことにEAAT1（別名 GLAST）と EAAT2（別名 GLT-1）はアストロサイトに強く発現している．アストロサイトに取り込まれたグルタミン酸は，グルタミン合成酵素によりグルタミンに置換され，細胞外スペースに放出される．放出されたグルタミンは，神経細胞に取り込まれ，酸化的脱アミノ反応によりグルタミン酸となり，シナプス小胞に取り込まれ再利用されている（図2.10）．

(d) アストロサイトの新しい機能

上記のアストロサイトの古典的機能のほかに，近年の研究によりアストロサイトの新しい機能が発見されつつある．

(1) アストロサイトのカルシウム興奮性

アストロサイトは活動電位を発生させる機構である電位依存性イオンチャネルを欠いているが，物理的刺激やグルタミン酸・ATP 等の神経伝達物質に反応して細胞内カルシウム濃度を上昇させる．グルタミン酸と ATP はそれぞれ代謝型グルタミン酸受容体 (mGluR) と代謝型プリン受容体 (P2YR) を活性化し，イノシトール三リン酸 (IP_3) の産出を促進させる．IP_3 は，小胞体の IP_3 受容体を開放し，細胞質へカルシウムイオンを流出させる．本質的にアストロサイトにおけるカルシウム上昇は細胞外からのカルシウムの流入ではなく，細胞内ストアからのカルシウムの放出によるものである．培養細胞系では，アストロサイトのカルシウム上昇により ATP の放出が促進され，同時に IP3 もギャップ結合を介して近隣の細胞に拡散するので，カルシウム上昇が細胞から細胞へ伝播する現象が見いだされている．

最近，アストロサイトのカルシウム上昇は，*in vivo* の状態でも観測され (Hirase et al., 2004; Nimmerjahn et al., 2004)，感覚刺激により誘引できることが報告されている (Wang et al., 2006; Winship et al., 2007)．しかし，細胞間のカルシウム伝播は現在のところ *in vivo* の実験系で正常な生理的条件下において見いだされていない．最近では，アストロサイトのカルシウム上昇は，脳内血流の局所的な調節に関与していると報告されている (Zonta et al., 2003; Mulligan & MacVicar, 2004; Takano et al., 2006)．

(2) アストロサイトによる神経伝達物質の放出とシナプス機能の調整

アストロサイトと神経細胞の共培養系では，アストロサイトが隣接する神経細胞の細胞内カルシウム濃度を上昇させることが見いだされた (Nedergaard, 1994). さらには，アストロサイトの細胞内カルシウムの上昇に伴ってアストロサイトから放出されるグルタミン酸が，神経細胞の細胞内カルシウム濃度を上昇させることが報告された (Parpura et al., 1994). 現在ではアストロサイトは多くの神経情報伝達物質を放出することが知られており，それらの物質は総括してグリオトランスミッター (gliotransmitter) と呼ばれ，グルタミン酸・ATP・D-セリン・GABA・エイコサノイド・TNF-α などのサイトカインなどが含まれる．グリオトランスミッターの放出にはアストロサイトの細胞内カルシウム濃度の上昇が必要だとされている (Volterra & Meldolesi, 2005). グリオトランスミッターの放出は，神経活動の同期化 (Fellin et al., 2004) や近隣のシナプスの機能の調整をすることが知られており (Kang et al., 1998; Fiacco & McCarthy, 2004; Kawamura et al., 2004), アストロサイトが神経回路の情報処理に関与する論拠として注目をあびている．しかし，最近，アストロサイトのカルシウム濃度の上昇とグルタミン酸放出は無関係であるとの研究結果も発表され (Fiacco et al., 2007), 議論を呼んでいる．

2.2.2 オリゴデンドロサイト

オリゴデンドロサイトは，中枢神経系において神経細胞の軸索を包む髄鞘（ミエリン鞘）を形成する．一方，末梢神経系でミエリン鞘を形成する細胞はシュワン細胞である．ミエリン鞘に覆われている軸索を有髄軸索と呼び，無髄軸索とは区別される．1つのシュワン細胞は1本の軸索にのみミエリン鞘を形成するのに対して，オリゴデンドロサイトは複数の軸索にミエリン鞘を形成し，なかには数十の軸索に接触しているものもある（図 2.12）．

髄鞘は，軸索内外の電気的伝導性を絶縁する役割がある．髄鞘間には，非絶縁区間である約 $1\,\mu m$ のランビエ絞輪が 1–$2\,mm$ ごとに規則的に存在する．髄鞘間の距離はさまざまであるが，おおむね軸索の直径に比例し，$100\,\mu m$ から $1\,mm$ 程度である．ランビエ絞輪には高濃度のナトリウムチャネルが発現しており，活動電位はランビエ絞輪を介して再強化され，跳躍伝導される．一方，カリウムチャネルはミエリンに包まれているジャクスタパラノードに顕著に発現

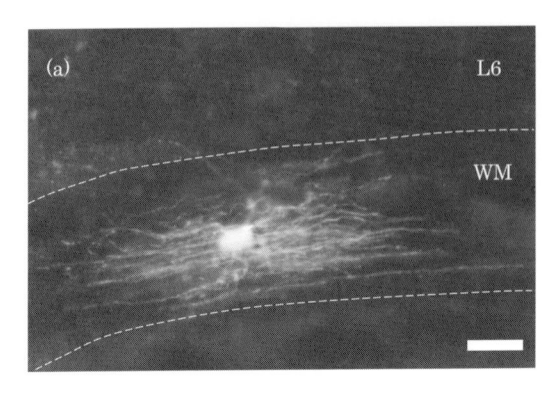

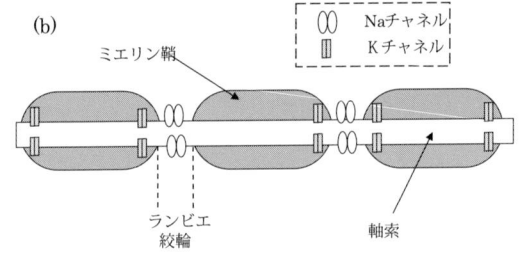

図 2.12 オリゴデンドロサイトの形態
(a) ラット大脳皮質・白質のオリゴデンドロサイト．軸索と平行方向に突起を伸張させている形態が特徴的である．WM：白質，L6：大脳皮質第 VI 層，スケールバー：$20\,\mu\mathrm{m}$．(b) 有髄神経軸索の模式図．

している．これらのイオンチャネルの局在化にはオリゴデンドロサイトと神経細胞とのコミュニケーションが重要な役割をもつと考えられる（4.3 節 図 4.31 参照）．

跳躍伝導は活動電位の伝達速度を飛躍的に向上させる．無髄軸索の活動電位の伝達速度は $0.5\text{--}10\,\mathrm{m/s}$ であるが，有髄軸索の伝達速度は $100\,\mathrm{m/s}$ を超えるものもある．活動電位の伝達速度は軸索の直径の平方根に比例するので，無髄神経が 10 倍の伝達速度を得るためには 100 倍の軸索直径を要する．実際，イカの巨大無髄軸索は伝達速度が $20\text{--}40\,\mathrm{m/s}$ と速いが，直径は $500\,\mu\mathrm{m}$ もある．よって，ミエリン鞘は活動電位の伝達速度を向上させるのみならず，神経組織の軸索の小型化を図り，より多数で複雑な神経回路を構築することを可能としているといえよう．

脳の情報処理は神経細胞の発火活動の絶妙なタイミングによって実現されてい

るが，オリゴデンドロサイトやシュワン細胞に異変が起きると当然，活動電位の伝播に異常がみられ，神経活動に大きな影響を及ぼす．多発性硬化症 (Multiple Sclerosis) は脱髄性疾患であり，ミエリン鞘の劣化によって引き起こされる．感覚障害や運動障害といった深刻な病態となって現れ，決定的な治癒方法は今日に至るまで見つかっていない．ミエリン鞘の劣化は，何らかの原因で免疫細胞がミエリン鞘と反応し，ミエリン鞘消失を促す自己免疫疾患であると考えられている．また，病態が進行するとオリゴデンドロサイトもアポトーシスを起こし，軸索そのものにも損傷が起きる．

2.2.3 NG2 陽性グリア細胞

脳の灰白質および白質に広く分布し，星状突起構造をもった NG2 陽性グリア細胞と呼ばれる細胞がある（図 2.13）．ラットにおいて，NG2 陽性グリア細胞は白質では全細胞の 8–9%，灰白質では 2–3% を占めるとされている (Dawson et al., 2003)．NG2 陽性グリアの微小プロセスは，アストロサイトと同様にシナプス周辺およびランビエ絞輪に存在する．形態的にはアストロサイトと類似しているが，微小突起密度は原形質性アストロサイトほど過密でなく，血管に終足を伸ばしていないことから，アストロサイトと区別することができる．NG2 陽性グリアは，アストロサイトの特徴である GFAP や S100β を発現しておらず，NG2 陽性グリア間のギャップ結合はない．また，AMPA 型グルタミン酸

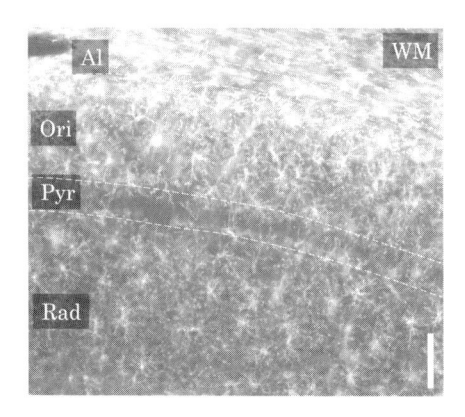

図 2.13 NG2 陽性グリア細胞の形態
海馬 CA1 領域の NG2 の免疫染色．白質 (WM, A1) に強い発現が認められる．スケールバー：100 μm．

受容体を発現しており，神経細胞との興奮性シナプス結合が報告されている．

電気生理的にも，NG2陽性グリアはアストロサイトと異なる．アストロサイトの膜特性が受動的であるのに対し，NG2陽性グリアの細胞膜には，電位依存性の膜電流がある．また，アストロサイトには，グルタミン酸に対しグルタミン酸トランスポーターによる膜電流が発生するが，NG2陽性グリアにはグルタミン酸トランスポーター電流はなく，AMPA型グルタミン酸受容体を介した膜電流が流れる．さらに，アストロサイトはギャップ結合で細胞どうしがつながっているので入力抵抗が低いが，NG2陽性グリアの入力抵抗は比較的高い．

NG2陽性グリアはオリゴデンドロサイトに分化することから，オリゴデンドロサイト前駆細胞 (oligodendrocytes precursor cell) とも呼ばれる．しかし，オリゴデンドロサイトがすでに分化している成熟した脳でも多数のNG2陽性グリアが存在することから，NG2陽性グリア細胞には，オリゴデンドロサイト前駆細胞として以外の機能がある可能性が示唆されている．NG2陽性グリアとアストロサイトは形態的にも電気生理的にも異なる細胞種であることが明らかとなってきたが，NG2陽性細胞が担う機能は明確には解明されていない (Nishiyama et al., 1999)．

2.2.4 ミクログリア

ミクログリアは，NisslやAlzheimerによってその存在は1900年前後から知られていたが，Hortegaの炭酸銀法によりその形態が明らかになった．このため，文献によっては，オルテガ (Hortega) 細胞とも呼ばれる．ミクログリアは，アストロサイトやオリゴデンドロサイトと比較すると細胞体の直径が5-$8\,\mu m$と小さく，細胞体からあまり複雑ではない細胞プロセスが$40\,\mu m$程度放射状に伸びている（図2.14）．このため，micro＝微小なグリアと呼ばれている．ミクログリア細胞は，骨髄の造血幹細胞由来であり，この点でも神経幹細胞由来であるアストロサイトやオリゴデンドロサイトとは一線を画している．

ミクログリアは，大脳皮質にほぼ均一に分布しており，IBA1やLN3の抗体で特異的に染色できる．正常な状態では，ラミファイド (ramified) 型として星状の形態をしている．通常，ミクログリア間およびミクログリアと神経細胞間では物理的な接触はなく，1つのミクログリアは約5万μm^3の体積をカバーしている．正常状態において，ミクログリアは各自の領域に異常がないかを確認

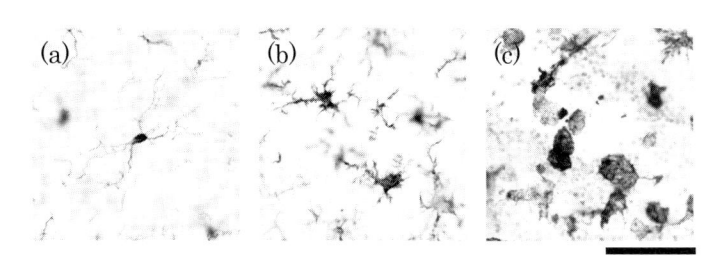

図 2.14 ミクログリアの形態
(a) 静止状態の大脳皮質灰白質ミクログリア．(b) 脳損傷部位近隣 (800 μm) の活性化されたミクログリア．(c) 脳損傷部位中のミクログリア．スケールバー：50 μm．

する「見張り細胞」として機能している．

炎症時にミクログリアは活性化しアメーバー状の形態となる（図 2.14）．活性化されたミクログリアは，マクロファージ（食細胞）抗原である F4/80 により免疫染色できる．ミクログリアは脳内で感染時や損傷時に生じる細胞骸や不要代謝物の回収を行う．ミクログリアの食細胞への変化は，P2Y6 プリン受容体の活性化が引き金となることが報告されている (Koizumi et al., 2007)．以上の事柄から，ミクログリアは神経機構に特化した免疫機能を有している細胞であると考えることができる．

ミクログリアの培養系の実験により，ミクログリアはさまざまな神経栄養因子や神経成長因子を産生し分泌させることがわかっている．

脊髄損傷において起こる感覚過敏は，損傷部位からの ATP 放出により，ミクログリアの P2X4 プリン受容体が活性化されることが原因であると知られている (Tsuda et al., 2003)．さらに，P2X4 プリン受容体の活性化により，ミクログリアから脳由来神経栄養因子 (BDNF) が産出・分泌され，脊髄神経細胞のカリウム・塩素共トランスポーター（共輸送体）である KCC2 の発現を抑制する．その結果，神経細胞内の塩素イオンの濃度が上昇し，本来は抑制系神経伝達物質である GABA の反応を興奮性に変化させることが最近報告されている (Coull et al., 2005)．

最近，ミクログリアに特異的に蛍光タンパクを発現させるトランスジェニック動物が作成されるようになり，*in vivo* の状態でミクログリアの動態を観測することが可能となった．Nimmerjahn et al. (2005) と Davalos et al. (2005) の実験により平常時にはミクログリアの突起は活発に伸縮を繰り返し，探索活

動を行っていることが映像として記録された．さらに，脳損傷時には形態を変化させ，損傷部位に移動し，移動の方向性を決める因子は ATP であることが報告された．

2.2.5 現在の問題点と今後の課題

19世紀に解剖学的知見により発見されたグリア細胞は，20世紀には，解剖学をはじめ，生化学，電気生理学，発生学，分子生物学等の近代的手法を用いてさまざまな側面から理解が深まった．また，脳疾患の多くにおいてはグリア細胞にも変性が認められ，グリア細胞を通した治療方法が今後期待されるであろう．今後の展開として，グリア細胞は脳の情報処理において能動的な役割を果たすのか，それとも神経回路のメンテナンスとしての役割のみであるのかが問われるであろう．

グリア細胞の機能に関する研究の多くは，培養細胞や急性脳スライス標本を使用した実験系で行われてきた．しかし，これらの *in vitro* の実験系では，神経活動とグリア細胞の長期的な変化や情報処理における役割を評価するのは難しい．グリア細胞の機能は最終的には個体脳を使った *in vivo* の実験で実証される必要がある．

近年の分子生物学の進展により，細胞種・脳部位・操作時期が特異的な遺伝子改変動物の作成が可能となった．また，蛍光プローブの発展と二光子顕微鏡の発明により，*in vivo* の状態で細胞プロセスのスケール，非侵襲的な脳細胞の機能計測が可能となった．これらの技術を用いて，今世紀中にグリア細胞の機能に関する研究が飛躍的に進歩するのは間違いなく，今後の展望が楽しみである．

参考文献

[1] Bass NH, Hess HH, Pope A, Thalheimer C (1971) Quantitative cytoarchitectonic distribution of neurons, glia, and DNa in rat cerebral cortex. *J Comp Neurol* **143**: 481–490.

[2] Brown DA, London E (1998) Functions of lipid rafts in biological membranes. *Annu Rev Cell Dev Biol* **14**: 111–136.

[3] Bushong EA, Martone ME, Jones YZ, Ellisman MH (2002) Protoplasmic astrocytes in CA1 stratum radiatum occupy separate anatomical domains. *J Neurosci* **22**: 183–192.

[4] Carninci P, Kasukawa T, Katayama S, et al (2005) The transcriptional landscape of the mammalian genome. *Science* **309**: 1559–1563.

[5] Clark BA, Monsivais P, Branco T, London M, Hausser M (2005) The site of action potential initiation in cerebellar Purkinje neurons. *Nat Neurosci* **8**: 137–139.

[6] Coull JA, Beggs S, Boudreau D, Boivin D, Tsuda M, Inoue K, Gravel C, Salter MW, De Koninck Y (2005) BDNF from microglia causes the shift in neuronal anion gradient underlying neuropathic pain. *Nature* **438**: 1017–1021.

[7] Davalos D, Grutzendler J, Yang G, Kim JV, Zuo Y, Jung S, Littman DR, Dustin ML, Gan WB (2005) ATP mediates rapid microglial response to local brain injury in vivo. *Nat Neurosci* **8**: 752–758.

[8] Dawson MR, Polito A, Levine JM, Reynolds R (2003) NG2-expressing glial progenitor cells: an abundant and widespread population of cycling cells in the adult rat CNS. *Mol Cell Neurosci* **24**: 476–488.

[9] De Robertis EDP, Bennett HS (1955) Some features of the submicroscopic morphology of synapses in frog and earthworm. *J Biophys Biochem Cytol* **1**: 47–58.

[10] DeFelipe J, Elston GN, Fujita I, Fuster J, Harrison KH, Hof PR, Kawaguchi Y, Martin KAC, Rockland KS, Thomson AM, Wang SSH, White EL, Yuste R (2002) Neocortical circuits: Evolutionary aspects and specificity versus non-specificity of synaptic connections. Remarks, main conclusions and general comments and discussion. *J Neurocytol* **31**: 387–416.

[11] Diamond MC, Scheibel AB, Murphy GM, Jr., Harvey T (1985) On the brain of a scientist: Albert Einstein. *Exp Neurol* **88**: 198–204.

[12] Douglas RJ, Martin KAC (2004) Neuronal circuits of the neocortex. *Annu Rev Neurosci* **27**: 419–451.

[13] Fellin T, Pascual O, Gobbo S, Pozzan T, Haydon PG, Carmignoto G (2004) Neuronal synchrony mediated by astrocytic glutamate through activation of extrasynaptic NMDA receptors. *Neuron* **43**: 729–743.

[14] Fiacco TA, Agulhon C, Taves SR, Petravicz J, Casper KB, Dong X, Chen J, McCarthy KD (2007) Selective stimulation of astrocyte calcium in situ does not affect neuronal excitatory synaptic activity. *Neuron* **54**: 611–626.

[15] Fiacco TA, McCarthy KD (2004) Intracellular astrocyte calcium waves in situ increase the frequency of spontaneous AMPA receptor currents in CA1 pyramidal neurons. *J Neurosci* **24**: 722–732.

[16] Gray EG (1959) Axo-somatic and axo-dendritic synapses of the cerebral cortex. *J Anat (Lond)* **93**: 420–433.

[17] Gray PA, Fu H., Luo P, et al (2004) Mouse brain organization revealed through

direct genome-scale TF expression analysis. *Science* **306**: 2255–2257.

[18] Halassa MM, Fellin T, Takano H, Dong JH, Haydon PG (2007) Synaptic islands defined by the territory of a single astrocyte. *J Neurosci* **27**: 6473–6477.

[19] Hirase H, Qian L, Bartho P, Buzsaki G (2004) Calcium dynamics of cortical astrocytic networks *in vivo*. *PLoS Biol* **2**: E96.

[20] Hirase H, Takata N (2007) *In vivo* measurements of astrocyte dynamics. *Brain and Nerve*――神経研究の進歩 **59**(7): 773–781.

[21] Hirokawa N, Takemura R (2005) Molecular motors and mechanisms of directional transport in neurons. *Nat Rev Neurosci* **6**: 201–214.

[22] Ito M (2006) Cerebellar circuitry as a neuronal machine. *Prog Neurobiol* **78**: 272–303.

[23] Kang J, Jiang L, Goldman SA, Nedergaard M (1998) Astrocyte-mediated potentiation of inhibitory synaptic transmission. *Nat Neurosci* **1**: 683–692.

[24] Kawamura M, Gachet C, Inoue K, Kato F (2004) Direct excitation of inhibitory interneurons by extracellular ATP mediated by P2Y1 receptors in the hippocampal slice. *J Neurosci* **24**: 10835–10845.

[25] Koizumi S, Shigemoto-Mogami Y, Nasu-Tada K, Shinozaki Y, Ohsawa K, Tsuda M, Joshi BV, Jacobson KA, Kohsaka S, Inoue K (2007) UDP acting at P2Y6 receptors is a mediator of microglial phagocytosis. *Nature* **446**: 1091–1095.

[26] Lehre KP, Rusakov DA (2002) Asymmetry of glia near central synapses favors presynaptically directed glutamate escape. *Biophys J* **83**: 125–134.

[27] Lein Ed.S, Hawrylycz MJ, Ao N, et al (2007) Genome-wide atlas of gene expression in the adult mouse brain. *Nature* **445**: 168–176.

[28] Lisman JE, Raghavachari S, Tsien RW (2007) The sequence of events that underlie quantal transmission at central glutamatergic synapses. *Nat Rev Neurosci* **8**: 597–609.

[29] Maeshima K, Yahata K, Sasaki Y, Nakatomi R, Tachibana T, Hashikawa T, Imamoto F, Imamoto N (2006) Cell-cycle-dependent dynamics of nuclear pores: pore-free islands and lamins. *J Cell Sci* **119**: 4442–4451.

[30] Mishima T, Sakatani S, Hirase H (2007) Intracellular Labeling of Single Cortical Astrocytes *in vivo*. *Journal of Neuroscience Methods* **116**: 32–40.

[31] Mulligan SJ, MacVicar BA (2004) Calcium transients in astrocyte endfeet cause cerebrovascular constrictions. *Nature* **431**: 195–199.

[32] Muotri AR, Marchetto MCN, Coufal NG, Gage FH (2007) The necessary junk: new functions for transposable elements. *Hum Mol Genetics* **16**: R159–R167.

[33] Nedergaard M (1994) Direct signaling from astrocytes to neurons in cultures of mammalian brain cells. *Science* **263**: 1768–1771.

[34] Nedergaard M, Ransom B, Goldman SA (2003) New roles for astrocytes: redefining

the functional architecture of the brain. *Trends Neurosci* **26**: 523–530.

[35] Nimmerjahn A, Kirchhoff F, Helmchen F (2005) Resting microglial cells are highly dynamic surveillants of brain parenchyma *in vivo*. *Science* **308**: 1314–1318.

[36] Nimmerjahn A, Kirchhoff F, Kerr JN, Helmchen F (2004) Sulforhodamine 101 as a specific marker of astroglia in the neocortex *in vivo*. *Nat Methods* **1**: 31–37.

[37] Nishimura-Akiyoshi S, Niimi K, Nakashiba T, Itohara S (2007) Axonal netrin-Gs transneuronally determine lamina-specific subdendritic segments. *Proc Nat Acad Sci USA* **104**: 14801–14806.

[38] Nishiyama A, Chang A, Trapp BD (1999) NG2+ glial cells: a novel glial cell population in the adult brain. *J Neuropathol Exp Neurol* **58**: 1113–1124.

[39] Ogata K, Kosaka T (2002) Structural and quantitative analysis of astrocytes in the mouse hippocampus. *Neuroscience* **113**: 221–233.

[40] Palay SL (1956) Synapse in the central nervous system. *J Biophys Biochem Cytol* **2**: 193–202.

[41] Palmer LM, Stuart GJ (2006) Site of action potential initiation in layer 5 pyramidal neurons. *J Neurosci* **26**: 1854–1863.

[42] Parpura V, Basarsky TA, Liu F, Jeftinija K, Jeftinija S, Haydon PG (1994) Glutamate-mediated astrocyte-neuron signalling. *Nature* **369**: 744–747.

[43] Pellerin L, Magistretti PJ (1994) Glutamate uptake into astrocytes stimulates aerobic glycolysis: a mechanism coupling neuronal activity to glucose utilization. *Proc Natl Acad Sci USA* **91**: 10625–10629.

[44] Poliak S, Peles E (2003) The local differentiation of myelinated axons at nodes of Ranvier. *Nat Rev Neurosci* **4**: 968–980.

[45] Pollard KS, Salama SR, Lambert N, et al (2006) An RNA gene expressed during cortical development evolved rapidly in humans. *Nature* **443**: 167–172.

[46] Shepherd GM, Koch C (1998) Introduction to synaptic circuits. In: Shepherd GM (ed.) *The synaptic Organization of the Brain*, 4th ed., Oxford University Press, Oxford, pp.1–36.

[47] Simard M, Nedergaard M (2004) The neurobiology of glia in the context of water and ion homeostasis. *Neuroscience* **129**: 877–896.

[48] Simon K, Toomre D (2000) Lipid rafts and signal transduction. *Nature Rev* **1**: 31–39.

[49] Singer SJ, Nicolson GL (1972) The fluid mosaic model of the structure of cell membrane. *Science* **175**: 720–731.

[50] Takano T, Tian GF, Peng W, Lou N, Libionka W, Han X, Nedergaard M (2006) Astrocyte-mediated control of cerebral blood flow. *Nat Neurosci* **9**: 260–267.

[51] Tsuda M, Shigemoto-Mogami Y, Koizumi S, Mizokoshi A, Kohsaka S, Salter MW, Inoue K (2003) P2X4 receptors induced in spinal microglia gate tactile allodynia

after nerve injury. *Nature* **424**: 778–783.

[52] Volterra A, Meldolesi J (2005) Astrocytes, from brain glue to communication elements: the revolution continues. *Nat Rev Neurosci* **6**: 626–640.

[53] Wang X, Lou N, Xu Q, Tian GF, Peng WG, Han X, Kang J, Takano T, Nedergaard M (2006) Astrocytic Ca^{2+} signaling evoked by sensory stimulation *in vivo*. *Nat Neurosci* **9**: 816–823.

[54] Wickersham IR, Finke S, Conzelmann KK, Callaway EM (2007a) Retrograde neuronal tracing with a deletion-mutant rabies virus. *Nat Meth* **4**: 47–49.

[55] Wickersham IR, Lyon DC, Barnard RJO, Mori T, Finke S, Conzelmann KK, Young JAT, Callaway EM (2007b) Monosynaptic restriction of transsynaptic tracing from single, genetically targeted neurons. *Neuron* **53**: 639–647.

[56] Wilhelmsson U, Bushong EA, Price DL, Smarr BL, Phung V, Terada M, Ellisman MH, Pekny M (2006) Redefining the concept of reactive astrocytes as cells that remain within their unique domains upon reaction to injury. *Proc Natl Acad Sci USA* **103**: 17513–17518.

[57] Winship IR, Plaa N, Murphy TH (2007) Rapid astrocyte calcium signals correlate with neuronal activity and onset of the hemodynamic response *in vivo*. *J Neurosci* **27**: 6268–6272.

[58] Yamaguchi Y, Sato N, Wagatsuma H, Wu Z, Molter C, Aota Y (2007) A unified view of theta-phase coding in the entorhinal-hippocampal system. *Cur Op Neurobiol* **17**: 197–204.

[59] Zonta M, Angulo MC, Gobbo S, Rosengarten B, Hossmann KA, Pozzan T, Carmignoto G (2003) Neuron-to-astrocyte signaling is central to the dynamic control of brain microcirculation. *Nat Neurosci* **6**: 43–50.

第3章

脳神経系とゲノム

　生命の設計図であるゲノムの全塩基配列が，さまざまな生物で次々と明らかにされている．思考や情動等の高次機能を生み出す複雑な構造からなる脳神経系の分子基盤も，ゲノムに暗号化されているはずである．脳の構造と機能を分子レベルで理解するには，脳の遺伝的基盤の理解が必要となる．本章では，最近のゲノム生物学からみた脳神経系について概説する．

3.1　脳の複雑さとゲノム

　生物間でニューロン数と遺伝子数を比較してみると，神経の複雑さとゲノムの情報量には，とくに相関がないようにみえる（表3.1）．しかし，ショウジョウバエや線虫と比較して，ヒトでは脳神経系の発生や機能に関係する遺伝子が増加していることがわかる（表3.2）．霊長類間では，ヒトゲノムはチンパンジーと98％以上，アカゲザルとでは約93.5％の高い配列相同性を示し，遺伝子数にもあまり差がない．では，ヒトゲノムのどこにヒト脳を特徴付ける情報がコードされているのか．最近，ヒトゲノムに特有なHAR1領域内に大脳皮質層形成時に発現するRNAが同定されたが (Pollard et al., 2006)，ヒト脳の設計図の解読は端緒が開かれたばかりである．

　ヒト脳の発達と機能には全遺伝情報の半分以上が注ぎ込まれると推測されている．マウスでは全遺伝子（約99％はヒトにホモログがある）の実に80％が脳で発現する (Lein et al., 2007)．したがって，脳の遺伝的設計図は複雑精緻であり，それが明らかになれば，脳の発達・機能・疾患の分子メカニズムの理解は飛躍的に進展するであろう．個々の遺伝子を詳細に調べることに加え，いつどこで，どのような遺伝子の組み合わせが発現するのか，脳遺伝子の転写の全

表 3.1 遺伝子数とニューロン数の比較

生物種	遺伝子の数	ニューロンの数
線虫	20069	302
ショウジョウバエ	14039	25 万
マウス	24118	脳:7098 万(大脳皮質:1369 万)
アカゲザル	21070	脳:63 億(大脳皮質: 17 億)
チンパンジー	20333	
ヒト	22680	脳:1000 億(大脳皮質:140 億)

全遺伝子の数は,Ensembl データベース (www.ensembl.org/index.html) に登録されている既知遺伝子と新規遺伝子の合計数 (2007 年 8 月現在).

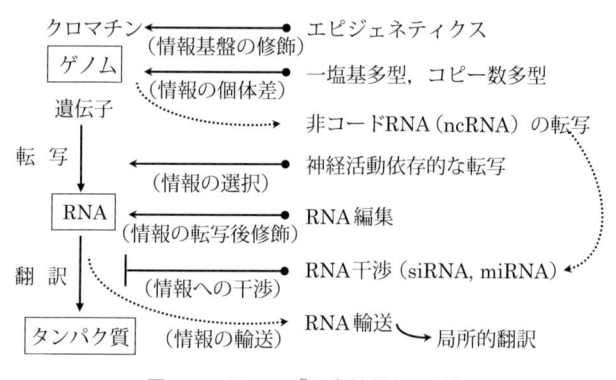

図 3.1 ゲノム「生命情報」の制御

容(トランスクリプトーム:transcriptome)を脳の発達や機能発現との関係などで明らかにすることが重要である(章末の備考を参照).

最近のゲノム生物学は,RNA による転写と翻訳の制御,ゲノムの多様性と個体差,環境から遺伝情報への作用など,新たな制御系を明らかにしている(図 3.1).脳神経系におけるこれらの最新の知見について以降の節で概説する.

3.2 神経活動依存的な遺伝子発現

軸索ガイダンスやシナプス形成などの脳構築に関与する遺伝子(4.3 節参照)だけでは機能的な神経回路は形成されない.特異的な転写因子がこれら遺伝子をいつどこで,どのぐらいの強さで発現するのか精確に制御する必要がある.マウスゲノムでは 1445 個の転写因子の存在が予測され,少なくとも 349 個が脳に発現する (Gray et al., 2004).これらの転写因子の活性は,軸索ガイダン

表 3.2 ヒトゲノムにおける脳神経系に関連する遺伝子数の増加

Family/subfamily	Human	Mouse	Fly	Worm
受容体/イオンチャネル				
ニコチン性/ムスカリン性 Ach 受容体	16/5	16/5	14/1	21/3
イオン型/代謝型グルタミン酸受容体	18/8	18/8	6/1	10/3
電位依存性 Ca^{2+} チャネル alpha-1	10	10	1	4
電位依存性 Na^+ チャネル alpha-1	11	12	1	-
電位依存性 K^+ チャネル	40	52	3	3
セロトニン 5-HT 受容体	18	15	4	5
ドーパミン受容体	5	5	2	4
TRP チャネル	27	29	2	3
ミエリン構成成分				
MBP	1	1	0	0
PLP	1	1	0	0
小胞輸送タンパク質				
Synaptotagmin/Synaptotagmin-like	24	24	4	6
VAMP	6	7	2	4
Syntaxin	16	18	10	8
転写因子				
CREB/CREB-like	9	13	2	1
シナプス分子/回路形成分子				
Homer	3	3	1	1
Shank	3	3	1	1
Connexin	13	18	0	0
Neuregulin	4	4	0	0
Reelin	1	1	0	0
Ephrin	10	11	1	2
Plexin	11	11	2	2
Semaphorin	21	21	6	2

各遺伝子ファミリーに分類された遺伝子数を示す（2007 年 8 月現在）．ヒトおよびマウス NCBI-UniGene (www.ncbi.nlm.nih.gov/sites/entrez?db=unigene)，マウス MGI (www.informatics.jax.org/)，ショウジョウバエ FlyBase (flybase.bio.indiana.edu/)，線虫 WormBase (www.wormbase.org/) のデータベースから引用．-は数が未定．遺伝子アノテーションは定期的にアップデートされているので，より詳細な数は上記サイトから知ることができる．

ス因子や神経伝達物質等の外的刺激に依存して調節されている．完成した脳神経系の回路では，神経活動が遺伝子発現の転写を制御する．

後期-長期増強 (L-LTP: late-phase LTP) や長期記憶 (LTM: long-term memory) には新たなタンパク質合成が必要であり（第 7 章参照），最初に最初期遺伝子 (immediate-early gene: IEG) が発現誘導される（図 3.2 (a)）．これらの神経活動は，Ca^{2+}-CaMKIV, cAMP-PKA, Ras-ERK-RSK/MSK, PI3K-AKT

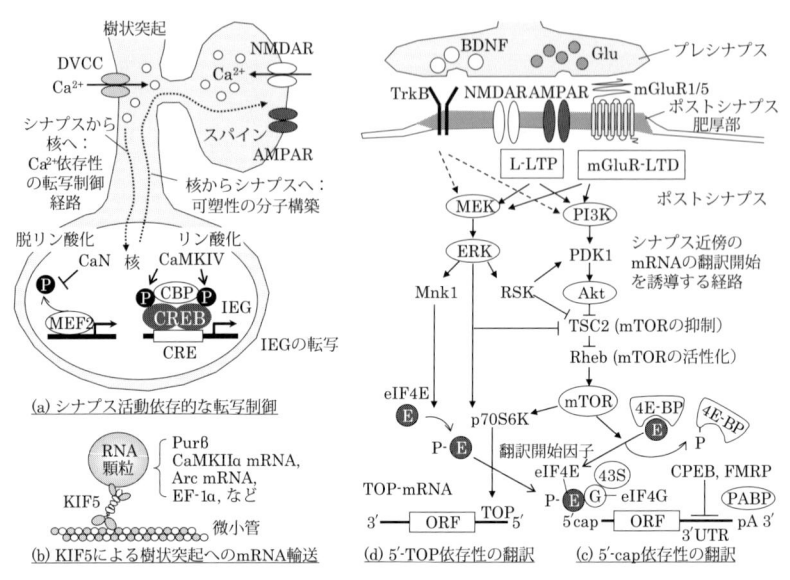

図 3.2 シナプス活動依存的な転写制御，mRNA 輸送，および新規タンパク質の局所的な合成
(a) シナプス情報は，NMDA 受容体 (NMDAR) や電位依存性 Ca^{2+} チャネル (VDCC) による Ca^{2+} 流入→CaMKIV 経路などによって核に伝えられ，転写因子 CREB の Ser133 をリン酸化する (5.1 節を参照) (Lonze & Ginty, 2002). リン酸化 CREB は，IEG のプロモーター領域にある CRE(cAMP response element) 配列に結合し，コアクベーター CBP と基本転写装置を誘導して転写を促進する. また，リン酸化されている転写因子 MEF2A/D(myocyte enhancer factor 2A/D) は，Ca^{2+} 依存性脱リン酸化酵素 Calcineurin(CaN) による脱リン酸化でプロモーター結合活性が上昇する. 発現誘導された遺伝子産物は，シナプスの分子構成や機能を調節する. (b) KIF5 は，hnRNP の Purβ と結合し，CaMKIIα と Arc の mRNA，他の hnRNP，および翻訳関連因子などを含んだ大型の顆粒を微小管に沿って樹状突起内へ輸送する (Hirokawa, 2006). (c) L-LTP や mGluR-LTD (第 7 章参照)，BDNF-TrkB 受容体の活性化 (4.2 節参照) は，PI3K-Akt-mTOR-eIF4E 経路および MEK-ERK-Mnk1-eIF4E 経路を活性化し，シナプス近傍に輸送された mRNA の 5'-cap 部位に翻訳開始因子 eIF4E-eIF4G と 43S 開始前複合体の形成を促進して，翻訳の開始を誘導する (Kindler et al., 2005). eIF4E 結合タンパク質 (4E-BP) は，eIF4E に結合して，翻訳開始に必要な eIF4E と eIF4G の会合を阻害する. mTOR キナーゼでリン酸化された 4E-BP が eIF4E から解離すると，5'-cap に翻訳開始複合体が形成され，ERK 経路も eIF4E をリン酸化して翻訳開始を促進する. また，3'-UTR に結合する CPEB と FMBP による翻訳抑制は解除される (FMRP 遺伝子の変異は精神遅滞を伴う脆弱 X 症候群の病因となり，スパイン形態が異常になる). (d) mTOR と ERK による p70S6K の活性化は，5'-UTR に 5'-TOP(5'-terminal oligopyrimidine tract) 配列をもつ翻訳装置関連タンパク質の mRNA (リボゾームタンパク質 Rps6, Rp132 や伸長因子 eIF1A, eEF2 などの mRNA) の翻訳開始を誘導する (Pfeiffer & Huber, 2006; Tsokas et al., 2007).

などのリン酸化シグナル伝達経路を活性化する．その核内ターゲットは特定の転写因子で，その 1 つの CREB (cAMP response element binding protein) は Ser133 でリン酸化されると活性化する (Lonze & Ginty, 2002) (5.1, 5.2 節参照)．リン酸化 CREB は，IEG のプロモーター領域にある CRE 配列に結合

して転写コアクチベーター複合体を転写開始点に誘導し，転写を促進する．また，翻訳開始因子 eIF2α の脱リン酸化で ATF4（CREB 依存的転写のリプレッサー）の翻訳が減少し，その結果 CREB 依存的転写が促進される経路も明らかとなっている (Costa-Mattioli et al., 2007)．IEG には転写因子型 IEG (c-fos, c-jun, zif268) とエフェクター型 IEG がある．エフェクター型 IEG には成長因子 (BDNF, β-activin)，シナプス関連分子 (Arc, Homer1a, Rheb)，代謝酵素 (tPA, COX-2)，細胞表面タンパク質 (Arcadlin, Narp) 等がある (Guzowski, 2002)．エフェクター型 IEG は，CREB や転写因子型 IEG によって転写促進され，シナプス可塑性の分子基盤の構築に関係すると考えられている．

このように，ゲノムには脳の遺伝情報はコードされているが，いつどこでどの情報がデコードされるかは神経活動によるところが大きい．

3.3 非タンパク質コード RNA による神経機能の調節

ヒトの真正クロマチンのうち，タンパク質をコードする領域は約 1.2% に過ぎない．最近のマウスのトランスクリプトーム研究は，ゲノムの約 70% が転写され，そのほとんどが非タンパク質コード RNA(non-coding RNA: ncRNA) であることを明らかにした (Carninci et al., 2005)．RNA は，DNA 情報の単なる媒体としてだけではなく，自ら機能分子としての役割ももつ．アンチセンス RNA による翻訳抑制，リボザイム (ribozyme) 触媒活性，外因性の siRNA（small interfering RNA: 約 21 塩基二本鎖 RNA）の発現による RNA 干渉 (RNAi) はその例で，後者 2 つはノーベル賞を受賞した発見である．最近の研究では，特定の mRNA の翻訳低減のために siRNA を神経細胞に発現させるノックダウン (knock-down) 実験が増えている (Kim & Rossi, 2007)．さらに，マイクロ RNA(microRNA: miRNA) や核小体低分子 RNA(small nucleolar RNA: snoRNA) などの内因性の ncRNA が，神経系の転写や翻訳の調節に関与することもわかってきた (Kosik, 2006)．

3.3.1 miRNA

miRNA は，約 21 塩基の RNA で，前駆体から Dicer などによる切断を経て生成される（図 3.3）．RISC-AG02 複合体と会合した miRNA は，標的 mRNA

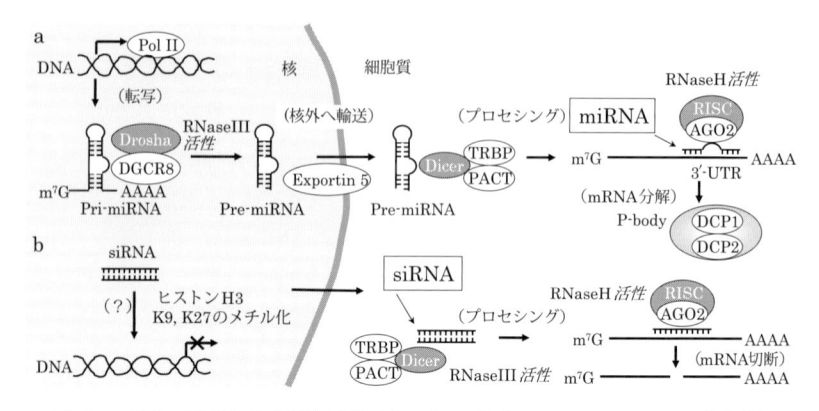

図 3.3 RNA 干渉による遺伝子サイレンシング（Kim & Rossi, 2007 を改変）

内因性の miRNA(a) と発現させた外因性の siRNA(b) による RNA 干渉 (RNAi, RNA interference) のメカニズム．(a) miRNA の生合成経路と RNA 干渉作用．miRNA は，前駆体 (pri-miRNA) が核内で Drosha 複合体の作用で pre-miRNA に，次いで細胞質で Dicer 複合体の作用で miRNA に，と順次プロセシングを受けて生成される．成熟した miRNA は，標的 mRNA の 3′-UTR 領域を認識し，RISC (RNA-induced silencing complex)-AG02 複合体とともに mRNA の翻訳を抑制し，細胞質内の processing body(P-body) における分解を誘導する．(b) 発現させた外因性の siRNA は，RISC-AGO2 と複合体を形成して標的 mRNA を切断する．また，核内でヒストンメチル化による転写抑制にも関与する．

の 3′-UTR に結合して翻訳を抑制し，processing body における分解を誘導する．たとえば脳特異的に発現する miR-134 は，シナプス活動依存的に Limk1 キナーゼ mRNA の翻訳を抑制することで，スパイン形態の調節に関与することが知られている (Schratt et al., 2006)．

3.3.2 snoRNA

snoRNA は，一般的に rRNA, snRNA, tRNA の修飾に関係する．ヒト染色体 15q11-13 領域に 47 コピー存在する HBII-52 は，セロトニン受容体 5-HT$_{2C}$R の選択的スプライシングと RNA 編集に関与し，この領域の欠失はセロトニン系の異常を伴う精神疾患 Prader-Willi 症候群の病因となる．

3.4 mRNA の神経突起輸送と局所的翻訳

細胞極性をもつ神経細胞では，転写後に mRNA が細胞体から樹状突起や軸索に輸送される現象がある（図 3.4；Steward & Schuman, 2003）．大脳皮質の第 II–III 層ニューロンでは，樹状突起に MAP2 と CaMKIIα の mRNA が，軸

索に tubulin の mRNA が輸送される．歯状回顆粒細胞の樹状突起では，LTP 刺激で発現誘導される Arc mRNA が入力刺激のあったシナプスを標的として輸送される．

mRNA 輸送にはシスエレメントとトランス作用因子が関係する (Kindler et al., 2005)．樹状突起輸送のシスエレメントの 1 つとして dendrite targeting element(DTE) があり，これが欠失した mRNA の輸送は阻害される．輸送のしくみとしては，分子モーターのキネシンの 1 つ KIF5 が RNA タンパク質複合体 (hnRNP) の Purβ に結合して，CaMKIIα と Arc の mRNA を含む顆粒を微小管に沿って輸送することが知られている（図 3.2 (b)；Hirokawa, 2006）．また，β-actin の mRNA 輸送には，3′-UTR にあるシスエレメント zipcode 配列とトランス作用因子 ZBP1(hnRNP) との結合が関係する．

シナプス近傍に輸送された mRNA の局所的翻訳は，L-LTP や mGluR1/5 依存的な長期抑圧（LTD: long-term depression；第 7 章参照）等によって誘導される．これらのシナプス活動は，PI3K-Ark-mTOR 経路や MAPK-ERK 経路を活性化し，ついで mRNA の 5′-cap 部位に翻訳開始因子 eIF4E-eIF4G による翻訳開始複合体の形成が促進されることによる（図 3.2 (c)）(Pfeiffer & Huber, 2006; Tsokas et al., 2007)．また，リボゾームタンパク質や伸長因子などの 5′-TOP 配列をもつ mRNA の翻訳も誘導され，局所的な翻訳活性はさらに高まる（図 3.2 (d)）．新規合成タンパク質はシナプス可塑性や記憶の固定化の分子構築に作用することが知られている．たとえば，局所的な Arc タンパク質の合成は，AMPA 受容体の輸送，シナプス可塑性，行動学習に関与する．

3.5 RNA 編集によるタンパク質機能の改変

特定の RNA が化学修飾されることで，DNA の情報が転写後に改変される現象を RNA 編集という．マウスやヒトの脳における RNA 編集は主にアデノシン脱アミノ化酵素による作用で，アデノシン (A) がイノシン (I) に変換される (Nishikura, 2006)．RNA 編集の多くは非翻訳領域で起きる．miRNA の前駆体や成熟型が RNA 編集されると，RNAi 代謝が影響される．翻訳領域内の RNA 編集では，コドンの塩基対が A：U から I：C に変化するため，アミノ酸置換を生じる場合がある．

AMPA 型グルタミン酸受容体 GluR2 サブユニットでは，チャネルの Ca^{2+} 透過性に関わる Glu (Q) コドンが RNA 編集で Arg (R) に変換される．マウス脳ではこの Q/R 編集が 99.99％の高頻度で起き，R 型 GluR2 を含む AMPA 受容体チャネル（4 量体）は Ca^{2+} 非透過になる（4.1 節を参照）．Q 型 GluR2 のみを発現する遺伝子改変マウスでは，Ca^{2+} 透過性の増加でニューロンの興奮性とシナプスの可塑性が亢進する．また，セロトニン受容体 5-HT_{2C}R やカリウムチャネル SqKv1.1 でも RNA 編集による機能改変が知られている．

3.6 遺伝的多型と神経・精神疾患

ヒトのゲノム間には約 99.9％の高い配列相同性がある．一方，一塩基多型 (single nucleotide polymorphism: SNP) やコピー数多型 (copy number variation: CNV) による配列の違いは，個人の表現型や疾患感受性などの体質に関係する．また，ゲノムに多く存在する転位因子（L1 や Alu など）は，胎生期やニューロン新生時に転位することがあり，挿入部位によっては脳遺伝子の発現に影響する (Muotri et al., 2007)．

3.6.1 SNP

1 塩基の置換による多型で，ヒト集団に少なくとも 1000 万は存在する（30 億塩基対で平均 300 塩基対につき 1 ヵ所の割合）．SNP にはアミノ酸置換を伴う非同義置換と，影響しない同義置換がある．非同義 SNP はタンパク質の機能に影響する場合がある（4.2 節の BDNF の Val66Met は非同義 SNP の例）．プロモーターなどの領域の SNP は発現調節に影響する場合がある．

3.6.2 CNV

染色体上にある低頻度反復配列を介した非相同組換えによって，遺伝子を丸ごと含むような 1Kb–数 Mb の長い断片領域が重複や欠失する多型である．その結果，断片の境界部の遺伝子は影響を受け，内部の遺伝子はゲノム全体でのコピー数が増減する (Lee & Lupski, 2006)．ヒトゲノムでは，全体の約 12％の領域で 1447 ヵ所の CNV が同定され，その領域内には約 2900 遺伝子が含まれる．CNV は，発達障害（7q11.23 相互重複：Williams-Beuren 症候群，15q11-q13 転座：

Angelman/Prader-Willi 症候群, 17p13.3 微細欠失：Miller-Dieker 症候群と滑脳症), 神経変性疾患（4q21/α-synuclein 遺伝子コピー数：パーキンソン病, 21q21/APP 遺伝子コピー数：アルツハイマー病), 精神疾患に関連することが知られている. 最近, 自閉症患者の一部に特有な CNV も同定され, 発症との関連性が示唆されている.

3.7 エピジェネティクスと神経機能

クロマチンは, DNA 鎖がヒストンオクタマーに規則的に巻き付いたヌクレオソーム構造を基本単位として核内に凝縮した染色体構造である（図 3.4(a)）. ヌクレオソームは遺伝子発現制御の基盤となっており, DNA とヒストンの化学修飾はヌクレオソームの構造変化を誘導して発現調節に影響する. DNA は CpG 配列のシトシンがメチル化される. ヒストンはアミノ末端領域がアセチル

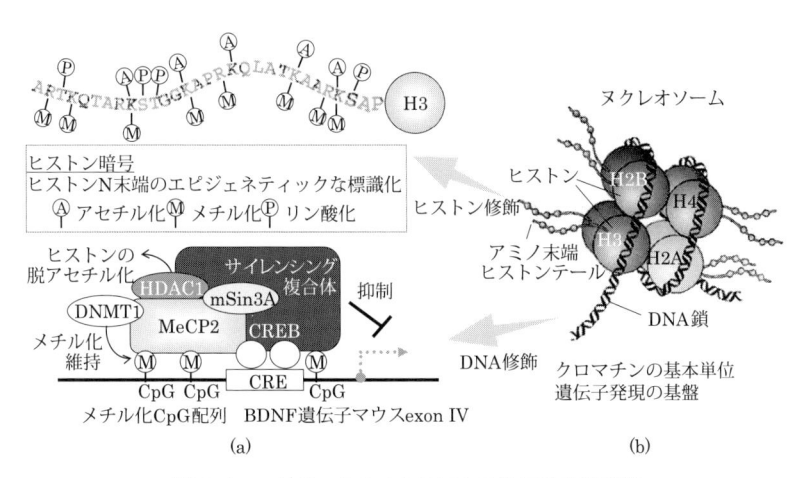

図 3.4 エピジェネティクスによる遺伝子発現制御

クロマチン構造は DNA 鎖がヒストンオクタマー（H2A, H2B, H3, H4 の各ダイマーの 8 量体）に巻き付いたヌクレオソームを基本単位とする. Levenson & Sweatt (2005) を改変. ヒストンのアミノ末端には化学修飾（アセチル化, メチル化, リン酸化）部位が密集しており, ヒストンコードと呼ばれる. ヒストン修飾によるヌクレオソームの構造変化は, 遺伝子発現に影響する. ゲノムにある CpG 配列のシトシンは通常ほとんどメチル化されている. ただし, 活性化状態の遺伝子のプロモーター領域にある CpG クラスターのメチル化レベルは低い. MeCP2(methyl-CpG-binding protein 2) はメチル化 CpG に結合して, DNA メチル化転移酵素 DNMT1, ヒストン脱アセチル化酵素 HDAC1 等とともに転写を抑制する因子である. MeCP2 による BDNF 遺伝子の転写抑制は, 脱分極による VDCC からの Ca^{2+} 流入が誘導する DNA 脱メチル化と MeCP2 リン酸化により解除され, BDNF 転写が 100 倍増加する.

化，メチル化，ユビキチン化，リン酸化の翻訳後修飾を受ける．これらの修飾パターンは，体験や環境に影響され，細胞が分裂しても継代される．このように，遺伝情報を変えずに，クロマチンの修飾によって情報発現パターンに影響を及ぼす後成的な要因の体系をエピジェネティクスという (Levenson & Sweatt, 2005; Tsankova et al., 2007)．エピジェネティクスは，記憶形成，精神疾患，マウスの母性的養育行動などにも関係することがわかってきた．たとえば，メチル化 CpG に特異的に結合する MeCP2 は，ターゲットの 1 つである BDNF 遺伝子プロモーターのメチル化 CpG 配列を認識し，サイレンシング複合体を形成して転写抑制を行う（図 3.4(b)）．X 連鎖性の精神疾患の Rett 障害の患者ではこの MeCP2 遺伝子に変異が見つかっている（4.2 節参照）．

3.8 今後の課題

脳神経系の複雑な構造と機能，および疾患を分子レベルで理解するためには，遺伝的な設計図の解明はきわめて重要である．急速な進展をみせるゲノム生物学と脳科学，両研究分野から生み出される膨大な知識を統合させる体系的な研究アプローチも脳を知るためのブレークスルーになると期待される．

備考：下記の Web サイトで，マウス脳内における遺伝子発現プロファイルを閲覧・検索することができる．
- Allen Brain Atlas URL: http://www.brain-map.org（成獣マウス脳）
- GenePaint URL: http://www.genepaint.org（主に胎生マウス脳）
- BGEM URL: http://www.stjudebgem.org（胎生と生後マウス脳）
- CDT-DB URL: http://www.cdtdb.brain.riken.jp（生後マウス小脳）

参考文献

[1] Carninci P, Kasukawa T, Katayama S, et al (2005) The transcriptional landscape of the mammalian genome. *Science* **309**: 1559–1563.

[2] Costa-Mattioli M, Gobert D, Stem E, et al (2007) eIF2α phosphorylation bidirectionally regulates the switch from short- to long-term synaptic plasticity and memory. *Cell* **129**: 195–206.

[3] Gray PA, Fu H., Luo P, et al (2004) Mouse brain organization revealed through direct genome-scale TF expression analysis. *Science* **306**: 2255–2257.

[4] Guzowski, JF (2002) Insights into immediate-early gene function in hippocampal memory consolidation using antisense oligonucleotide and fluorescent imaging approaches. *Hippocampus* **12**: 86–104.

[5] Hirokawa N (2006) mRNA transport in dendrites: RNA granules, motors, and tracks. *J Neurosci* **26**: 7139–7142.

[6] Kim DH, Rossi JJ (2007) Strategies for silencing human disease using RNA interference. *Nat Rev Genetics* **8**: 173–184.

[7] Kindler S, Wang H, Richter D, Tiedge H (2005) RNA transport and local control of translation. *Annu Rev Cell Dev Biol* **21**: 223–245.

[8] Kosik KS (2006) The neuronal microRNA system. *Nat Rev Neurosci* **7**: 911–920.

[9] Lee JA, Lupski JR (2006) Genomic rearrangements and gene copy-number alterations as a cause of nervous system disorders. *Neuron* **52**: 103–121.

[10] Lein Ed.S, Hawrylycz MJ, Ao N, et al (2007) Genome-wide atlas of gene expression in the adult mouse brain. *Nature* **445**: 168–176.

[11] Levenson JM, Sweatt JD (2005) Epigenetic mechanisms in memory formation. *Nat Rev Neurosci* **6**: 108–118.

[12] Lonze BE, Ginty DD (2002) Function and regulation of CREB family transcription factors in the nervous system. *Neuron* **35**: 605–623.

[13] Muotri AR, Marchetto MCN, Coufal NG, Gage FH (2007) The necessary junk: new functions for transposable elements. *Hum Mol Genetics* **16**: R159–R167.

[14] Nishikura K (2006) Editor meets silencer: crosstalk between RNA editing and RNA interference. *Nat Rev Mol Cell Biol* **7**: 919–931.

[15] Pfeiffer BE, Huber KM (2006) Current advances in local protein synthesis and synaptic plasticity. *J Neurosci* **26**: 7147–7150.

[16] Pollard KS, Salama SR, Lambert N, et al (2006) An RNA gene expressed during cortical development evolved rapidly in humans. *Nature* **443**: 167–172.

[17] Schratt GM, Tuebing F, Nigh EA, et al (2006) A brain-specific microRNA regulates dendritic spine development. *Nature* **439**: 283–289.

[18] Steward O, Schuman EM (2003) Compartmentalized synthesis and degradation of proteins in neurons. *Neuron* **40**: 347–359.

[19] Tsankova N, Renthal W, Kumar A, Nestler EJ (2007) Epigenetic regulation in psychiatric disorders. *Nat Rev Neurosci* **8**: 355–367.

[20] Tsokas P, Ma T, Iyengar R, Landau EM, Blitzer R (2007) Mitogen-activated protein kinase upregulates the dendritic translation machinery in long-term potentiation by controlling the mammalian target of rapamycin pathway. *J Neurosci* **27**: 5885–5894.

第4章
神経細胞間ではたらくシグナル伝達

4.1 神経興奮とシナプス伝達の分子メカニズム

　認知，情動，学習，社会行動等のきわめて複雑で精妙な脳機能は，約 10^{11} 個の神経細胞（ニューロン）が織りなす神経回路網のはたらきによって実現されている（図 4.1）．個々の神経細胞においては，入力情報は Na^+-, K^+-チャネル等の電位依存性イオンチャネルのはたらきにより電気的パルス信号（活動電位）に変換される．パルス信号は軸索を伝導し，軸索末端部より神経伝達物質を放出させる（図 4.1）．この Ca^{2+} 依存性放出は SNARE タンパク質を中心とするエキソサイトーシス分子マシナリーの活動によって実行される．最も速い場合，パルス信号からサブミリ秒の時間遅延で電気的情報は化学的情報に変換される．この化学的情報はシナプス後部の細胞膜表面にある多様な受容体によって，直接イオンチャネルの活性を調節することにより，あるいは間接的に G タンパク質を介してイオンチャネル活性を調節することにより，アナログ的電気信号に再変換され，統合作用の結果，ふたたびパルス信号に変換される．情動，意識レベル等の調節に関わる多くの生理活性物質はシナプス伝達を修飾し，向精神薬の多くはシナプスに作用する．情動，学習，社会行動等を理解するためには，シナプスの機能とその修飾，可塑的変化を分子レベルで解明する必要がある．この節では神経興奮とシナプス伝達に関わる個々の分子のはたらきについて解説する．

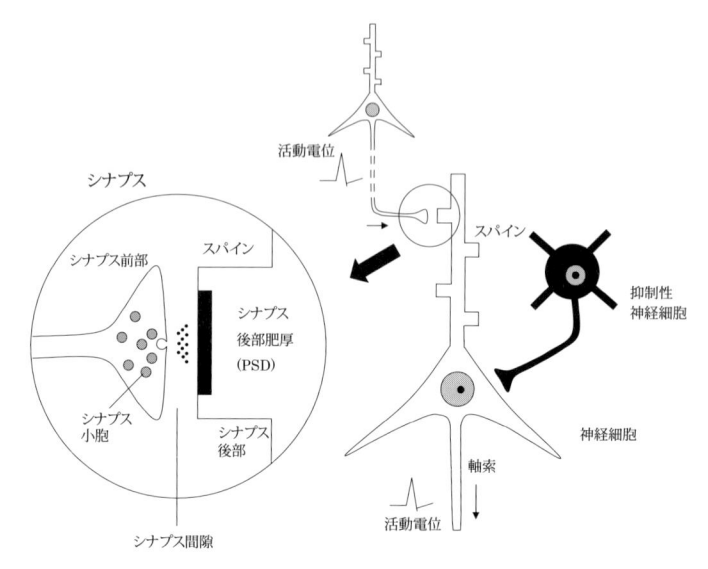

図 4.1 神経細胞（ニューロン）とシナプス

神経細胞間は離れており，シナプスによってシナプス前細胞からシナプス後細胞へ情報の伝達が行われる．神経細胞は興奮性神経伝達物質を放出する興奮性神経細胞と抑制性神経伝達物質を放出する抑制性神経細胞に大別できる．

4.1.1 神経細胞の電気的活動とイオンチャネル

(a) K^+ チャネル

静止状態で神経細胞内の電位は細胞外に対し，-60 から $-70\,\mathrm{mV}$ となっている．この静止膜電位の発生には細胞膜における K^+ チャネルの存在と，細胞内外での K^+ の不均一分布が必須である．また，活動電位の閾値や発射頻度の調節に電位依存性 K^+ チャネルが関与している．さらに 3 量体 GTP 結合タンパク質を介して神経伝達物質による調節を受ける K^+ チャネルもある．K^+ チャネルは神経細胞の機能調節に重要なはたらきをしており，多様性に富んでいる（図 4.2，表 4.1）．

(1) 2 ポア領域 K^+ チャネル (K_{2P})

静止状態の膜で開き，静止膜電位に寄与している K^+ チャネルであり，バックグランド，あるいはベースライン，リーク K^+ チャネルとも呼ばれる．4 つの膜貫通領域と 2 つのポア形成領域（P 領域）をもち，2 量体でイオンチャネルを構成する (Honore, 2007)．シナプス部に発現している $K_{2P}2.1$(TREK1) は，

内向き整流性K$^+$チャネル　2ポア領域K$^+$チャネル　電位依存性K$^+$チャネル

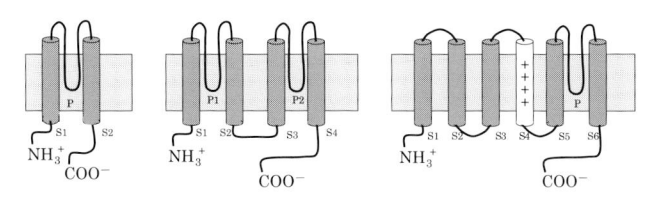

図 4.2 K$^+$チャネル

　K$^+$チャネルには膜貫通領域を2つもつ内向き整流性K$^+$チャネル，4つもつ2ポア領域K$^+$チャネル，6つもつ電位依存性K$^+$チャネルがある．P領域はイオンの通過するポアを形成する．P領域にはK$^+$チャネル特有のアミノ酸配列が存在し，イオン選択性フィルターを構成する．電位依存性K$^+$チャネルのS4は正電荷をもち電位センサーのはたらきをする．

表 4.1 イオンチャネル

イオン選択性	名称	分子分類
K$^+$チャネル	2ポア領域K$^+$チャネル	K$_{2P}$1–7,9,10,12,13,15–18
	内向き整流性K$^+$チャネル	K$_{ir}$1–7
	電位依存性K$^+$チャネル	K$_V$1–6,8,9
	Mチャネル (KCNQ)	K$_V$7
	Ca^{2+}依存性K$^+$チャネル	K$_{Ca}$1–5
Na$^+$チャネル	TTX感受性Na$^+$チャネル	Na$_V$1.1–1.4,1.6,1.7
	TTX非感受性Na$^+$チャネル	Na$_V$1.5,1.8,1.9
Ca^{2+}チャネル	L型Ca^{2+}チャネル	Ca$_V$1.1–1.4
	P/Q型Ca^{2+}チャネル	Ca$_V$2.1
	N型Ca^{2+}チャネル	Ca$_V$2.2
	R型Ca^{2+}チャネル	Ca$_V$2.3
	T型Ca^{2+}チャネル	Ca$_V$3.1–3.3

機械刺激感受性やpH感受性，熱感受性あるいは麻酔薬感受性をもつ．PIP$_2$はK$_{2P}$2.1の開口を促進し，PKAによるリン酸化はチャネル活性を抑制する．P領域にはK$^+$イオン選択性に関わる"K$^+$チャネル署名配列"が存在する．

(2) 電位依存性K$^+$チャネル (K$_V$)

　電位依存性に開口するK$^+$チャネルであり，6つの膜貫通領域と1つのP領域をもち，4量体でイオンチャネルを構成する (Swartz, 2004)．K$_V$1はショウジョウバエの行動異常変異体 *Shaker* の原因遺伝子としてクローニングされた．電位依存性K$^+$チャネルの1つである遅延整流性K$^+$チャネルは脱分極により活性化し，活動電位の終了（再分極），閾値，相対不応期等に関与する．4AP

により抑制される K^+ チャネルは過分極により不活性化から開放され脱分極により開口するが急速に不活性化する．この不活性化には N 末側細胞質領域が関与している．膜貫通領域 S4 には正電荷をもつアミノ酸が数個並んでおりゲートの電位センサーとして機能する．脱分極によるこの部位の変位によって分子構造が変化し，チャネルが開口する．P 領域に "K^+ チャネル署名配列" が存在する．

(3) 内向き整流性 K^+ チャネル (K_{ir})

2 つの膜貫通領域と 1 つの P 領域からなる小さな K^+ チャネル分子であり，4 量体で機能的チャネルを構成する．細胞内から Mg^{2+}，スペルミン等がポアをふさぐため，外向き電流は小さく内向き電流は大きい，という内向き整流性を示す (Bichet et al., 2003)．$K_{ir}3$ ファミリーは 3 量体 G タンパク質による調節を受ける．M_2 ムスカリン受容体に共役した G タンパク質の活性化により，遊離した $G_{\beta\gamma}$ がこの K^+ チャネルを開口させる．$K_{ir}3$ ファミリーは G-protein coupled inward rectifier K^+ (GIRK) チャネルとも呼ばれる．また，周囲をスルホニルウレア受容体で囲んだ K_{ir} チャネルは細胞内 ATP 濃度上昇を感知してチャネルを閉じる ATP 感受性 K^+ チャネルを構成する．P 領域には "K^+ チャネル署名配列" が存在する．

(4) K^+ 選択性フィルター

K^+ チャネルにはバクテリアから哺乳類まで，P 領域に共通したアミノ酸配列 TVGYG があり "K^+ チャネル署名配列" と呼ばれる．このアミノ酸はポア内面の最も狭い部位を取り囲み，K^+ 選択性フィルターを構成している．これらのアミノ酸のカルボニル酸素は，分極した水分子が K^+ を水和するのと同じ位置でポア内に陰イオンを配置し，水和した K^+ の水分子を置換しながらポアを通過させる（図 4.3(a)）(MacKinnon, 2003)．K^+ チャネルの立体構造を明らかにし K^+ 選択性のしくみを解明したことにより MacKinnon にノーベル化学賞（2003 年）が与えられた．

(5) 単一電流解析

パッチクランプ法により単一チャネルの開閉活動をリアルタイムにモニターすることができる（図 4.3(b)；Sakmann & Neher, 1995）．単一チャネル分子の開閉は熱的ゆらぎをもち，開状態と閉状態の間を行ったり来たりしている．脱分極で開く電位依存性チャネルの場合，1 分子の開口確率（一定時間内に開

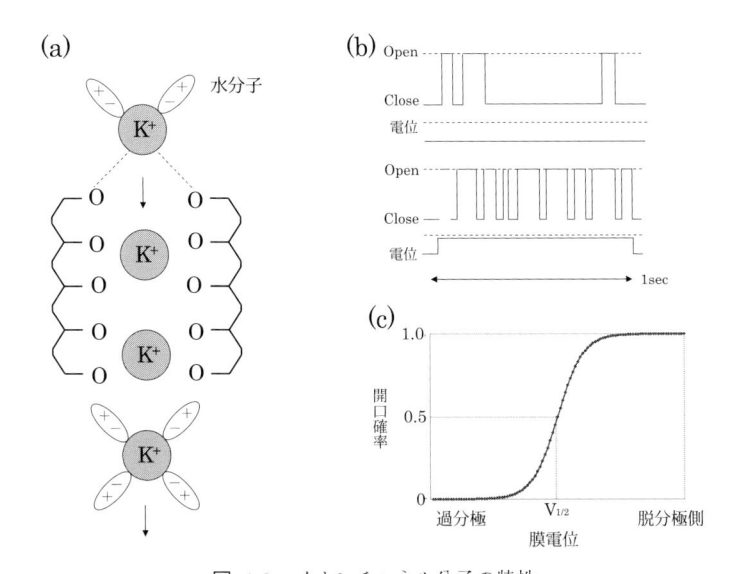

図 4.3 イオンチャネル分子の特性
(a) K^+ 選択性フィルターのはたらき．(b) 単一チャネル電流．(c) 開口確率（本文参照）．

時間の占める割合) が脱分極とともに上昇する．その分子にとって安定したエネルギー状態にとどまる確率が高く，その状態にとどまる時間が長い．膜電位と開口確率の関係はボルツマンの式で記述できる（図4.3 (c)）．

$$P_{\text{open}} = \frac{1}{1 + \exp(\frac{-V-V_{1/2}}{s})} \tag{4.1}$$

（ただし，P_{open}：開口確率，V：膜電位，$V_{1/2}$：50%開口する電位，s：スロープファクター）

スロープファクターはゲートの電位センサーの電荷数に依存する．実際のチャネル分子では正電荷をもつアミノ酸が数個規則的に並んでいる部位が膜貫通部位 S4 で見つかり，電位センサーと考えられている．パッチクランプ法の発明による単一イオンチャネル機能の解明に対し，Neher と Sakmann にノーベル生理学・医学賞（1991年）が与えられた．

(6) 静止膜電位

神経細胞は静止状態で，細胞外に対し，$-60 \sim -70\,\text{mV}$ に分極している．これを静止膜電位と呼ぶ．静止状態で細胞は K^+ に関する濃淡電池となり，K^+

の拡散電位が細胞膜を挟んで発生している．拡散電位が発生する条件は膜の両側でイオン濃度が異なっていることと膜が K^+ に対する選択的透過性をもつことである．この条件を満たせば，まったく物理化学的な現象として膜電位が生じる．K^+ 濃度差のある 2 室を人工膜で隔て，この人工膜に K^+ イオノフォアを埋め込むと電位が発生する．細胞の場合は Na^+, K^+-ATPase により細胞内外の K^+ の濃度差をつくる．K^+ 濃度は細胞外 (3–5 mM) に比べ細胞内 (150 mM 前後) が高い (図 4.4 (a))．K^+ チャネルが開くと K^+ のみが拡散して細胞外に出て行くが，対応するマイナスイオン（有機イオン，Cl^- 等）が細胞内に取り残されるため (図 4.4 (b))，電荷のアンバランスが生じ，細胞内はマイナスとなる．しかし，膜を挟んで生じた静電場により，細胞外に移動した K^+ が引き戻される．平衡状態ではイオンに働く拡散力（浸透力）と静電力（クーロン力）がつりあい，正味の K^+ の移動はなくなる (図 4.4 (c))．この平衡状態における膜内外の電位差を K^+ の平衡電位 (E_K) と呼び，K^+ の内外の濃度比からネルンストの式

$$E_K = -\frac{RT}{zF} \ln \frac{[K^+]_{in}}{[K^+]_{out}} \qquad (mV) \qquad (4.2)$$

で求められる（ただし，R：気体常数，T：絶対温度，z：透過イオンの値電数，F はファラデー定数，$[K^+]_{in}$：細胞内 K^+ 濃度，$[K^+]_{out}$：細胞外 K^+ 濃度）．

37°C の場合，

$$E_K = -61 \log \frac{[K^+]_{in}}{[K^+]_{out}} \qquad (mV) \qquad (4.3)$$

となり，生理的な細胞内外の K^+ 濃度に対し，$-90 \sim -100\,mV$ となる．通常，静止状態における神経細胞では Na^+ に対する透過性も無視できないため，静止膜電位は $-60 \sim -70\,mV$ 付近となる．静止状態で開いている電位非依存性カチオンチャネル NALCN の Na^+ 透過性が静止膜電位に寄与している (Lu et al., 2007)．

(b) Na^+ チャネル

神経細胞の活動電位発生は電位依存性 Na^+ チャネルの開口によっている．Na^+ チャネルの主要部をなす α サブユニットは 6 回膜貫通部位をもつ構造が 4 回繰り返して（リピート I–IV）つながった大きな分子である (図 4.5 (a), 表 4.1) (Catterall, 2000)．膜貫通部位 S4 にはプラス電荷をもつアミノ酸が数個

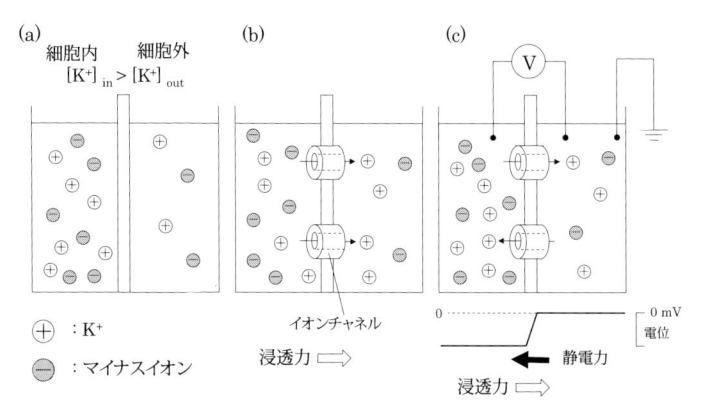

図 4.4 静止膜電位の発生メカニズム（本文参照）

並び，ゲートの電位センサーと考えられている．膜貫通部位 S5 と S6 の間の P 領域によって Na^+ 選択性フィルターが構成されている．細胞内にあるリピート III と IV の間のリンカー部分は電位依存性不活性化に関与している．脱分極により開口するが，次いで不活性化が生じるため，Na^+ チャネルを通る電流は一過性となる．Na^+ チャネルの特異的阻害剤であるフグ毒，テトロドトキシン (TTX) は外側からチャネル開口部をふさぐ（$Na_V1.1$–1.4, 1.6, 1.7 の場合）が，一部の Na^+ チャネル（$Na_V1.5$, 1.8, 1.9）は TTX に対する感受性が弱いか，ほとんどない．他にサソリ，クモ，貝，蛇等の毒による阻害作用を受ける．局所麻酔剤リドカインは細胞内に浸透し，内側から Na^+ チャネルを阻害する．Na^+ チャネルは軸索起始部に高密度に集積され，この領域では側方拡散が著しく低下している（コラム 1）．Na^+ チャネルの変異は周期性四肢麻痺，てんかんの原因となる．

(1) 活動電位の発生

神経細胞の膜電位が脱分極すると，Na^+ チャネルの開口確率が上昇し一部のチャネルが開き Na^+ 電流が流入し，細胞膜容量をチャージし，さらに脱分極が生じる．しかし脱分極は同時に Na^+ チャネルの不活性化と K^+ チャネルの活性化を生じさせ，閾値以下の脱分極では膜電位は再分極する．脱分極が十分大きい場合，Na^+ チャネルの開口（活性化）が進み，流入する Na^+ 電流によりさらに脱分極が生じ，その結果，さらにチャネルが開き脱分極が進行する，という自己再生過程 (regenerative process) が急速に進行し，all-or-none の仕方で

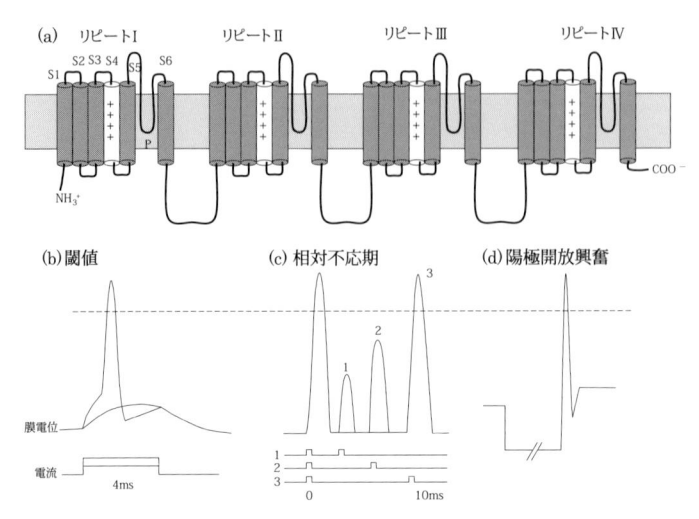

図 4.5 Na$^+$ チャネルと活動電位
(a) 電位依存性 Na$^+$ チャネル α サブユニット．(b) 閾値．(c) 相対不応期．
(d) 陽極開放興奮．

活動電位が発生する．この活動電位が発生するかしないかの脱分極の値を閾値 (threshold) と呼ぶ（図 4.5 (b)）．Na$^+$ チャネルの最大数の開口により，急速に上昇した膜電位は 0 レベルを超えてプラスに転じ (overshoot)，Na$^+$ の平衡電位（+40 mV 付近）に近づくが，同時に進行していた Na$^+$ チャネルの不活性化と K$^+$ チャネルの活性化により，膜電位はピークの後，再分極に向かい，さらに後過分極 (after-hyperpolarization) が続く．短い間隔で 2 回刺激すると，2 発目の活動電位の大きさは小さくなり，この期間を相対不応期と呼ぶ（図 4.5 (c)）．また静止膜電位が通常より脱分極側にある場合，しばらく過分極状態にした後（細胞外刺激では陽極性刺激），静止状態に戻すだけで活動電位が発生する（陽極開放興奮）（図 4.5 (d)）．

(2) ホジキン–ハクスレイ (Hodgkin-Huxley) のモデル

イカ巨大軸索を用いて電位固定法を開発し，興奮に伴う電流変化を，実験的に K$^+$ 電流，Na$^+$ 電流等に分離した後，Hodgkin と Huxley は Na$^+$ チャネル，K$^+$ チャネルの存在を仮定し，反応速度に電位依存性を組込み数値解析を用いて閾値，不応期，陽極開放興奮等の特性を再構成することに成功した (Hodgikin & Huxley, 1952)（1963 年ノーベル生理学・医学賞）．1980 年代に入り，パッ

チクランプ法の発明と遺伝子クローニング技術の発展により，イオンチャネル分子の性質が明らかになり，彼らの予言的な研究が大筋において正しいことが実証された．

(c) Ca^{2+} チャネル

無脊椎動物の筋肉が Ca^{2+} スパイクを発生することを萩原らは発見した (Hagiwara & Naka, 1964). その後，単細胞動物細胞膜，脊椎動物の心筋，平滑筋，骨格筋 T 管，分泌細胞，神経軸索末端，樹状突起等で次々に電位依存性の Ca^{2+} チャネルの存在が確認され，生命機能を広範囲に支えていることが認識されている． Ca^{2+} チャネルは α_1, α_2/δ, β, γ サブユニットから，1:1:1:1の比で構成される．このうち α_1 は約 2000 アミノ酸からなる大きな分子で，Ca^{2+} 選択性フィルター，ポア，電位センサー等を有する（図 4.6，表 4.1）．α_1 では 6 つの膜貫通領域 (S1–S6) からなる単位が 4 回リピートされている．各 S4 にはプラス電荷をもつアミノ酸が数個並び，電位センサーを形成している．各 S5 と S6 の間に P 領域があり，ポアを形成しイオン選択性フィルターを構成している．Ca^{2+} チャネルは機能的に低閾値型（T 型，$Ca_V3.1$–3.3）と高閾値型に分けられる (Nowycky et al., 1985; Stotz & Zamponi, 2001). 高閾値型はさらに L 型 ($Ca_V1.1$–1.4)，P/Q 型 ($Ca_V2.1$)，N 型 ($Ca_V2.2$)，R 型 ($Ca_V2.3$) に分類されている．Ca^{2+} チャネルは活動依存性に Ca^{2+} を細胞内に流入させることにより，多様な情報伝達系を活性化させ，チャネル活性制御以外にも遺伝子発現や構造変化を調節する．

(1) T 型 Ca^{2+} チャネル ($Ca_V3.1$–3.3)

低閾値で活性化し，スパイク発生の閾値に関与する．脱分極が大きいほど不活性化が速くなる一過性の電流を流す．Transient Ca^{2+} チャネルとも呼ばれた．中枢ニューロンの樹状突起に分布している．心臓ではペースメーカー活性に関与している．

(2) L 型 Ca^{2+} チャネル

骨格筋 T 管 ($Ca_V1.1$)，心筋 ($Ca_V1.2$)，神経細胞および内分泌細胞 ($Ca_V1.3$) および網膜細胞 ($Ca_V1.4$) に分布している高閾値 Ca^{2+} チャネルで，不活性化が遅いため，開口時間が長く long-lasting Ca^{2+} チャネルとも呼ばれる．ペプチド等の分泌，Ca^{2+} シグナリング，構造変化，遺伝子転写制御等の機能に広く関与している．ジヒドロピリジン DHP により阻害される．プロテインキナー

Ca²⁺ チャネル

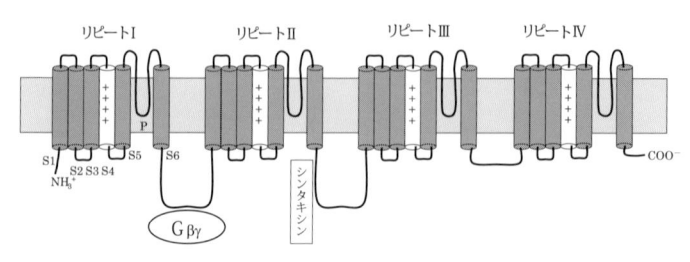

図 4.6 電位依存性 Ca^{2+} チャネル

N 型 Ca^{2+} チャネル (Ca$_V$2.2)α サブユニットの模式図：6 回膜貫通領域からなる単位が 4 回繰り返されている．各単位の P 領域がポアとイオン選択性フィルターを形成し，S4 は電位センサーとして機能する．リピート I と II の間のリンカー部分は 3 量体 G タンパク質による調節を受ける．リピート II と III の間のリンカー部分は Q-SNARE タンパク質シンタキシンに結合する．

ゼ A によりリン酸化されると L 型チャネルの開口確率は上昇する．

 (3) P/Q 型 Ca^{2+} チャネル (Ca$_V$2.1)

小脳プルキンエ細胞樹状突起に多く分布していることから P 型と名づけられた．シナプス前末端部にも存在し，シナプス小胞の Ca^{2+} 依存性開口放出に N 型 Ca^{2+} チャネルと並び，関与している．ω-agatoxin IVA に対し，P 型は高感受性を示し，Q 型は低感受性を示す．細胞膜 SNARE タンパク質であるシンタキシンと細胞内（リピート II と III の間のリンカー部）で結合する（図 4.6）．また 3 量体 G タンパク質による調節を受け，Gβγ はリピート I と II の間のリンカー部に結合しチャネル活性を抑制する．

 (4) N 型 Ca^{2+} チャネル (Cav2.2)

中枢神経系，末梢神経系に広く分布し，P/Q 型と同様に軸索末端のシナプス前部において神経伝達物質の放出に関与している．シンタキシンとの結合部位をもち（図 4.6），ω-conotoxin GIVA によって阻害される．3 量体 G タンパク質による調節を受け Gβγ はリピート I と II の間のリンカー部に結合しチャネル活性を抑制する．

 (5) R 型 Ca^{2+} チャネル (Ca$_V$2.3)

クモ毒 SNX-482 で特異的に阻害される．神経因性疼痛や下垂体後葉からのオキシトシン分泌に関与する．海馬神経細胞樹状突起におけるこのチャネルの調節障害がてんかんの要因となる可能性がある．

(d) 今後の課題

Na^+ チャネルは軸索初節に, Ca^{2+} チャネルは軸索末端アクティブゾーン, 樹状突起スパイン等, 機能的に重要な位置に高密度に存在し, スパイク発生, シナプス小胞の Ca^{2+} 依存性放出等の機能を効率よく果たしている. 電位依存性イオンチャネルの細胞内局在, 安定化と発現調節の分子機構解明は今後の重要な課題である（コラム 1）.

> **コラム 1　軸索初節における電位依存性 Na^+ チャネルの集積**
>
> 中枢ニューロンにおいて, 活動電位は軸索初節 (Initial segment: IS) で発生する（図 4.20）. この部域には電位依存性 Na^+ チャネルが集積し, スパイク発射の閾値が低くなっている. トリの聴覚系において, 両耳性時間差検出ニューロンでは高音, 中音に応答するニューロンと低音に応答するニューロンでは Na^+ チャネル集積領域の分布に違いがあり, この違いは各音域における両耳性時間差検出の感受性を向上させている (Kuba et al., 2006). このような Na^+ チャネルの集積にはどのような分子が関与しているのだろうか？　海馬培養神経細胞において, 金コロイド粒子等を用い 1 粒子の運動軌跡を解析したところ, 軸索初節ではリン脂質, Na^+ チャネルの側方拡散が著しく制限されていた. 拡散バリアの形成には F-アクチンが関与している (Nakada et al., 2003).

4.1.2　神経伝達物質の放出

(a) 電気シナプスと化学シナプス

Cajal は神経組織においても神経細胞同士の細胞膜と細胞膜は離れていて融合していない, というニューロン説を提唱し, この説は電子顕微鏡観察によって確かめられた (2.1 節参照). 軸索と他のニューロンの樹状突起, あるいは細胞体との接点をシナプスと呼ぶ. ギリシア語で「共に握る」という意味で, Sherrington が命名した. 一部のニューロン間はギャップ結合によってつながっており, イオンや低分子化合物が互いに通過する（図 4.7）. これを電気シナプスと呼び, 海馬抑制性細胞間, 下オリーブ核神経細胞間等の限られた細胞間に存在し, 同期的な神経活動に寄与している. 電気シナプスは時間遅れがなく, 伝達の信頼度も大きい. しかし中枢シナプスの圧倒的多数は化学シナプスである. 化学シナプスによる時間遅れは約 0.5 ms であり, 伝達物質の放出確率も通常小さい (0.1 以下) と考えられている. なぜ, 時間もかかり, 信頼度も低い化学シ

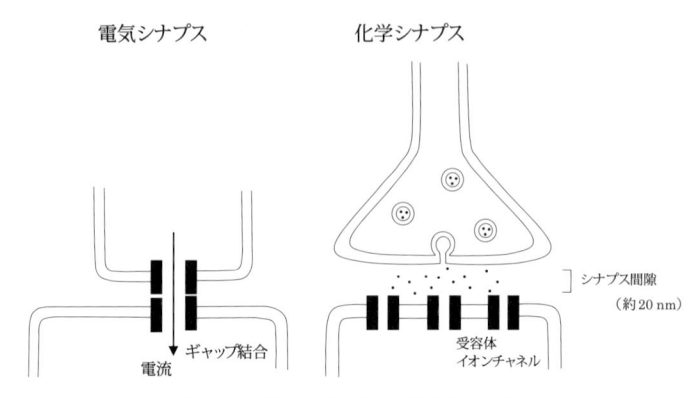

図 4.7 電気シナプスと化学シナプス
神経細胞間のシナプスには電気シナプスと化学シナプスがある．電気シナプスはギャップ結合によって形成される．電気シナプスはシナプスでの時間遅れがなく，伝達信頼度も高いが存在は稀である．

ナプスが中枢シナプスの大多数を占めているのだろうか？ 情動や意識，睡眠の制御に関係するシナプス修飾，また学習や教育に重要なシナプス可塑性は化学シナプスで発達している．中枢神経系の神経回路網を環境に対して適応的に制御するうえで，可塑性や修飾を受けやすい化学シナプスの方が進化に有利にはたらいたのであろう．

化学伝達の概念は Loewi によって示された．彼は 2 つのカエル摘出心臓標本を用いて，第 1 の心臓の迷走神経を刺激したときの灌流液が，第 2 の心臓の心拍をも抑制することを示し，この物質はアセチルコリン (ACh) と同定された (1936 年ノーベル生理学・医学賞)．ACh は運動神経末端からも放出される．その後，抑制性神経伝達物質として γ-アミノ酪酸 (GABA) が同定された．あるシナプスの神経伝達物質として物質 X が同定される基準として，①物質 X がシナプスに存在（生合成経路，蓄積）する，②シナプス前末端から物質 X が放出される，③物質 X に対する受容体が存在し，X の作用メカニズムとシナプス伝達のメカニズム，阻害剤が同じである，④物質 X をシナプス近傍から除去するメカニズム（分解，再取り込み）が備わっている，等の基準が設けられた．

(b) 伝達物質放出と Ca^{2+}

Katz らは神経筋標本を用いて運動神経終末からの ACh 放出メカニズムを研究し，神経伝達物質放出の基本を明らかにした（1970 年，ノーベル生理学・医学賞）(Katz, 1969)．神経終末から放出される ACh によって生じる筋細胞の電

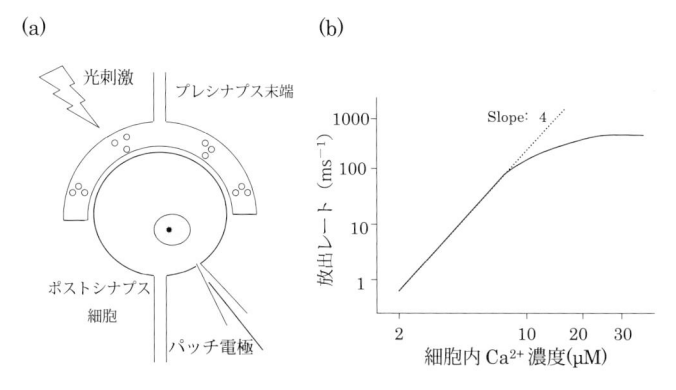

4.1 神経興奮とシナプス伝達の分子メカニズム

図 4.8 Held のカリックスシナプスと Ca^{2+} 依存性放出
(a) 哺乳類聴覚系中継核（台形体背側部）にある Held のカリックスと呼ばれる巨大シナプス前末端部にケージド Ca をロードし，光刺激によって Ca^{2+} をアンケージングする．このときの伝達物質の放出をシナプス後細胞よりパッチクランプ法で記録する．(b) 細胞内 Ca^{2+} 濃度と放出レートの関係の両対数プロット．2–$8\,\mu M$ の範囲で単位時間あたりの小胞の開口放出レートは細胞内 Ca^{2+} 濃度の約 4 乗に比例する．

位変化（終板電位: endoplate potential: e.p.p.）を記録することにより，ACh 放出に Ca^{2+} 流入が必要であることを発見した．Ca^{2+} 流入後，伝達物質が放出されるまでの時間は大変短く $0.2\,ms$ と推定されている．細胞内 Ca^{2+} 濃度と放出の関係は哺乳類聴覚系の中枢シナプス（Held のカリックスシナプス：Calyx of Held synapses）において，ケージド Ca のアンケージングにより調べられた（図 4.8(a)）．このシナプスでは 2–$8\,\mu M$ の範囲で，小胞の開口放出は細胞内 Ca^{2+} 濃度の約 4 乗に比例し，1 小胞の開口放出に 4 個前後の Ca^{2+} が必要であることが示唆された（図 4.8(b)）．また $10\,\mu M$ 程度の細胞内 Ca^{2+} 濃度が活動電位と同程度の開口放出を引き起こし，これ以上の Ca^{2+} 濃度では開口放出は飽和した (Schneggenburger & Nehr, 2005)．

シナプス小胞の開口放出に必要な Ca^{2+} は，シナプス前末端部の電位依存性 Ca^{2+} チャネル（P/Q 型（$Ca_V 2.1$），および N 型（$Ca_V 2.2$））を通って流入する．P/Q 型および N 型 Ca^{2+} チャネルは細胞質側にシンタキシンとの結合ドメインをもつ（図 4.6）．シンタキシンは細胞膜に存在する SNARE タンパク質であり，シナプス小胞膜の VAMP（図 4.13）と結合し，P/Q 型あるいは N 型 Ca^{2+} チャネルの近傍に小胞をドックするとともに膜融合を生じさせる．Ca^{2+} チャネル開口により，開口放出マシナリー近傍（数十 nm 以下）のナノドメインで

は Ca^{2+} 濃度が約 $10\,\mu M$ に上昇する．シンタキシンを介して，P/Q 型，N 型 Ca^{2+} チャネルのごく近傍にシナプス小胞が配置されていることが，Ca^{2+} 流入から開口放出までの潜時がきわめて短い (0.2 nm) 理由と考えられる．さらに P/Q 型，N 型チャネルは代謝型グルタミン酸受容体 mGluR2，カンナビノイド受容体 CB1 等を介して 3 量体 G タンパク質 ($G_{i/o}$) による抑制作用を受け（図 4.18)，神経伝達物質放出が抑制される．

(c) 量子的放出とシナプス小胞 (Synaptic vesicle)

Katz らは神経筋接合部において，Ca^{2+} 濃度を下げ，伝達物質放出確率を低下させると，終板電位 e.p.p. にとびとびの値の振幅変動がみられ，この振幅はある単位量の整数倍になることを見いだした (Katz, 1969)．多数 (N) 回，神経刺激したときの応答において，単位応答が n_1 回，2 倍振幅の応答が n_2 回，$\cdots x$ 倍振幅の応答が n_x 回観察されたすると，x 倍振幅の応答が記録される確率 p_x は

$$p_x = \frac{n_x}{N} = \frac{m^x}{x!}e^{-m} \tag{4.4}$$

（ただし，m：平均振幅を単位振幅で正規化した値（量子コンテント））というポワソン分布に従うことが見いだされた．ポアソン分布は，確率の小さな独立した離散的事象の確率分布を与える（図 4.9 (a)）．たとえば，タイル張りの床に同じ大きさの砂粒を少量，均等に撒き散らし，砂が 1 粒，2 粒，x 粒載っているタイルの枚数を数えた場合，それぞれの枚数の確率密度分布はポアソン分布に従う．テトロドトキシンの投与により Na^+ チャネルを阻害した場合，ランダムな時間間隔でほぼ一定の振幅，あるいはその倍の振幅の電位変化が記録された（図 4.9 (b)）．Katz らはこれを微小終板電位 (miniature endoplate potential: m.e.p.p.) と名づけ，ACh の最小単位の放出と考えた．最小単位の振幅を量子サイズ (quantal size, q) と呼ぶ．平均振幅を量子サイズで正規化した値を量子コンテント (quantal content, m) と呼び，インパルスあたりの平均放出量子数に対応する．また，N 回の刺激のうち，応答がみられなかった確率（欠損確率）は

$$p_0 = \frac{m^0}{0!}e^{-m} = e^{-m} \tag{4.5}$$

となり，実測した欠損確率から m を求めることができる．このような ACh の量子的放出から，Katz らは ACh が量子的に放出されると推論した．これは電

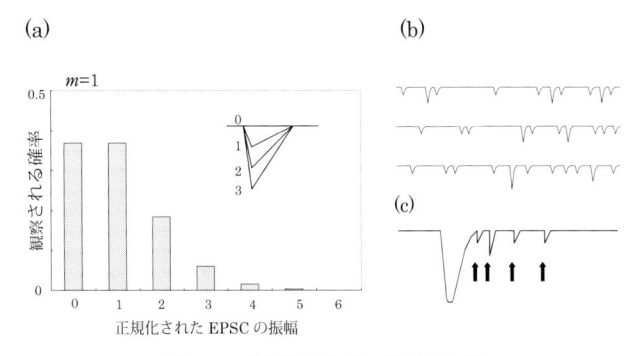

図 4.9 神経伝達物質の量子的放出

(a) 放出確率が低い状態ではシナプス電流の振幅はとびとびの値をとり，最小レベルの整数倍となる．各ステップの生起確率はポアソン分布に従う．(b) 自発的シナプス電流（模式図）．TTX 存在下，ランダムな間隔で発生するミニアチュア EPSC(IPSC)．(c) 誘発性シナプス電流に続く非同期的シナプス電流（矢印）．

子顕微鏡により「シナプス小胞」が発見される以前のことである．開口放出に伴う Ω 型の膜構造が電子顕微鏡観察で見いだされ，小胞仮説は支持された．また，小胞仮説に従えば細胞膜表面積が小胞開口放出により，増加するはずである．膜容量の測定から，分泌細胞，網膜双極細胞，Held のカリックスシナプス (Yamashita et al., 2005) 等において，エクソサイトーシスに伴う膜容量の増加とエンドサイトーシスに伴う膜容量の回復が観察された．

(d) 中枢神経細胞における量子解析

中枢シナプスにおいて，シナプス可塑性や遺伝子改変動物でのシナプス伝達の変化がプレシナプスに起因するのか，ポストシナプスに起因するのか，判別する必要が生じる．しかし EPSC（excitatory postsynaptic current: 興奮性シナプス電流）は樹状突起スパイン上で発生し，細胞体で記録する場合，ケーブル的フィルタリングを受け量子解析が困難なことが多いが，ケーブル的フィルタリングが無視できる場合，量子解析法とペアドパルス解析，変動分析法，競合阻害法等とを組み合わせることで，変化がプレシナプス，ポストシナプスどちらに起因するか，についての情報を得ることができる．中枢神経細胞では，通常，1つのニューロンに多くのシナプス入力があり，TTX 投与下で測定する mini シナプス電流がどのシナプス前末端の放出に由来するのか，特定できない．神経刺激によって誘発されたシナプスにおける量子解析をするためには，非同期放出 (asynchronous release) によるシナプス電流の解析が用いられる（図 4.9 (c))

表 4.2 神経伝達物質，修飾物質と候補物質

神経伝達物質 （候補物質）	略号	小胞への輸送体（トランスポーター）	除去
（アミノ酸）			
アセチルコリン	ACh	小胞 ACh 輸送体	コリンエステラーゼ
グルタミン酸	Glu	小胞 Glu 酸輸送体	Glu 酸輸送体 (GLAST, GLT, EAAT4)
γ-アミノ酪酸	GABA	小胞 GABA 輸送体	GABA 輸送体
グリシン	Gly	小胞 GABA 輸送体	Gly 輸送体 (GLYT)
（アミン）			
ノルアドレナリン	NA(NE)	小胞モノアミン輸送体	ノルエピネフリン輸送体 (NET)
ドーパミン	DA	小胞モノアミン輸送体	DA 輸送体 (DAT)
セロトニン	5-HT	小胞モノアミン輸送体	セロトニン輸送体
ヒスタミン	Histamin	小胞モノアミン輸送体	
（ペプチド）			
P 物質	SP		
オピオイドペプチド	met-,leu-enk β-end,dyn		
オレキシン Orexin			
（その他）			
ATP, アデノシン代謝産物	ATP atc		
一酸化窒素	NO	非小胞性放出（ガス）	
エンドカナビノイド	Anandamide	非小胞性放出（脂質）	
	2-AG	非小胞性放出	

(Yamaguchi et al., 2002; Hama et al., 2004). 非同期放出は同期的放出と同じ放出サイトからシナプス小胞が遅れて放出されることにより生じる.

(e) シナプス小胞と神経伝達物質

1つのニューロンが合成，放出する神経伝達物質，修飾物質は1種類ではないと今日考えられている．しかし，1つのニューロンのシナプス小胞には，興奮性アミノ酸，抑制性アミノ酸，あるいは ACh 等のうち，1種類の神経伝達物質が充填されている（ATP は例外）．近年，小胞膜に存在する伝達物質トランスポーターの性質が明らかになった（表4.2, 図4.10, 4.11）．シナプス小胞膜のトランスポーターは H^+ の濃度勾配を利用して，グルタミン酸，GABA, Gly, アミン等を小胞内に輸送する．アミン類（ノルアドレナリン，ドーパミ

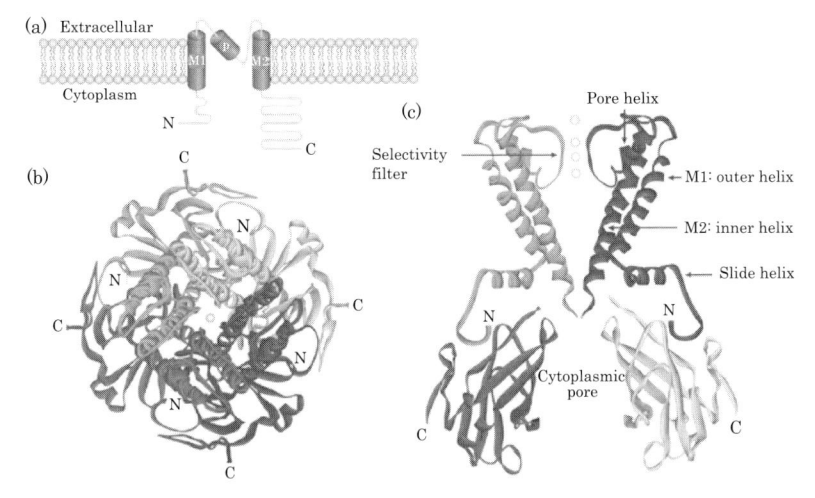

図 4.10 K^+ チャネル (Bichet et al., 2003)（カバー袖に再掲）
(a) K_{ir} チャネルサブユニットの模式図．1 つのサブユニットは 2 つの膜貫通領域（M1，M2），ポア形成領域，N 末側および C 末側細胞内ドメインをもっている．(b) 細胞外から眺めた K_{ir}BAC1.1 の 4 量体構造．赤，緑，黄，青の単量体からなる．中心に K^+（白丸）の通り道を示す．(c) K_{ir}BAC1.1 チャネルの断面図．4 つの K^+（白丸）がイオン選択性フィルター内に示されている．

ン，セロトニン，ヒスタミン等），ペプチドはシナプス小胞ではなく有芯顆粒に含まれる．ペプチドは分泌タンパク質と同様に ER-ゴルジを経て分泌顆粒となり，軸索を速い軸索輸送により輸送され，軸索末端より分泌される．ペプチドと GABA は同じ細胞に共存するが放出様式は異なり，ペプチドの放出には反復刺激が必要である．

(1) アセチルコリン (ACh)

コリンとアセチル CoA からコリンアセチルトランスフェラーゼ (choline acetyl transferase: ChAT) によって合成される．小胞アセチルコリントランスポーターによりシナプス小胞に充填される．運動神経細胞，迷走神経，副交感神経節後線維，内側中隔，前脳基底部マイナート核等に存在する．アセチルコリンエステラーゼにより，コリンと酢酸に分解される．

(2) グルタミン酸 (Glu)

中枢神経系の速い興奮性シナプス伝達を媒介する主要な興奮性神経伝達物質である．小胞グルタミン酸トランスポーター VGLUT1, 2 によりシナプス小胞に充填される．グリア，および神経細胞のグルタミン酸トランスポーター

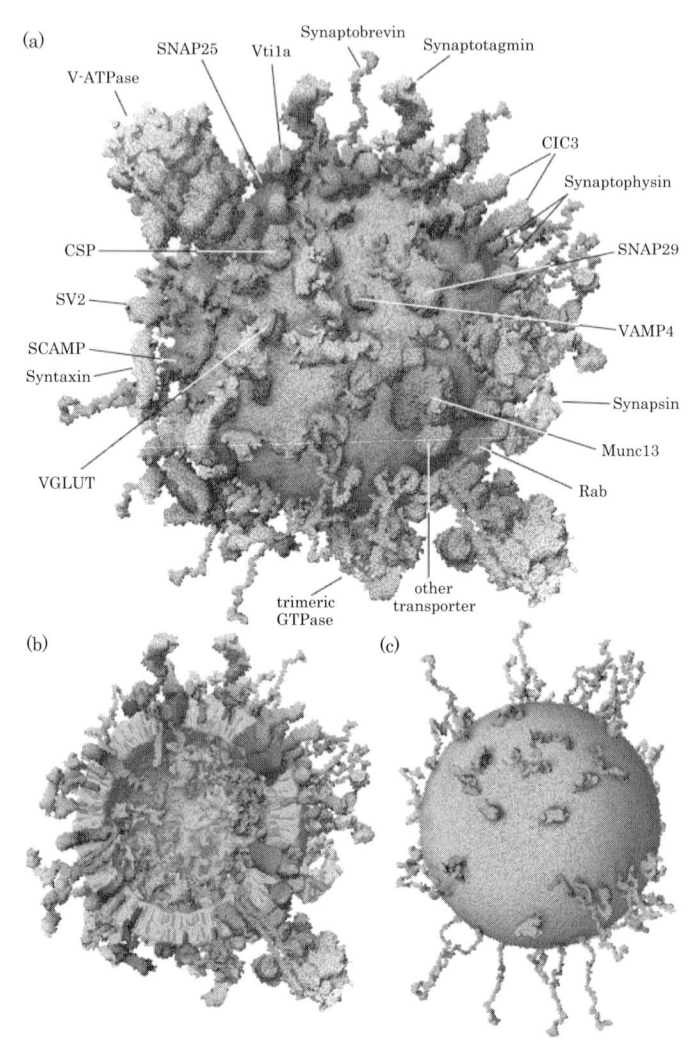

図 4.11 電気シナプスと化学シナプス (Takamori et al., 2006) (カバー袖に再掲)
平均的シナプス小胞の分子モデル. (a) シナプス小胞の外観. (b) シナプス小胞の断面図. (c) シナプトブレビン/VAMP2 のみを示したところ. シナプトブレビン/VAMP は小胞タンパク質としては最も多く存在する.

(GLAST, GLT, EAAT4) により細胞内に吸収される.

(3) γ-アミノ酪酸 (GABA)

中枢神経系の速い抑制性シナプス伝達を媒介する主要な抑制性アミノ酸であ

り，グルタミン酸が glutamate decarboxylase, GAD65/67 のはたらきにより，脱炭酸され合成される．小胞 GABA トランスポーター (VGAT) によりシナプス小胞に充填される．GABA トランスポーターにより細胞内に吸収される．

(4) グリシン (Gly)

Gly は速い抑制性シナプス伝達を媒介する抑制性アミノ酸として，脳幹，脊髄の一部の抑制性ニューロンから放出される．VGAT によりシナプス小胞に充填される．グリシントランスポーター GLYT により吸収される．

(5) ノルアドレナリン (NA)

チロシンよりドーパミンを経て dopamine β-hydroxylase により合成される．合成の最終ステップは小胞モノアミントランスポーター (VMAT) により顆粒に充填された後，有芯顆粒の中で行われる．交感神経節後線維，青斑核神経細胞は NA を伝達物質としている．青斑核のノルアドレナリン性ニューロンは広い範囲に線維を投射している．覚醒，不安，意欲等に関与する．ノルアドレナリン（ノルエピネフリン）トランスポーター (NET) により，再吸収される．

(6) ドーパミン (DA)

チロシンよりドーパを経て dopadecarboxylase により合成される．小胞モノアミントランスポーターにより有芯顆粒に充填される．DA 産生神経細胞は黒質，腹側被蓋野に存在する．黒質から線条体に投射するドーパミン系の機能低下はパーキンソン病をきたし，L-DOPA 投与で症状が改善する．L-DOPA 療法を発見した Carlson はノーベル生理学・医学賞 (2000 年) を受賞した．中脳辺縁系ドーパミン系は報酬に関与しているが，過剰活動は幻聴，妄想等を来し，DA 受容体阻害剤は統合失調症の治療に用いられる．ドーパミントランスポーター DAT により吸収される．

(7) セロトニン (5-HT)

必須アミノ酸であるトリプトファンの水酸化と脱炭酸によって合成され，小胞モノアミントランスポーターにより有芯顆粒に充填される．背側縫線核のセロトニン性ニューロンは広範囲に神経線維を投射する．睡眠，情動，運動などに広く関与している．セロトニントランスポーターによって吸収される．選択的セロトニン再取り込み阻害剤 SSRI はうつ病やパニック症候群の治療薬として用いられる．

(8) ヒスタミン

ヒスチジンの脱炭酸により合成され，小胞モノアミントランスポーターにより有芯顆粒に充填される．ヒスタミンは自律系機能の調節等に関与している．視床下部結節乳頭核のヒスタミン性ニューロンは広範囲に神経線維を投射する．

(9) P物質 (Substance P)

アミノ酸残基11個からなるポリペプチドでタキキニン類の1つである．C線維を有する一次求心性ニューロンに発現する．痛覚系神経伝達に関与している．

(10) オピオイドペプチド

オピエート受容体のリガンドであるペプチドである．エンケファリン，βエンドルフィン，ダイノルフィン等，多種類のペプチドが同定されている．鎮痛系作用等に関与している．

(11) オレキシン

オレキシン受容体のリガンドとして近年同定されたペプチドである．オレキシンA（33アミノ酸）とオレキシンB（28アミノ酸）があり，視床下部外側野の神経細胞で産生される．オレキシン産生細胞の軸索は広い範囲に投射し，覚醒，摂食調節等に関与している．

(12) アデノシン代謝産物

シナプス小胞にはATPが含まれており，ACh, Glu, GABA等の神経伝達物質と共に開口放出される．ATPはP2X, P2Y等の受容体を活性化するほか，代謝産物はアデノシン受容体を活性化する．

(13) 一酸化窒素 (NO)

NMDA受容体等から流入したCa^{2+}は一酸化窒素合成酵素を活性化させる．NOはガス状物質で細胞膜を透過する．シナプス前末端に作用する逆行性伝達物質の一種で，グアニル酸シクラーゼ，NSF(*N*-ethylmaleimide sensitive factor)等に作用する．半減期は数秒である．

(14) エンドカンナビノイド (eCBs)

マリファナの作用点であるカンナビノイド受容体の内在性リガンド候補には2-arachidonoylglycerol(2-AG)，アナンダミドがある．エンドカンナビノイドは後シナプス細胞でCa^{2+}濃度依存的に産生され，細胞外に拡散しシナプス前末端部のカンナビノイド受容体CB1を活性化する．この受容体は$G_{i/o}$と共役

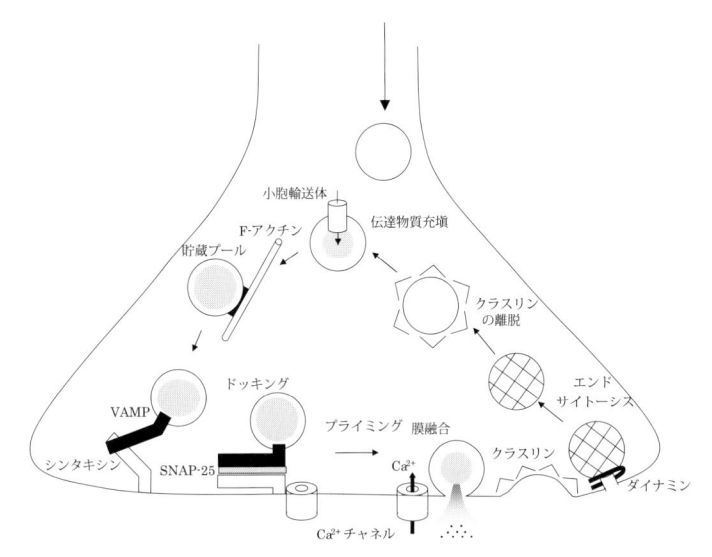

図 4.12 シナプス小胞のリサイクリング

貯蔵プールを離れたシナプス小胞はシナプス前膜アクティブゾーン近くにドッキングされ，放出の準備過程（プライミング）を経る．活動電位に伴う Ca^{2+} 流入によって SNARE 依存性の膜融合が生じ，神経伝達物質は開口放出される．次いでクラスリンにより陥入した膜はダイナミンの作用によってくびり切られ，エンドサイトーシスが生じる．クラスリン被覆の離脱後，神経伝達物質を充填された小胞は再利用される．

し Ca^{2+} チャネルの抑制，K^+ チャネルの活性化等を結果し神経伝達物質の開口放出を抑制する．

(f) シナプス開口放出の分子メカニズム（図 4.12；Südhof, 2004）

(1) 貯蔵プール

シナプス小胞は，はじめ細胞体の ER から産生され，軸索輸送により軸索末端部に輸送され，末端部でリサイクリングされる．軸索末端部において，アクチン細胞骨格系に膜タンパク質シナプシン I を介して結合しているシナプス小胞は"貯蔵プール"にある状態で，活動電位によってただちに放出されるわけではない．Ca^{2+}-カルモデュリン依存性キナーゼ II(CaMK II) によるシナプシンの燐酸化によりシナプス小胞は細胞骨格系から遊離する．

(2) ドッキング (Docking)

自由になったシナプス小胞はシナプス前膜アクティブゾーン近傍でピッコロ，バスーン，CAST 等のタンパク質に結合する．小胞膜タンパク質 VAMP とシ

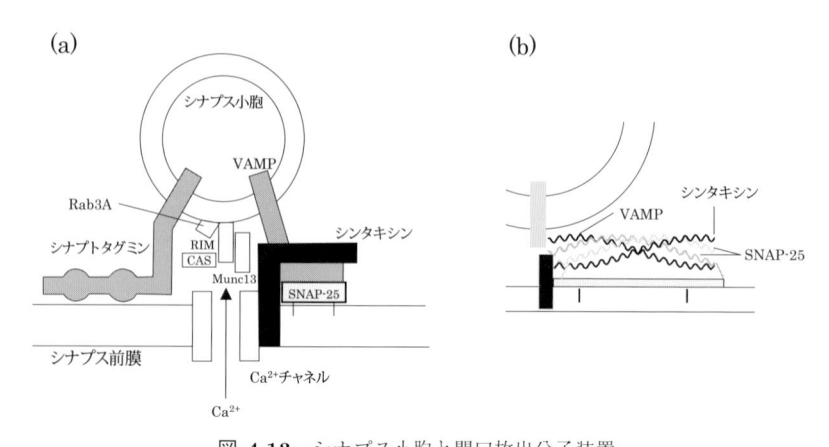

図 4.13 シナプス小胞と開口放出分子装置
(a) シナプス小胞と開口放出分子マシナリー．(b) SNARE コアコンプレックスの形成（本文参照）．

ナプス前膜に存在するシンタキシン，SNAP-25 が絡み合い，小胞を放出マシナリーにドックする（図 4.13(a)）．VAMP とシンタキシン，SNAP-25 の 3 者はエクソサイトーシスにきわめて重要な役割を演じており，3 者の結合した複合体をスネア (SNARE) コアコンプレックスと呼ぶ (Jahn & Scheller, 2006)．SNARE とは可溶性 NSF(*N*-ethylmaleimide sensitive factor) 結合タンパク質 (soluble NSF-attachment proteins: SNAP) の受容体 (SNAP Receptors) という意味で，小胞 SNARE とアクセプター SNARE に分けられる．3 つのタンパク質からの 4 つのコイルドコイルの SNARE モチーフが絡み合い相互作用する（図 4.13(b)）．このとき，中央付近では小胞 SNARE(VAMP2) はアルギニン残基 (R) を，アクセプター SNARE(syntaxin, SNAP-25) はグルタミン残基 (Q) を内に向かって配置させることから，小胞 SNARE を R-SNARE，アクセプター SNARE を Q-SNARE と呼ぶ．SNAP-25 の中央部はパルミチル化によりシナプス前膜に結合しているが，N 末端側および C 末端側それぞれに SNARE モチーフをもっている．ドックされ，放出準備状態にある小胞プールを放出可能プール (readily releasable pool: RRP) と呼ぶ．シンタキシン 1 は P/Q 型，N 型 Ca^{2+} チャネルとも結合する．

(3) プライミング (Priming)

ドッキング後，膜融合にいたるまでの準備過程をプライミングと呼ぶ．この

過程には Munc-13, RIM 等が関与している（図 4.13 (a)）. RIM1 は Ca^{2+} 結合ドメイン（C_2 ドメイン）を 2 つもつ. プライミングも Ca^{2+} 依存性の過程であり，プライミングの障害は放出確率の低下を生じる.

(4) 膜融合

VAMP(R-SNARE), シンタキシン 1(Qa-SNARE), SNAP-25(Qb-SNARE, Qc-SNARE) の 4 本の coiled-coil SNARE モチーフからなるコンプレックスの結合力は大変強い (Jahn & Scheller, 2006). 絡み合うことで自由エネルギーを放出し，きわめて安定な SNARE コアコンプレックスを形成することにより，ジッパーを閉じるように小胞膜はシナプス前膜に近づけられ，最終的に膜融合が生じる. 膜融合はコンプレキシン等により Ca^{2+} 流入まで阻止されている. Ca^{2+} チャネルの開口により Ca^{2+} が流入し，阻止機構が解除され，小胞膜は 0.2 nm 以内にシナプス前膜と融合する. ボツリヌス毒素 (BoNT)A-E は神経細胞内に取り込まれ，これらの SNARE タンパク質を特異的に消化し，シナプス開口放出を阻害する. BoNT/A, C, E は SNAP-25 を，BoNT/B, D, F, G および破傷風毒素は VAMP を，BoNT/C はシンタキシンを分解する.

(5) シナプス開口放出における Ca^{2+} センサー

速いエクソサイトーシスの Ca^{2+} センサー候補として小胞膜タンパク質シナプトタグミンが挙げられる. シナプトタグミンは SNARE コンプレックスに結合するほか，2 ヵ所の Ca^{2+} 結合部位（C_2 ドメイン）をもつ. C_2 ドメインは Ca^{2+} 依存性にリン脂質と結合し，シナプス前膜に結合する. このメカニカルストレスにより膜は不安定化し，膜融合が生じる. シナプトタグミン 1 の遺伝子ノックアウト動物では刺激に同期した伝達物質放出が著しく減少していた (Xu et al., 2007).

(6) NSF による SNARE コアコンプレックスの解離

シナプス小胞のエクソサイトーシス後，膜は細胞内に陥入し，切り離されふたたび小胞となりリサイクルされる. この過程で安定な SNARE コアコンプレックスを解離させる必要が生じる. Mg^{2+}-ATPase である NSF は α-SNAP を介して SNARE コアコンプレックスに結合し，ATP の加水分解によるエネルギーを用いて，コアコンプレックスを VAMP, シンタキシン, SNAP-25 に解離する.

(7) エンドサイトーシス

シナプス小胞膜はエクソサイトーシス後，シナプス前膜からエンドサイトーシスによって細胞内に回収される (Slepnev & De Camilli, 2000). まずアダプター結合タンパク質 AP-2 を介してクラスリン (clathrin) が結合し，カゴ状の被覆ピットを形成し，膜を内側に陥入させる（図4.12）．GTPase であるダイナミンが，GTP の加水分解により陥入部をくびり切り小胞をシナプス前膜から切り離す．クラスリンに覆われた小胞は，オーキシリン (auxilin) と HSC70 によるシャペロン効果により ATP 依存的に脱被覆される．小胞はエンドソームを経由して再利用される場合とただちに伝達物質を充填されリサイクルされる場合がある．

(g) 今後の課題

サブミリ秒で作動するプレシナプス開口放出マシナリーの適当な再構成実験系がないため，プライミング等，素過程の実態解明が難しい．適当な再構成系の開発が望まれる．一方，プレシナプス末端は Ca^{2+} チャネル，受容体等の分布パターンにおいて多様性を示し，さらに逆行性メッセンジャーの局所作用もあり，同じ神経細胞の軸索末端でも部域ごとに異なる放出調節を受けている．放出調節機構の多様性の理解も重要である．精神疾患と伝達物質放出調節障害等，社会的に重要な課題もあり，放出調節分子機構の解明は魅力的な課題に満ちているといえよう．

4.1.3 シナプスにおける受容体とその機能

(a) シナプス後電位

シナプス前末端部より開口放出された神経伝達物質は，シナプス間隙を拡散しシナプス後膜に到達する．シナプス後部にはそれぞれの神経伝達物質に対応する特異的受容体が存在する．神経伝達物質の受容体にはイオンチャネル型受容体（図4.14, 4.15）と代謝型受容体が存在する（図4.16–4.19）．イオンチャネル型受容体 (ligand-gated ion channel: LGIC) では伝達物質の結合により立体構造の変化が生じイオンチャネルが開口し，ポストシナプス電位 (post-synaptic potential: PSP) が生じる．一方，代謝型受容体は 7 回膜貫通型の GTP 結合タンパク質共役受容体 (GPCR) に属し，共役している 3 量体 G タンパク質の活性調節を介して間接的にイオンチャネルの開閉を調節する（図4.15）．活性化する

表 4.3 イオンチャネル型受容体（リガンド依存性イオンチャネル LDIC）

神経伝達物質	受容体	略号	イオン透過性	生理機能
アセチルコリン	ニコチニック受容体	nAChR	Na^+, K^+, Ca^{2+}	興奮性
グルタミン酸	AMPA 受容体	GluR1–4	Na^+, K^+, (Ca^{2+})	興奮性
	カイニン酸受容体	GluR5–4, KA1, 2	Na^+, K^+, (Ca^{2+})	興奮性
	NMDA 受容体	NR1, NR2A-D	Na^+, K^+, Ca^{2+}	興奮性
GABA	$GABA_A$ 受容体	$GABA_AR$	Cl^-	抑制性
グリシン	Gly 受容体	GlyR	Cl^-	抑制性
セロトニン	$5\text{-}HT_3$ 受容体	$5\text{-}HT_3$	Na^+, K^+	興奮性
ATP	P2X 受容体	P2X	Na^+, K^+	興奮性

イオンチャネルのイオン選択性により，膜電位が脱分極方向に変化する興奮性シナプス電位 (EPSP) と過分極方向に変化する抑制性シナプス電位 (inhibitory postsynaptic potential: IPSP) がある．

(b) イオンチャネル型受容体——興奮性シナプス電位

神経伝達物質によりイオンチャネル型受容体が活性化するとイオンチャネルが開口する（表 4.3）．グルタミン酸受容体 (AMPA 型，カイニン酸型，NMDA 型)，アセチルコリン受容体（ニコチニック），セロトニン受容体 ($5\text{-}HT_3$) 等のイオンチャネル型受容体の活性化により，Na^+，K^+ 等に選択的透過性を示すイオンチャネルが開口し，脱分極性の膜電位変化が生じる．これを EPSP と呼ぶ．EPSP が閾値を超えることで活動電位が発生する．AMPA 型 Glu 受容体やニコチニック ACh 受容体の活性化による EPSP の場合，人為的にシナプス後細胞の膜電位を変化させると，0 mV よりマイナス側の膜電位では EPSP はプラス側に変化し，0 mV よりプラス側では逆に EPSP はマイナス側に変化する．すなわち EPSP は 0 mV 付近を反転電位としている．反転電位，各イオンの細胞内外濃度から各イオンに対する透過性の相対比を，ゴールドマン–ホジキン–カッツ (Goldman-Hodgkin-Katz: GHK) の式から求めることができる．

$$V = \frac{RT}{F} \ln \frac{P_K[K^+]_o + P_{Na}[Na^+]_o + P_{Cl}[Cl^-]_i}{P_K[K^+]_i + P_{Na}[Na^+]_i + P_{Cl}[Cl^-]_o} \tag{4.6}$$

（ただし，P_K：K^+ 透過性，P_{Na}：Na^+ 透過性，P_{Cl}：Cl^- 透過性）

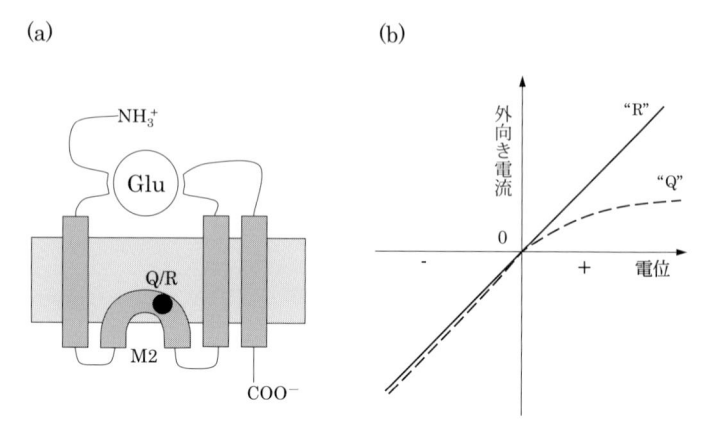

図 4.14 AMPA 型グルタミン酸受容体
(a) AMPA 型グルタミン酸受容体分子の模式図. (b) 編集型 GluR2 を含む AMPA 受容体の電圧電流関係 ("R") とこれを含まない受容体の電圧電流関係 ("Q").

(1) AMPA 型 Glu 受容体

哺乳類中枢神経系の速い興奮性シナプス伝達を媒介している主要な受容体である (Bredt & Nicoll, 2003). GluR1–4 の遺伝子からなるサブユニットが 4 つ集まったヘテロテトラマーで受容体イオンチャネルを構成する. 各サブユニットは 3 回膜貫通領域をもち, N 末端部は細胞外に存在し, Glu の結合サイトを形成する (図 4.14). AMPA 受容体のキネティックスは速く, 脱感作も速い. M2 領域 (図 4.14) はイオン選択性に関与する. GluR2 の mRNA は転写後編集を受け, M2 領域 Q/R サイトのグルタミン Q がアルギニン R に変換される. R に変えられた GluR2 を含む AMPA 受容体は Ca^{2+} 透過性を示さず, 電圧電流関係はリニアーになる. 編集型の GluR2 を含まない AMPA 受容体は, 高い Ca^{2+} 透過性を示し, 細胞内ポリアミンにより外向き電流は阻害されるため, 電圧電流関係に内向き整流性がみられる. GluR2/3 からなる AMPA 受容体は神経活動に依存せず, 構成性にトラフィックされるが, Glu1 を含む AMPA 受容体は長期増強 LTP において, Ca^{2+} 依存的にエクソサイトーシスを介してシナプス膜に挿入される. 一方, 長期抑圧では GluR2 がエンドサイトーシスにより, シナプス膜から除去される.

(2) カイニン酸型 Glu 受容体

GluR5, 6, KA1, 2 からなる Glu 受容体であり, 海馬 CA3 錐体細胞等に発

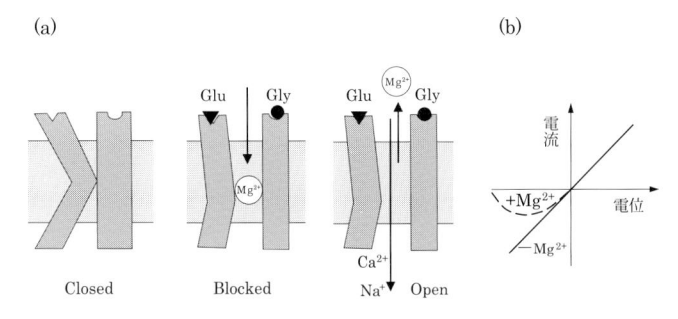

図 4.15 NMDA 型グルタミン酸受容体
(a) Mg^{2+} による NMDA 受容体の電位依存性阻害．(b) Mg^{2+} (1mM) 存在下 ($+Mg^{2+}$) および非存在下 ($-Mg^{2+}$) における電圧電流関係．

現する．脱感作を受けにくく，持続性の応答をする．

(3) NMDA 型 Glu 受容体 (図 4.15)

NR1 と NR2 のサブタイプを含むヘテロテトラマーでチャネルを構成する．NR2 サブユニットには NR2A–NR2D の 4 種類がある．通常の静止膜電位 (-60 から $-70\,\mathrm{mV}$) では Mg^{2+} がポア部分を細胞外からふさいでいるが，脱分極により Mg^{2+} は静電気的に外れ，Na^+，Ca^{2+} が流入する．ある大きさ以上のシナプス入力が同時にあると Mg^{2+} ブロックが外れる．つまり NMDA 受容体は事象の同時発生検出装置 (coincidence detector) のはたらきをもつ．NMDA 受容体から流入した Ca^{2+} は CaMK II の活性化を介してシナプス長期増強に関与する．NMDA 受容体は活性化に Gly を必要とする．APV が特異的阻害剤である．

(4) ニコチニック・アセチルコリン受容体 (nAChR)

4 種のサブユニットからなるヘテロテトラマー ($\alpha_2\beta\gamma\delta$) で，$\alpha$ に ACh 結合部が存在する．1 つのサブユニットは 4 回膜貫通型で N 末端側に ACh 結合部をもつ．Na^+，K^+ に透過性を示す．矢じり毒クラーレにより特異的に阻害される．腹側被蓋野ニューロンの側座核における軸索末端部に分布し DA 放出を促進する．

(5) セロトニン受容体 (5-HT$_3$)

10 種類以上知られているセロトニン受容体のサブタイプの中で，5-HT$_3$ のみがイオンチャネル型受容体である．Na^+ 等の透過性が増加する．嘔吐等の自律系機能に関与している．

(6) ATP受容体 (P2X)

ATP受容体のうち，P2Xはイオンチャネル型受容体である．2回膜貫通領域をもち，陽イオン選択性である．痛覚系神経伝達に関与する．

(c) イオンチャネル型受容体——抑制性シナプス電位

John Ecclesは脊髄運動神経細胞において，初めて過分極方向に変化する抑制性シナプス電位IPSPを記録し，抑制の本質を明らかにした（1962年ノーベル生理学・医学賞）．これにより，EPSPとIPSPの統合によりニューロンの発火が制御され，興奮性シナプスと抑制性シナプスから構成される神経回路網が複雑な脳機能を実現している，という基本的原理が示された．大脳皮質では抑制ニューロンは局所回路ニューロンであるが，小脳皮質では出力細胞であるプルキンエ細胞が抑制性ニューロンである (Ito, 2006)．イオンチャネル型受容体を介するIPSPはGABAもしくはGlyを神経伝達物質とし，Cl^- 透過性の上昇によって生じる．Cl^- の平衡電位は成熟動物の神経細胞で -70 から $-80\,\mathrm{mV}$ 付近であり興奮性シナプス入力による活動電位発生は抑制される．静止電位と Cl^- 平衡電位がほとんど同じ場合，GABA, Glyにより電位変化は生じないが，EPSPによるスパイク発射を抑制する．Cl^- チャネル開口により膜抵抗が減少しているため，EPSPは活動電位を発火できず，興奮は抑制される（シャンティング効果）．哺乳類の幼若期では神経細胞内の Cl^- 濃度が比較的高く，Cl^- の平衡電位は静止膜電位より脱分極側にある．このような場合，$GABA_A$ 受容体等の Cl^- チャネルが開口すると膜電位は脱分極側に変化しEPSPを生じる．

(1) $GABA_A$ 受容体

速い抑制性シナプス伝達に関与する主要なイオンチャネル型受容体で中枢神経系に広く分布する．4回膜貫通型のサブユニットからなるヘテロペンタマー ($\alpha_2\beta_2\gamma$) で Cl^- チャネルを構成する．GABA結合サイトは α サブユニットにあり，ビキュキュリンはGABA結合を阻害し，ピクロトキシンは β サブユニットに結合しポアを阻害する．ベンゾジアゼピン，バルビツレートは $GABA_A$ 受容体に結合しGABAの作用を増強する．$GABA_C$ 受容体も Cl^- を選択的に透過するイオンチャネル型受容体である．

(2) Gly受容体

4回膜貫通型のサブユニットからなるホモペンタマー (α_5) またはヘテロペンタマー ($\alpha_3\beta_2$) で Cl^- チャネルを構成する．脳幹，脊髄ではGlyも抑制性神経

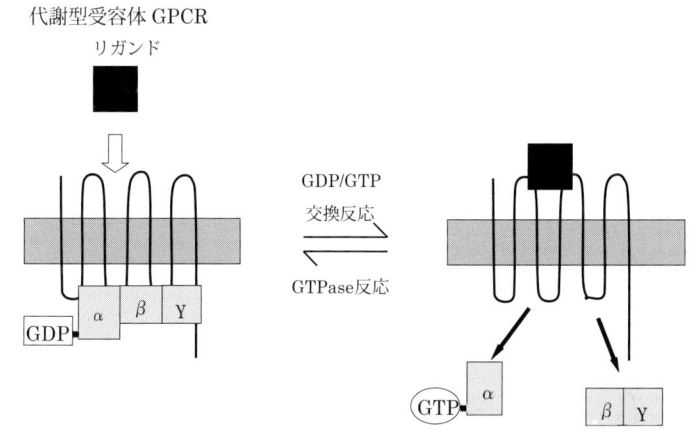

図 4.16 代謝型受容体

リガンドとの結合によって，代謝型受容体（G タンパク質共役受容体 GPCR）は GEF として活性化し共役している 3 量体 G タンパク質の G_α に結合している GDP を GTP に交換する．これにより G タンパク質は受容体から離れ，さらに G_α と $G_{\beta\gamma}$ が解離する．G_α と $G_{\beta\gamma}$ はそれぞれエフェクタータンパク質に結合し，直接，間接にイオンチャネルの活性を調節する．

伝達物質としてはたらいている．ストリキニーネにより抑制される．

(d) 代謝型受容体とシナプス伝達

神経伝達物質受容体のうち，3 量体 GTP 結合タンパク質（G タンパク質）（詳細は 5.1.3 項を参照）と共役してイオンチャネル活動を調節するタイプを代謝型受容体と呼ぶ．G タンパク質共役受容体 (GPCR) に含まれる．神経伝達物質が結合すると，代謝型受容体は GDP-GTP 交換促進因子 GEF としてはたらき，共役している 3 量体 G タンパク質 ($\alpha\beta\gamma$) に結合していた GDP を GTP と交換する．すると G タンパク質は受容体から離れ α サブユニットと $\beta\gamma$ サブユニットに解離する（図 4.16，表 4.4）．この α サブユニットと $\beta\gamma$ サブユニットが直接，あるいは細胞内情報伝達系を介して，イオンチャネルの活性を調節する．代謝型受容体を介する応答の時間経過は，イオンチャネル型受容体を介する応答よりも遅く，スロー EPSP またはスロー IPSP を生じる．プレシナプス末端に代謝型受容体が存在する場合は，神経伝達物質の放出が調節される．受容体と共役する 3 量体 G タンパク質には α サブユニットの違いから，Gs, $G_{i/o}$, $G_{q/11}$ の 3 タイプがある（詳細は 5.1.4 項を参照）．Gs の活性化はアデニリル酸シクラーゼ AC 活性化を介してサイクリック AMP(cAMP) 産生を上

表 4.4 代謝型受容体（G タンパク質共役受容体 GPCR）

アゴニスト	受容体	$G\alpha$ サブタイプ
ACh	$M_{1,3,5}$	q/11
	$M_{2,4}$	i/o
Glu	mGluR1, 5	q/11
	mGluR2–4, 6–8	i/o
GABA	$GABA_B$	i/o
NA	$\alpha_{1A,B,C}$	q/11
	α_{2A-C}	i/o
	$\beta_{1,2}$	s
DA	D1,5	s
	D2–4	i/o
5-HT	$5\text{-}HT_{1A-C}$	i/o
	$5\text{-}HT_{2A-C}$	q/11
	$5\text{-}HT_{4,6,7}$	s
ヒスタミン	H_1	q/11
	H_2	s
	$H_{3,4}$	i/o
ATP	$P2Y_{1,2,4,6}$	q/11
オピオイド	δ, κ, μ	i/o
SP	NK_1	q/11
オレキシン	OX_1	q/11
カンナビノイド	CB1	i/o

昇させ，タンパク質キナーゼ A(PKC) を活性化させる（図 4.17）．$G_{i/o}$ の活性化は AC-cAMP-PKA 系の抑制をもたらす．$G_{i/o}$ の活性化により，$\beta\gamma$ サブユニットにより K^+ チャネル (K_V3) が活性化され，P/Q 型 ($Ca_V2.1$) および N 型 ($Ca_V2.2$)Ca^{2+} チャネルが不活性化される（図 4.18）．$G\alpha_{i/o}$ の活性は百日咳毒素による ADP リボシル化により阻害される．$G_{q/11}$ の活性化はホスホリパーゼ Cβ PLCβ の活性化を介して細胞膜のホスファチジルイノシトール 4,5-二リン酸 (PIP_2) を加水分解し，イノシトール三リン酸 IP_3 とジアシルグリセロール DAG を産生する（図 4.19）．DAG はタンパク質キナーゼ C(PKC) を活性化し，IP_3 は ER 膜の IP_3 受容体に結合し，細胞内 Ca^{2+} ストアからの Ca^{2+} 放出を生じさせる．カンナビノイド受容体 CB1 はプレシナプス末端に存在し，$G_{i/o}$ を介して Ca^{2+} チャネルの抑制，K^+ チャネルの開口を行うことで Ca^{2+} 流入を低下させ，神経伝達物質の放出確率を低下させる．NA，DA，5-HT に対する代謝型受容体もプレシナプス末端に分布し，神経伝達物質の放出を制御している．

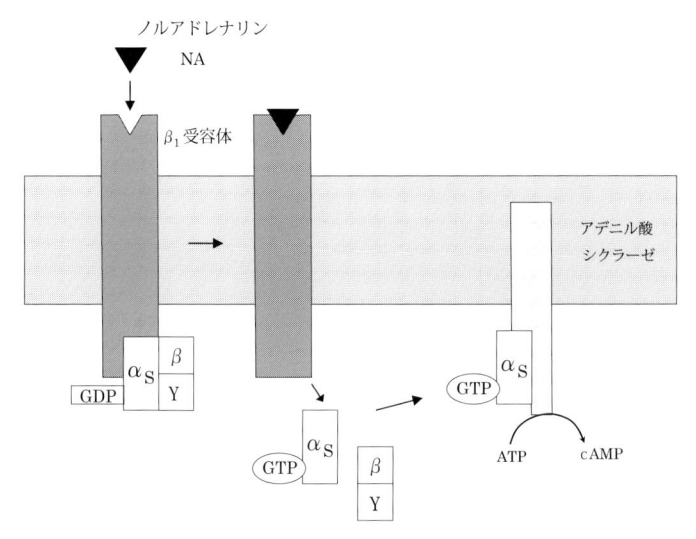

図 4.17 Gs と共役する受容体

β_1 受容体は，Gs と共役する受容体の例．NA 結合により β_1 受容体に結合している $G\alpha_s$ の GDP が GTP に交換され，G タンパク質は受容体から離れ，$G\alpha_s$ と $G_{\beta\gamma}$ に解離する．$G\alpha_s$ はアデニル酸サイクラーゼを活性化し cAMP 産生を高める．

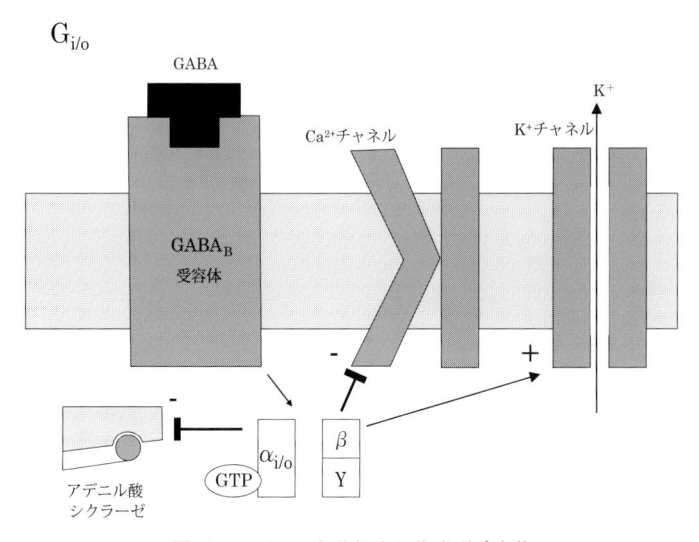

図 4.18 $G_{i/o}$ と共役する代謝型受容体

$GABA_B$ 受容体は，$G_{i/o}$ と共役する代謝型受容体の例．$GABA_B$ 受容体に GABA が結合すると，$G\alpha_{i/o}$ の GDP が GTP に交換され，受容体から離れ，$G\alpha_{i/o}$ と $G_{\beta\gamma}$ に解離する．$G_{\beta\gamma}$ は K^+ チャネルを活性化し，Ca^{2+} チャネルを抑制する．

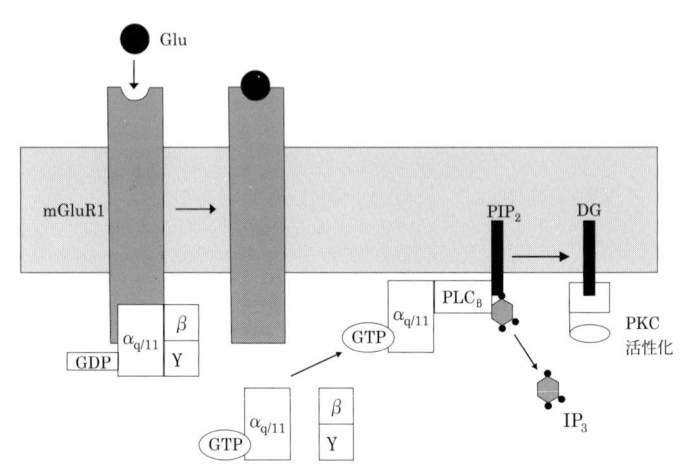

図 4.19 G$\alpha_{q/11}$ と共役する代謝型受容体

mGluR1 は，G$\alpha_{q/11}$ と共役する代謝型受容体の例．mGluR1 にグルタミン酸が結合すると，G$\alpha_{q/11}$ の GDP が GTP に交換され，受容体から離れ，G$\alpha_{q/11}$ と G$\beta\gamma$ に解離する．G$\alpha_{q/11}$ は PLC$_\beta$ を活性化し，PIP$_2$ から IP$_3$ と DAG が産生される．DAG は PKC を活性化する．

(1) スロー IPSP

ムスカリン受容体 M$_{2,4}$, GABA$_B$ 受容体，代謝型グルタミン酸受容体 mGluR2-4,6-8，アドレリン受容体 α_{2A-C}，ドーパミン受容体 D2-4，セロトニン受容体 5-HT$_{1A,B,D}$ 等の受容体は G$_{i/o}$ と共役している．G$_{i/o}$ と共役している代謝型受容体が活性化すると，G$\alpha_{i/o}$ と結合していた GDP は GTP に交換され，G$\alpha_{i/o}$, $\beta\gamma$ サブユニットが受容体から解離する．$\beta\gamma$ サブユニットは内向き整流性 K$^+$ チャネル (K$_V$3) を活性化し，開口確率を高める．その結果，膜の K$^+$ 透過性が高まり，時間経過の遅い過分極が生じる．

(2) スロー EPSP

ムスカリン受容体 M$_1$ は G$_{q/11}$ と共役している代謝型受容体の活性化により PLCβ の活性化，PKC の活性化を介して，M チャネルといわれる K$^+$ チャネル (KCNQ/K$_V$7) 活性をダウンレグレートし，スローな脱分極を生じさせる．この作用は中隔から海馬に投射するコリナージック系でみられ，この系の障害がアルツハイマー病初期の記憶障害の原因とする説もある．

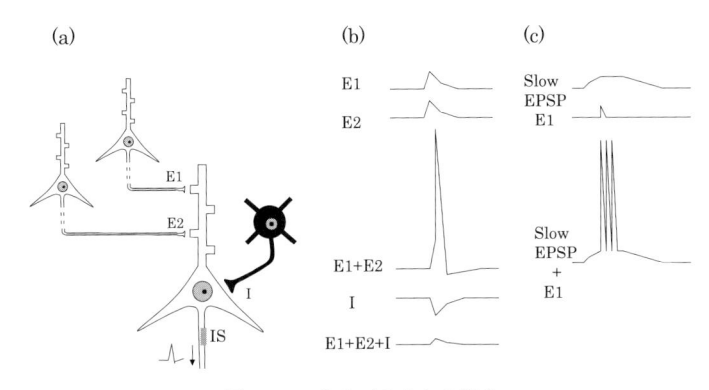

図 **4.20** シナプス入力の統合

(a) 中枢ニューロンにはさまざまな興奮性シナプス入力が主に樹状突起スパインに入る (E1, E2). 一方抑制性シナプス入力は細胞体から軸索起始部に入る. 興奮性および抑制性シナプス電位は統合され,閾値に達すると軸索初節 IS から活動電位が発生する. (b) 興奮性シナプス入力である E1, E2 とも単独では活動電位をトリガーできない. E1 と E2 が同時に興奮することで活動電位が発生する. これに抑制性入力 I が加わるとスパイク発射は抑制される (E1+E2+I). (c) 代謝性受容体活性化による興奮性修飾作用により,閾値下の興奮性入力 E1 でも活動電位を発生することができる.

(e) シナプス電位の統合

1つの細胞へのシナプス入力は IPSP と EPSP の和として統合され,これが閾値を超えると活動電位が発生する (図 4.20). 活動電位の発生に関与するシナプス電位の統合では,シナプス電位の発生する位置が重要である. ケーブル的フィルタリングのため,ニューロンの活動電位発生部位 (軸索初節: initial segment: IS) に近いシナプスほど影響は大きく,離れているシナプス (たとえば樹状突起末端部等) ほど小さい. 抑制性シナプスは軸索起始部,あるいは細胞体周囲にシナプスを形成し,スパイク発射に大きな影響を与えている. 興奮性シナプスは樹状突起のスパイン上に分布している場合もあり,個々のシナプスの電位変化のスパイク発火に及ぼす影響は小さい. しかし樹状突起スパイクが発生することも考慮する必要がある. 代謝型受容体を介したスロー EPSP はそれ自身ではスパイク発射にいたらない場合もあるが,速い EPSP によるスパイク発射をポジティブに修飾することができる. また,M 電流のように,普段開口している K^+ チャネルを閉じることでインプット抵抗を上げ,興奮性シナプス電流による膜電位変化を増大させ興奮性を増強する. スロー IPSP もスパイク発射を抑制的に修飾する. このため,神経修飾物質とも呼ばれる. プレシ

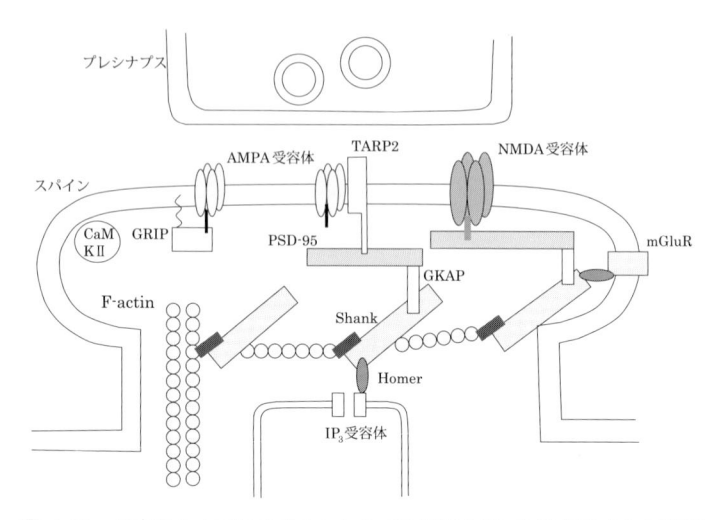

図 4.21 興奮性シナプスのポストシナプス肥厚 PSD の模式図（本文参照）

ナプス末端からの神経伝達物質開口放出も代謝型受容体が修飾している．

(f) 受容体の足場タンパク質

哺乳類中枢神経系の樹状突起スパインに形成されるシナプスは，興奮性シナプスの典型であり，電子顕微鏡で観察するとシナプス後部は電子密度が高く，暗く見える．この部分を postsynaptic density(PSD) と呼ぶ．スパインのシナプス膜に存在する AMPA 型グルタミン酸受容体は，transmembrane AMPA receptor regulatory proteins(TARPs)，PSD-95，GKAP，Shank 等を介してアクチンに結合している（図 4.21；Kim & Sheng, 2004）．AMPA 受容体のうち，GluR2 は glutamate receptor interacting protein(GRIP) と C 末端の PDZ ドメインで結合する．GluR2 C 末端部の S880 は PKC によるリン酸化を受け，GRIP と離れる．NMDA 型受容体は PSD-95 と結合する．mGluR は Homer を介し Shank と結合する．Homer は他に，IP$_3$ 受容体と結合する．PSD には多種類の足場タンパク質が存在するが，CaMKII は大量に存在している．

(g) 今後の課題

受容体の活性調節のメカニズムとして，受容体トラフィッキングを介した調節がある（コラム 2）．受容体のシナプス表面発現の調節にはエンドサイトーシスとエクソサイトーシスのバランスが重要であり，足場タンパク質以外にも単

量体 G タンパク質，アクチン等の関与が認められる．受容体発現制御はスパインの形態変化とも関係し，アミロイド β(Aβ) による AMPA 受容体内在化とス

> **コラム 2　受容体の構成性トラフィッキング**
>
> 　受容体はシナプス膜上でずっと留まっているのではなく，エンドサイトーシスによって細胞内に内在化したり，エクソサイトーシスにより細胞膜表面にふたたび挿入されている．海馬，大脳皮質，小脳等において，AMPA 受容体は常時，数分から数十分の経過でエンドサイトーシスによりシナプス膜から除去され，また同様の時間経過で細胞内プールからエクソサイトーシスによって細胞膜表面に，さらに側方拡散によってシナプス下膜に挿入される．これらの構成性エクソサイトーシスと構成性エンドサイトーシスのバランスにより，シナプス膜での AMPA 受容体発現量は動的平衡として制御されている（図 4.22）．一部の AMPA 受容体はシナプス膜で安定化されている．海馬ニューロンでは構成性トラフィッキングでは主に GluR2 が運ばれているが，活動依存性の長期増強 LTP では GluR1 サブユニットがシナプス下膜に挿入される．一方，活動依存性の長期抑圧 LTD では GluR2 サブユニットが除去される．小脳プルキンエ細胞では，GluR2/3 が構成性，および活動依存性トラフィッキングにおいて運搬される (Tatsukawa et al., 2006)．
>
> 図 4.22　AMPA 受容体構成性トラフィッキング

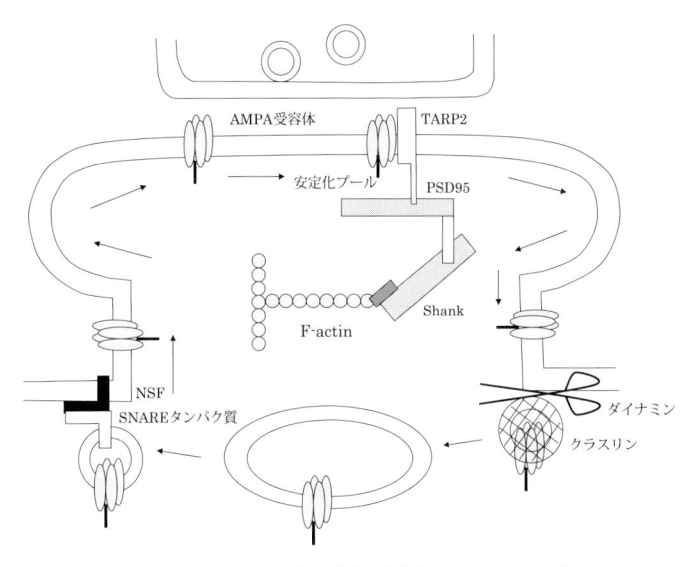

パイン減少はアルツハイマー病初期の記憶障害の原因として注目される (Hsieh et al., 2006). シナプス可塑性に関わる分子群の調節異常として薬物依存や神経疾患を解明することが重要な課題となっている.

4.2 神経栄養因子と受容体

NGF(nerve growth factor) は 1948 年の Bueker のマウス肉腫のニワトリ脊髄後根神経節に対する成長促進作用に関する研究が契機となり, Levi-Montalcini らにより脊髄後根神経節ニューロンの成長を促進させる分泌タンパク質として同定された神経栄養因子 (ニューロトロフィン：neurotrophin) である (1986 年ノーベル生理学・医学賞) (Levi-Montalcini, 1966). 1982 年にはブタ脳から精製された BDNF(brain-derived neurotrophic factor) が NGF と相同性の高いアミノ酸配列をもつことが報告され (Barde et al., 1982), 1990 年代には NT-3(neurotrophin-3), NT-4/5 が次々とクローニングされ, 神経栄養因子ファミリーを形成することが明らかになった (Bibel & Barde, 2000) (哺乳類においてはこれら 4 種類のニューロトロフィンが知られているが, 魚類においては NT-6, NT-7 が同定されている). これらのニューロトロフィンの受容体には各ニューロトロフィンと特異的に結合する Trk と, すべてのニューロトロフィンと結合する p75 がある. 前者には 3 種類あり, NGF が TrkA と, BDNF と NT-4/5 が TrkB と, NT-3 が TrkC とそれぞれ結合する. また, NT-3 は TrkA, TrkB にも低親和性の結合をする (図 4.23). p75 受容体はニューロトロフィン以外にもアミロイドβタンパク質, プリオンペプチド 106-126, CRNF, a rabies viral capsid glycoprotein(RV-Gs) と結合することが知られている (Dechant & Barde, 2002).

ニューロトロフィンの作用としては, ニューロンの生存や分化の誘導, 神経活動依存的なシナプスの可塑性への関与が知られている. また, 最近の遺伝子改変動物やゲノム解析などの研究から神経・精神疾患との関連性もわかってきており, 機能調節因子としての重要な姿が明らかになってきた.

4.2.1 ニューロトロフィンと受容体の構造

ニューロトロフィンはまずプレプロ型と呼ばれる前駆体として生成される (図

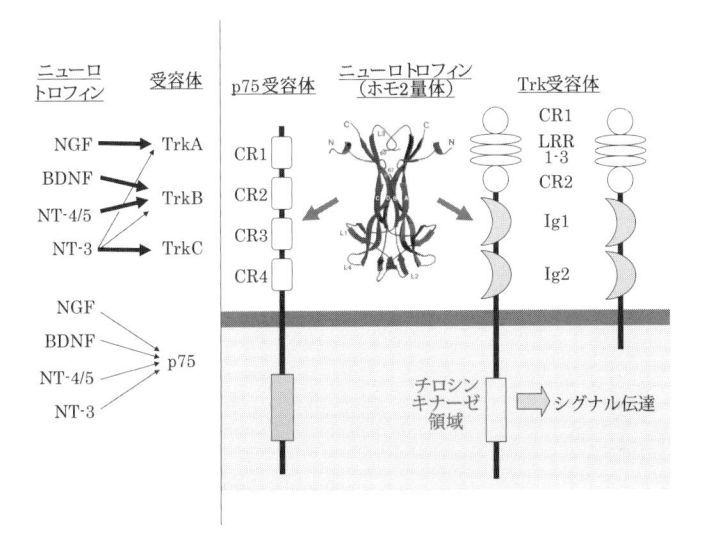

図 4.23 ニューロトロフィンと受容体
ニューロトロフィンには各ニューロトロフィンと特異的に結合する受容体 (TrkA, TrkB, TrkC) とすべてのニューロトロフィンと結合する受容体 (p75) がある. Trk 受容体はチロシンキナーゼ型受容体である.

4.24). プレプロ型ニューロトロフィンはシグナルペプチドの切断によりプロ型になり,プロ型は細胞内のプロ体転換酵素(主に furin) によってプロセッシングを受け成熟型となることが知られている (Lessmann et al., 2003). 最近,プロ体の NGF および BDNF が分泌され,細胞外の転換酵素 (plasmin) あるいは金属プロテアーゼによってプロセッシングを受ける可能性も示唆されている (Lu et al., 2005). 実際にニューロトロフィンを強制発現させた系において,プロ型の BDNF が分泌されることが報告されている (Mowla et al., 1999). さらに,このプロ型は p75 と高親和性に結合することが明らかとなった(後述).

Trk は 1 回膜貫通型のチロシンキナーゼ活性を有する受容体型チロキシナーゼであり,細胞内ドメインにチロシンキナーゼ領域,細胞外ドメインにシステインリッチ領域,ロイシンリッチ領域と免疫グロブリン様ドメインをもつ. TrkB と TrkC は,チロシンキナーゼ領域を欠いたスプライシング・バリアントもあり,独立したはたらきをもつことなどが知られている(アストロサイトでは BDNF がチロシンキナーゼ領域を欠いた TrkB を介して IP_3 依存性のカルシウム放出を媒介することが報告されている (Rose et al., 2003)). p75 も 1 回膜貫通型の

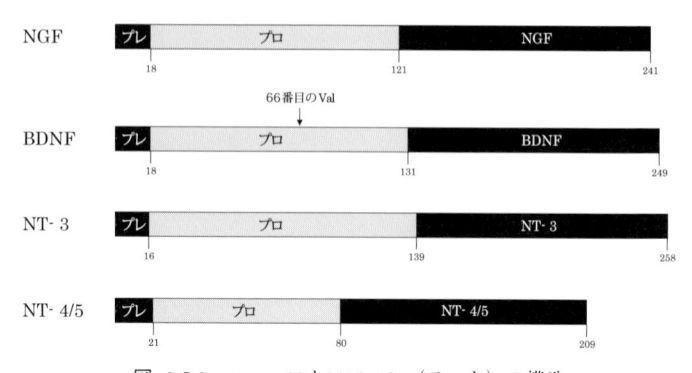

NGF	プレ	プロ	NGF
	18	121	241

66番目のVal ↓

BDNF	プレ	プロ	BDNF
	18	131	249

NT-3	プレ	プロ	NT-3
	16	139	258

NT-4/5	プレ	プロ	NT-4/5
	21	80	209

図 4.24 ニューロトロフィン（ラット）の構造
ニューロトロフィンタンパク質の一次構造．プレ配列は ER においてタンパク質精製後すぐに切断される．プロ配列はそれぞれ特異的なタンパク質によって切断される．

受容体であり，細胞外に 4 ヵ所のシステインリッチ領域があるが，チロシンキナーゼ領域はもたない（図 4.23）．

　Trk 受容体は成熟型ニューロトロフィン 2 量体が結合することによって 2 量体化し，チロシンキナーゼドメインが活性化されて自己リン酸化が起こる．その結果，リン酸化チロシンに SH2 基をもつ Grb2, Shc などが結合し，下流のシグナル伝達が活性化される（図 4.25）．最近，BDNF がコレステロールの新規合成を促進し，ラフトと呼ばれるコレステロールが覆い細胞膜領域の量を増加させることが明らかになってきた (Suzuki et al., 2007)．TrkB が BDNF の結合によりラフトに移動することも知られており (Suzuki et al., 2004)，BDNF とラフトの関係は興味深い展開をみせている．

　p75 受容体は成熟型 NGF より高親和性にプロ型 NGF と結合し，神経細胞死を誘導する (Lee et al., 2001)．プロ型 NGF と p75 受容体との結合には，ソルチリン (sortilin) 受容体を含めた 3 者複合体の形成が必要であることも知られている (Nykjaer et al., 2004)．プロ型 NGF は，脳損傷後に分泌されることなどもわかってきた (Harrington et al., 2004)．同様に，成熟型 BDNF が TrkB を介した生存シグナルを伝えるのに対し，プロ型 BDNF は p75 受容体を介して細胞死シグナルを伝えることが示唆されている (Teng et al., 2005)．また，p75 受容体は，オリゴデンドロサイトから分泌される神経突起再生阻害因子のシグナルを細胞内に伝える役割も果たしている (Yamashita & Tohyama, 2003)．特定の細胞株では，ニューロトロフィンとの結合により p75 受容体の細胞内領

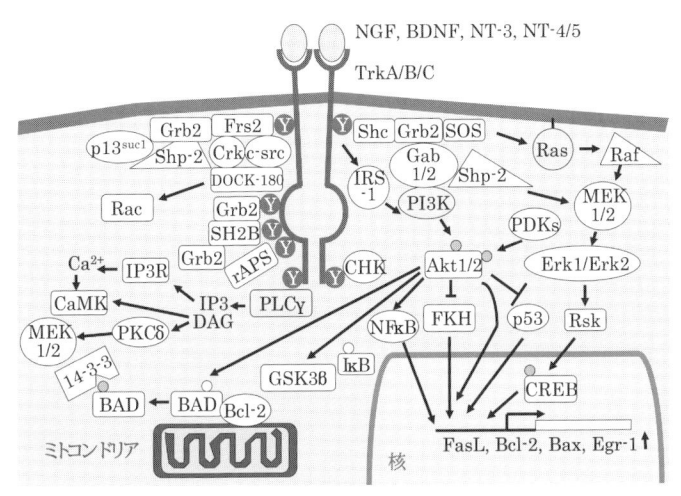

図 4.25 ニューロトロフィンの細胞内シグナル伝達
(Huang & Reichardt, 2003 より改変)
Trk 受容体の下流の主なカスケードとしては，Ras/MAP キナーゼ系，フォスフォリパーゼ Cγ 系，PI3 キナーゼ系の 3 つがある．

域が切断されて核移行することも知られている (Frade, 2005).

4.2.2 転写

人工的にてんかんを誘発させたラットを用いた実験などから，NGF や BDNF は，神経活動によってその発現が亢進する遺伝子であることが知られている (Gall & Isackson, 1989; Isackson et al., 1991). BDNF に関しては，そのプロモーターの解析が進んでいる．ゲノム上においては，ラット BDNF 遺伝子は 5 つのエクソン (exon) からなり，コーディング領域はエクソン 5 に存在する．エクソン 1～エクソン 4 には，それぞれプロモーターが存在している．これらのプロモーターは神経活動依存的な転写を開始するが，脳の領域によって活性化されるプロモーターは異なる (Timmusk et al., 1993). また，エクソン 1 のプロモーターやエクソン 3 のプロモーターの上流には CRE(cAMP-responsive element) や USE(upstream stimulatory factor-binding element) といった配列が存在し，BDNF の神経活動依存的な発現に関与している (Shieh et al., 1998; Tao et al., 1998; Tabuchi et al., 2002). 小脳顆粒細胞に BDNF を作用させると，NT-3 の発現が上昇し (Leingartner et al., 1994; Ichikawa et al., 1998)，大脳

初代培養にBDNFやNT-4/5を作用させるとBDNFの発現が上昇することも知られている (Xiong et al., 2002).

4.2.3 輸送

ニューロトロフィンはトランスゴルジ・ネットワークにおいて分泌顆粒に含まれ，細胞外へ分泌される (Lessmann et al., 2003). NGFは，末梢神経系でニューロンの標的細胞から分泌され，軸索終末で取り込まれた後，軸索を逆行性に細胞体まで輸送され，遺伝子の転写を制御する (Ginty & Segal, 2002).

一方，BDNF-GFPの蛍光観察から，BDNFは樹状突起や軸索に輸送されることや (Hartmann et al., 2001; Kojima et al., 2001), 軸索輸送は主に順向性に行われることが知られている（プレシナプスまで運ばれ，そこで神経細胞の活動に伴って分泌されると考えられている）(Altar et al., 1997; Kohara et al., 2001; Adachi et al., 2005). また，BDNFのmRNAが神経活動依存的に樹状突起へ輸送されることが報告されていることから (Tongiorgi et al., 1997), BDNFの分泌顆粒による樹状突起への輸送だけでなく，局所的なBDNFのタンパク質合成の可能性に関しても今後の検証が必要である.

後述するBDNFのVal66Met変異は，細胞内のBDNF輸送に影響を及ぼし，その結果，分泌されるBDNF量を減少させることが明らかとなっている (Egan et al., 2003; Chen et al., 2004).

4.2.4 分泌

ニューロトロフィンの刺激依存的(=調節的)分泌に関してはいろいろな報告があるが，とくにBDNFの調節的分泌に関する研究が多く行われている (Thoenen, 1995; Goodman et al., 1996; Heymach et al., 1996). phospholipase C(PLC)による細胞内カルシウム貯蔵庫からのカルシウムの放出や (Canossa et al., 2001), 細胞外からのカルシウムの流入がBDNFの分泌に必要であるという報告などがあり (Hartmann et al., 2001), その両者が必要であるという主張もある (Balkowiec & Katz, 2002). 余談であるが，BDNFの測定に関しては，内因性BDNFの測定の報告と，外因性に発現させたBDNFの測定の報告があるが，後者はプロセッシングが正常に行われていない可能性があり，(Balkowiec & Katz (2002)らにおける)内因性BDNFの測定データの方が生理的なBDNF

の役割をより示唆するとされている．

　BDNFが調節的分泌をされるには，特定の分子との結合によりソーティング(sorting)されることが必要であるという報告がなされている．結合相手としては，carboxypeptidase E(Lou et al., 2005) や sortilin(Chen et al., 2005)が報告されているが，BDNF側の結合部分は異なり，両者がどのような関係にあるかは現時点においては不明である．sortilinとBDNFの結合は後述するVal66Met変異により影響を受けることも興味深い (Chen et al., 2005)．

　細胞外からのニューロトロフィン刺激によるニューロトロフィン自身の分泌制御も知られている (Canossa et al., 1997)．これに関しては，細胞外からのカルシウム流入ではなく，細胞内カルシウム貯蔵庫からのカルシウムの放出が重要であることが示唆されている．

　CADPS1, CADPS2 からなる CADPS/CAPS ファミリータンパク質は，有芯小胞に細胞質側から会合し，その調節的分泌に関与する (Grishanin et al., 2004)．全身において，CADPS ファミリータンパク質は分泌に関与する細胞で特異的に発現が強い (Sadakata et al., 2007a)．CADPS2 タンパク質は，小脳で BDNF, NT-3 を含む小胞に会合し，その分泌を促進する (Sadakata et al., 2004; Sadakata et al., 2007b)．また，大脳，海馬においても BDNF と CADPS2 の分布は一致しており，その分泌に関与していることもわかってきた (Sadakata et al., 2006; Sadakata et al., 2007c)．CADPS2 はニューロトロフィン以外の物質の分泌に関与していることも示唆されているが (Sadakata et al., 2007a)，脳全体において CADPS2 とニューロトロフィンの分布がよく一致していることは興味深い (Sadakata et al., 2006)．

4.2.5　分布・作用

　ニューロトロフィンの作用に関しては，細胞生存活性，分化誘導，神経突起伸展，分泌増強，可塑性への関与など多岐にわたる (Bibel & Barde, 2000; Takei & Nawa, 2004)．NGF は先述のように脊髄後根神経節ニューロンの成長を促進させる．また，末梢交感神経，感覚神経などに神経栄養効果を示す．マウス顎下腺においては NGF は 140 kDa の複合体であり，26 kDa の α, β, γ の3種類のサブユニットからなる．β サブユニットの2量体だけでも活性をもつことが知られている．中枢神経系では発現量が少なく，1ヵ月齢のラット脳部位

におけるNGFタンパク質の濃度は海馬で3.8 ng/g（湿重量あたり），大脳皮質で2.0 ng/gである．NGFは前脳基底核におけるコリン作働性の神経細胞の分化誘導に関与している．

BDNFは，大脳・海馬においては細胞の分化や可塑性に関する報告が多く，小脳においては，ニューロンの生存・樹状突起形成・移動に関連した報告が多い．1ヵ月齢のラット脳においては，BDNFのタンパク質量は海馬で7.1 ng/g（湿重量あたり）と最も高く，視床下部においても5.1 ng/gと高く発現しているが，大脳皮質においては2.9 ng/gである (Katoh-Semba et al., 1998)．海馬においては，歯状回の顆粒細胞に強く発現しているが，CA1領域の錐体細胞においてもまばらに発現している (Hofer et al., 1990; Conner et al., 1997)．また，BDNFは大脳におけるNPY陽性ニューロンやParvalbumin陽性ニューロンの生存・分化に関与している (Jones et al., 1994)．臨界期と呼ばれる時期に片目の視覚が（眼帯などにより）失われると，大脳の視覚皮質への入力が永久に失われてしまう眼優位性可塑性という現象があるが，この可塑性にBDNFによるLTPが関与していることも知られている (Cabelli et al., 1995; Huang et al., 1999)．小脳においては，BDNFは顆粒細胞の移動，プルキンエ細胞の樹状突起の形成に関与している (Jones et al., 1994)．また，小脳顆粒細胞の軸索誘導にも関与しており，その作用はIP_3レセプターやTRPCチャネルを介したものである (Li et al., 2005)．

1ヵ月齢のラット脳においては，NT-3の量は海馬で47.0 ng/g（湿重量あたり）と非常に高く，小脳や嗅球でそれぞれ7.6 ng/g，4.0 ng/gと続くが，大脳皮質においては1.1 ng/gと低い (Katoh-Semba et al., 1998)．一般的にNT-3は発生の早い時期に多く，小脳や大脳皮質では生後10日目に高いピークを示す (Katoh-Semba et al., 2000)．小脳では，顆粒細胞で分泌されたNT-3は，その受容体であるTrkCを発現しているプルキンエ細胞に作用する．NT-3を小脳初代培養の培地に添加すると，プルキンエ細胞の生存がよくなり，樹状突起形成が促進されることが報告されている (Lindholm et al., 1993; Mount et al., 1994; Larkfors et al., 1996)．また，オートクライン的な作用として，生後10日前後の小脳顆粒細胞の分裂・生存にも関係している (Katoh-Semba et al., 2000)．

NGF, NT-4も含め，すべてのニューロトロフィンは大脳のニューロンの形

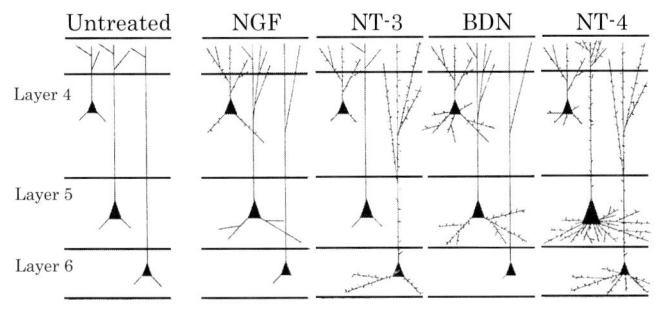

| | Untreated | NGF | NT-3 | BDN | NT-4 |

図 4.26 大脳神経細胞の神経突起形成に対するニューロトロフィンの影響 (McAllister et al., 1995 より改変)
フェレット大脳視覚野のスライス培養液に対して各種ニューロトロフィンを加え，神経細胞の突起形成に対する影響を調べた．

態形成に影響を及ぼすが，層特異的に作用することが知られている（図 4.26；McAllister et al., 1995）．

BDNF が成獣ラットにおける新生ニューロンを増加させるという報告もある (Pencea et al., 2001). BDNF を脳室に注入したところ，脳室下帯等において，新生ニューロンの数が有意に増加した．この作用に関しては，p75 受容体の関与を示唆する報告もある (Young et al., 2007).

近年，視交叉上核における BDNF の日内変動があること，BDNF ヘテロマウスではサーカディアンリズムに異常があることから，BDNF がサーカディアンリズムの調節機構においても重要なはたらきをしていることが示唆されている (Liang et al., 2000; Michel et al., 2006).

4.2.6 ニューロトロフィンと受容体の個体でのはたらき

本項では主に遺伝子欠損 (KO) マウスより得られた知見からニューロトロフィンの個体での役割について解説する（表 4.5）．概して，NGF/TrkA, NT-3/TrkC のノックアウトは末梢神経の異常が多くみられ，中枢神経の異常は少ない．それに対して，BDNF/TrkB のノックアウトマウスでは中枢神経の異常も多く報告されている．

(a) NGF/TrkA

NGF ノックアウトマウスでは，ホモは生後 1 ヵ月以内に死亡する．脊髄後根神経節，三叉神経節，交感神経節といった抹消神経系のニューロンが減少して

表 4.5 ニューロトロフィンとその受容体のノックアウトマウスの形質

NGF KO	BDNF KO	NT-3 KO	NT-4/5 KO
生後1ヵ月以内に死亡	生後2日以内に死亡，一部は2–4週間生存	生後2日以内に死亡，一部は1週間程度生存	見かけ上正常，交配可能
脊髄後根神経節，三叉神経節，交感神経節のニューロンが減少	脊髄後根神経節，三叉神経節，下神経節，前庭神経節，蝸牛のニューロンが減少	脊髄後根神経節，三叉神経節，下神経節，前庭神経節，上顎神経節，蝸牛のニューロンが減少	下神経節のニューロンが減少
コリン作働性ニューロンの分化抑制	大脳・海馬においてNPY, Parvalbumin等の陽性ニューロンが減少		
	小脳顆粒細胞の移動の遅れ，小脳プルキンエ細胞の樹状突起の形成不全		
痛覚の異常	CA3-CA1シナプス等でのLTPの減少，記憶の低下，体重の増加・多動・不安の亢進*	姿勢の異常	

TrkA KO	TrkB KO	TrkC KO	p75 KO
生後1ヵ月以内に死亡	生後24時間程度で死亡，一部は1週間程度生存	生後3週間までに死亡	見かけ上正常，交配可能
脊髄後根神経節，三叉神経節，交感神経節のニューロンが減少	脊髄後根神経節，三叉神経節，前庭神経節，蝸牛のニューロンが減少	脊髄後根神経節，前庭神経節，蝸牛のニューロンが減少	脊髄後根神経節の縮小
コリン作働性ニューロンの投射が抑制	運動ニューロンが減少		松果体や一部の汗腺へ投射が異常
	プレシナプスの膨潤，シナプス小胞の減少（海馬）		
痛覚の異常	行動の融通性の低下・多動・常同行動*	姿勢の異常，体重の減少	温覚の消失，四肢の腫瘍の発生

* 前脳特異的なコンディショナル・ノックアウトによる形質
その他のコンディショナル・ノックアウト，ノックイン，ダブル・ノックアウトに関するデータは本文参照．

おり，痛覚刺激に対する反応性の低下を示す．また，NGF が神経栄養因子作用をもつ前脳基底核のコリン作動性ニューロンの分化が抑制されている (Crowley et al., 1994)．

同様に NGF の受容体である TrkA のノックアウトマウスも生後 1 ヵ月以内に死亡し，三叉神経節，脊髄後根神経節，交感神経節でニューロンが減少する．また，前脳基底核のコリン作動性ニューロンの投射が抑制されている (Smeyne et al., 1994)．

(b) BDNF，NT-4/5/TrkB

BDNF ノックアウトマウスは，生後 2 日以内に死亡するが，一部が 2–4 週間ほど生きる（この長生きするマウスは，多動性を示し，後に運動量が著しく減少し，死亡する）(Jones et al., 1994)．BDNF ノックアウトマウスでは Schaffer 側枝–CA1 シナプスでの LTP の減少や，記憶の低下（ヘテロマウス）などが知られている (Korte et al., 1995; Patterson et al., 1996)．大脳でもヘテロマウスで IV 層と III 層間の LTP が減少するが，白質と III 層間の LTP には変化がない (Bartoletti et al., 2002)．小脳では，顆粒細胞の移動の遅れ，プルキンエ細胞の樹状突起の形成不全，平行線維終末における分泌の異常などがみられる (Schwartz et al., 1997; Carter et al., 2002)．

先述のように，NT-4/5 は BDNF 同様 TrkB のリガンドである．NT-4/5 ノックアウトマウスは BDNF ノックアウトマウスと同様に下神経節でニューロンが減少するものの，(BDNF ノックアウトマウスで減少する) 脊髄後根神経節，三叉神経節は正常である．また，BDNF や TrkB ノックアウトマウスと異なり，見かけ上正常に発育し，交配も可能である (Conover et al., 1995; Liu et al., 1995)．

BDNF，NT-4/5 の受容体である TrkB ノックアウトマウスは摂食行動をせず，生後 1 日くらいで死亡する（一部は 1 週間程度生きる）．BDNF ノックアウトマウスと異なり，運動ニューロンが減少する．海馬において，プレシナプスが膨らみ，シナプス小胞の数が減少することも知られている (Martinez et al., 1998)．

BDNF をノックイン (knock-in) により NT-4/5 に置き換えたマウスもつくられた．このマウスはほぼ野生型マウスのような表現型を示すが，体重の減少，不妊，前庭神経節のニューロンの微増など，BDNF と NT-4/5 タンパク質の機

能には違いがあることが示唆された (Fan et al., 2000).

コンディショナル (conditional)・ノックアウトを用いた実験も多く行われている．前脳特異的な BDNF 欠損マウスでは，体重が増加し，多動，不安が亢進する (Rios et al., 2001). また，海馬でのコンディショナル・ノックアウトの実験では，BDNF ノックアウトでは，電気刺激によるてんかん誘発が（正常マウスと同様に）起こったものの，TrkB ノックアウトではまったく起こらなかったという報告がある．また，Schaffer 側枝–CA1 シナプスでの LTP の減少に BDNF/TrkB が重要であることは上述したが，ポストではなくプレの BDNF や TrkB が重要であることも，コンディショナル・ノックアウトを用いた実験でわかってきた (Xu et al., 2000; Zakharenko et al., 2003). 小脳特異的な TrkB のコンディショナル・ノックアウトでは，TrkB がインターニューロンのシナプス形成に関係していることなどもわかってきた (Rico et al., 2002). 行動においては，TrkB の前脳特異的なコンディショナル・ノックアウトでは，行動の融通性が低下する，常同行動がみられる，多動を示すという特徴がみられる (Vyssotski et al., 2002; Zorner et al., 2003).

(c) NT-3/TrkC

NT-3 ノックアウトマウスは姿勢の異常を示し，摂食行動ができず，ほとんどが生後 48 時間以内に死亡する．この姿勢の異常は，筋肉の伸び縮みを知覚する感覚器である筋紡錘やゴルジ腱紡錘の脱落によると考えられる (Ernfors et al., 1994; Tessarollo et al., 1994). 中枢神経系でコンディショナル・ノックアウトを行ったところ，大きな異常はみられず，生殖能力にも異常がみられなかった．しかし，小脳の一部の葉形成に異常がみられ，小脳内顆粒層でアポトーシスが亢進していた．またバランスの消失や姿勢の異常といった行動異常もみられた (Bates et al., 1999).

NT-3 の受容体である TrkC ノックアウトマウスは体重が減少し，ほとんどが生後 3 週間までに死亡する．NT-3 ノックアウトマウス同様，姿勢の異常を示す．これも筋紡錘に投射する脊髄後根神経節ニューロンの脱落によるものであると考えられる (Klein et al., 1994). このノックアウトマウスは，チロシンキナーゼ領域を欠失させたものであったが，後にスタートコドンを含む領域を欠失させたノックアウトマウスは，より早い時期に死亡する割合が高いなど，より重篤な形質を示すことがわかった (Tessarollo et al., 1997). TrkC には，チ

ロシンキナーゼ領域をもたないスプライシング・バリアントが存在していることが知られているが，このバリアントが何らかのはたらきをしている可能性が考えられる (Menn et al., 2000)．

(d) その他

TrkB，TrkC のノックアウトマウスでは，ともに末梢神経系の細胞死が目立つものの，中枢神経に関してはあまり細胞死がみられなかった．それに対して，TrkB と TrkC のダブルノックアウトマウスでは，中枢神経系において，海馬や小脳の顆粒細胞死がみられ，それに伴い CA3 領域へ投射する苔状線維が減少していた．この細胞死は生後 1 週間後より観察されることから，これらの受容体は分裂後のニューロンの生存に関係していると考えられる．またこのダブルノックアウトマウスでは，プルキンエ細胞の樹状突起形成不全もみられる (Minichiello & Klein, 1996)．

すべてのニューロトロフィンと結合する p75 受容体のノックアウトマウスは，生存には異常がなく，妊娠・出産も正常に行うことができる．しかし一部の感覚ニューロンの投射に異常があり，温覚の消失や，四肢の腫瘍の発生などがみられる (Lee et al., 1992)．また，p75 受容体のノックアウトだけでは小脳については異常はみられないが，BDNF をヘテロにすると (p75NTR(−/−)/BDNF(+/−)) 小脳のプルキンエ細胞の形態や葉形成が未熟になる (Carter et al., 2003)．

4.2.7 ニューロトロフィンと受容体の異常と疾患との関連

先天性無痛無汗症という，痛覚，温覚，発汗機能が損なわれ，精神遅滞を伴う疾患の責任遺伝子が TrkA であることが知られている (Indo et al., 1996)．

NGF の変異が，痛覚や温覚に障害のある家系で見つかっているが，この家系では精神遅滞は認められていない (Einarsdottir et al., 2004)．

TrkB の機能が失われる一塩基多型 (SNP) が，肥満症の男児で報告されている (Yeo et al., 2004)．この男児は短期記憶障害，常同行動，痛覚の障害を併発していた．

疾患との関連においては，BDNF に関する報告が最も多い．過食症において，BDNF のプロモーター領域の SNP が，発症の程度に関与していることが示唆されている (Ribases et al., 2004)．BDNF の転写量に影響のある上流の配列の変異が，躁うつ病（双極性障害）と関係していることも報告されている

(Okada et al., 2006). 一方，プロ領域のアミノ酸配列にはヒトで 66 番目のアミノ酸である Val が Met に変わる SNP があることが知られており，これがヒトのエピソード記憶に関わっていることが報告された (Egan et al., 2003). この Val66Met の変異は BDNF の活動依存的な分泌に影響を与える（Kojima (2004) を参照）．また，Val を Met に変異させたマウスでは体重の増加，攻撃性や不安行動が亢進することなどがわかった (Chen et al., 2006). Val66Met の変異が，パーキンソン病，躁うつ病，統合失調症の発症に関与している可能性を示唆する報告などもある (Sklar et al., 2002; Karamohamed et al., 2005; Neves-Pereira et al., 2005).

また，MeCP2 遺伝子の変異の結果，その下流である BDNF の発現量が変動していることがレット (Rett) 障害の発症の原因であることなどが示唆されている (Chen et al., 2003; Martinowich et al., 2003; Chang et al., 2006).

コラム 3　自閉症と BDNF の分泌異常

　CADPS1, CADPS2 からなる CADPS/CAPS ファミリータンパク質は，有芯小胞に細胞質側から会合し，その調節的分泌に関与する．大脳，海馬，小脳において BDNF と CADPS2 の分布は一致しており，その分泌に関与していることもわかってきた (Sadakata et al., 2004; Sadakata et al., 2006; Sadakata et al., 2007c)．われわれの作製した CADPS2 ノックアウトマウスは，BDNF の分泌能が著しく低下しており，社会性行動の異常，母性行動（子育ての能力）の低下，多動，新奇環境への適応力の低下がみられ，自閉症でみられるような行動異常を示した．自閉症患者の血中における CADPS2 の発現を解析したところ，一部の自閉症患者では CADPS2 のエクソン 3 がスキップしていた (Sadakata et al., 2007c)．このエクソン 3 がスキップした欠損型 CADPS2 は，シナプス部に輸送されなくなることなどもわかった．CADPS2 は BDNF を含む有芯小胞に細胞質側から会合し，その分泌を制御することから，欠損型 CADPS2（＝シナプス部に輸送されないタイプ）の発現によって BDNF のシナプス部における分泌が損なわれ，これが神経ネットワークの形成異常につながる可能性が示唆された（図 4.27）．

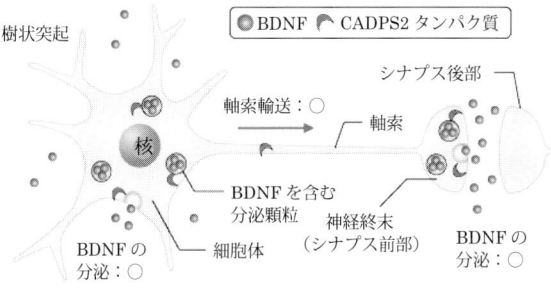

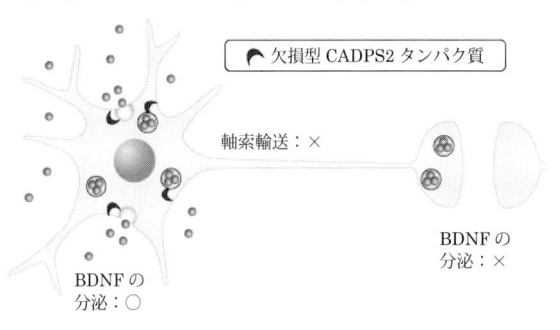

図 4.27 自閉症患者における BDNF の分泌異常

自閉症患者特異的にみられた CADPS2/CAPS2 のスプライシング異常により想定される BDNF の分泌異常．本来神経終末から分泌されるべき BDNF が，CADPS2 の輸送の異常により分泌されなくなる．

4.3 神経系の発達・機能を司る細胞認識・接着分子群

　中胚葉からの神経誘導，神経板から神経管の形成，ニューロンの分化・移動，軸索および樹状突起の伸長，軸索末端の成長円錐による標的ニューロンの認識，シナプスの形成・維持・再編成，これらの発達過程を経て多様な高次機能を有する「脳」が構築される．脳が他の臓器と最も大きく異なる点は，その複雑ではあるが秩序だった神経ネットワークにある．すなわち感覚情報の入力・統合，学習・記憶，意思決定，情動，意識，運動の調節などさまざまな脳機能の発現

には，緻密な神経ネットワークが基盤となっている．正しく機能する神経ネットワークを構築するためには，個々のニューロンどうしの正確なシナプス結合が必要であり，その過程においてニューロン間の直接の認識・接着を司る細胞膜表面分子群がとりわけ重要な機能を果たす．本節では，神経系に発現する細胞認識・接着分子の構造と機能について最新の知見をまじえて解説する．

4.3.1 細胞認識・接着分子群の構造と分類

神経系で発現・機能する細胞認識・接着分子群はそれらの分子構造に基づいて以下のように大別される．

(a) 免疫グロブリンスーパーファミリー

免疫グロブリン(Ig)はBリンパ球で産生され，外界からの異物を抗原として認識し，体液性免疫反応を引き起こす抗体分子である．この抗体分子と類似した免疫グロブリン様ドメイン（Igドメイン）を細胞外領域に有する膜タンパク質群を総称して免疫グロブリンスーパーファミリー(IgSF)といい，細胞認識・接着分子群の中で最も巨大な遺伝子ファミリーを形成している(Yoshihara et al., 1991; Brummendorf & Rathjen, 1994). 1987年，EdelmanらはIgドメインを有し，神経細胞に発現する膜タンパク質 NCAM(neural cell adhesion molecule)を最初に発見した(Cunningham et al., 1987)．その後，神経系に発現する100種類以上のIgSF分子が同定されており，図4.28にそれらのうち代表的なものを4つのグループに分けて示した．グループⅠはIgドメインのみから構成される分子群であり，髄鞘形成に関与するP0，シナプス間の接着を司るNectin，樹状突起フィロポディア形成に重要な役割を果たすTelencephalinなどを含む．グループⅡはIgドメインとフィブロネクチンⅢ型ドメインを細胞外領域に有する分子群であり，NCAM, Robo, DCC, contactin, L1など主に軸索の伸長やガイダンスに機能するものを多く含む．グループⅢは細胞内領域にチロシン・リン酸化酵素ドメインあるいは脱リン酸化酵素ドメインを有する分子群で，FGF, PDGF, Neurotrophinなどの受容体として細胞内へのシグナル伝達を行う．グループⅣは細胞外領域にIgドメイン以外の特徴的機能ドメイン（Semaドメイン，EGF様ドメインなど）を含む分子群である．

(b) カドヘリン・スーパーファミリー

カドヘリン・スーパーファミリーは，細胞外領域にカドヘリン様ドメインを

4.3 神経系の発達・機能を司る細胞認識・接着分子群   105

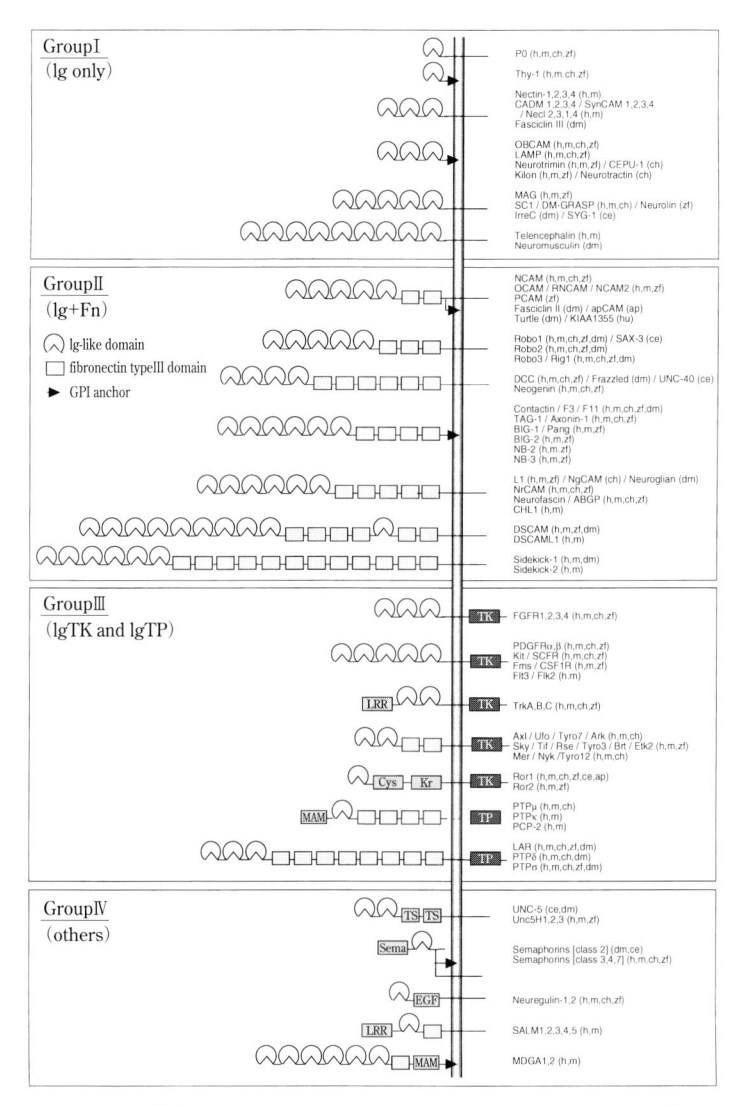

GroupI
(Ig only)

P0 (h,m,ch,zf)
Thy-1 (h,m,ch,zf)
Nectin-1,2,3,4 (h,m)
CADM 1,2,3,4 / SynCAM 1,2,3,4 / Necl 2,3,1,4 (h,m)
Fasciclin III (dm)
OBCAM (h,m,ch,zf)
LAMP (h,m,zf)
Neurotrimin (h,m,zf) / CEPU-1 (ch)
Kilon (h,m,zf) / Neurotractin (ch)
MAG (h,m,zf)
SC1 / DM-GRASP (h,m,ch) / Neurolin (zf)
IrreC (dm) / SYG-1 (ce)
Telencephalin (h,m)
Neuromusculin (dm)

GroupII
(Ig+Fn)

⌒ Ig-like domain
☐ fibronectin typeIII domain
▶ GPI anchor

NCAM (h,m,ch,zf)
OCAM / RNCAM / NCAM2 (h,m,zf)
PCAM (zf)
Fasciclin II (dm) / apCAM (ap)
Turtle (dm) / KIAA1355 (hu)
Robo1 (h,m,ch,zf,dm) / SAX-3 (ce)
Robo2 (h,m,ch,zf)
Robo3 / Rig1 (h,m,ch,zf,dm)
DCC (h,m,ch,zf) / Frazzled (dm) / UNC-40 (ce)
Neogenin (h,m,ch,zf)
Contactin / F3 / F11 (h,m,ch,zf,dm)
TAG-1 / Axonin-1 (h,m,ch,zf)
BIG-1 / Pang (h,m,zf)
BIG-2 (h,m,zf)
NB-2 (h,m,zf)
NB-3 (h,m,zf)
L1 (h,m,zf) / NgCAM (ch) / Neuroglian (dm)
NrCAM (h,m,ch,zf)
Neurofascin / ABGP (h,m,ch,zf)
CHL1 (h,m)
DSCAM (h,m,zf,dm)
DSCAML1 (h,m)
Sidekick-1 (h,m,dm)
Sidekick-2 (h,m)

GroupIII
(IgTK and IgTP)

FGFR1,2,3,4 (h,m,ch,zf)
PDGFRα,β (h,m,ch,zf)
Kit / SCFR (h,m,ch,zf)
Fms / CSF1R (h,m,ch,zf)
Flt3 / Flk2 (h,m)
TrkA,B,C (h,m,ch,zf)
Axl / Ufo / Tyro7 / Ark (h,m,ch)
Sky / Tif / Rse / Tyro3 / Brt / Etk2 (h,m,ch)
Mer / Nyk /Tyro12 (h,m,ch)
Ror1 (h,m,ch,zf,ce,ap)
Ror2 (h,m,zf)
PTPμ (h,m,ch)
PTPκ (h,m)
PCP-2 (h,m)
LAR (h,m,ch,zf,dm)
PTPδ (h,m,ch,dm)
PTPσ (h,m,ch,zf,dm)

GroupIV
(others)

UNC-5 (ce,dm)
Unc5H1,2,3 (h,m,zf)
Semaphorins [class 2] (dm,ce)
Semaphorins [class 3,4,7] (h,m,ch,zf)
Neuregulin-1,2 (h,m,ch,zf)
SALM1,2,3,4,5 (h,m)
MDGA1,2 (h,m)

図 4.28 神経系に発現する免疫グロブリンスーパーファミリー分子群
Ig: 免疫グロブリン様ドメイン，FnIII: fibronectin III 型ドメイン，矢じり：GPI アンカー，Cys: Cysteine-rich ドメイン，EGF: EGF 様ドメイン，LRR: Leucine-rich リピート，Kr: Kringle ドメイン，MAM: meprin/A5/PTPmu ドメイン，Sema: semaphorin ドメイン，TS: thrombospondin ドメイン．h: human, m: mouse, ch: chick, zf: zebrafish, dm: Drosophila melanogaster, ce: C. elegans, ap: Aplysia.

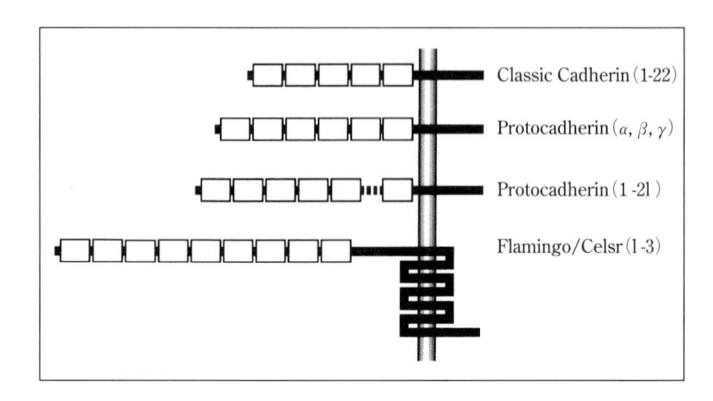

図 4.29 カドヘリンスーパーファミリー分子群
カドヘリンは細胞外に複数のカドヘリン・ドメイン (□) をもつ膜タンパク質である．
Protocadherin 1–21 のカドヘリン・ドメイン数は分子によって 6 個あるいは 7 個である．

有し，カルシウムイオン依存的に細胞接着活性を現す膜タンパク質群の総称であり，マウスにおいては少なくとも 80 種類のメンバーが存在する（図 4.29）．これまでのカドヘリン分子群の発見および機能解析においては，日本人研究者たちが中心的な役割を果たしてきた．1980 年代に竹市雅俊らによって次々と発見されたクラシックカドヘリンファミリー（N-, E-, P-, R-カドヘリンなど）は細胞内領域でカテニンと結合し，アクチン細胞骨格系やさまざまなシグナル伝達系を制御する (Takeichi, 1990)．1993 年，鈴木信太郎らはプロトカドヘリンファミリーという新たなカドヘリン多重遺伝子群の神経系における発現を報告した (Sano et al., 1993)．さらに 1998 年，八木健らはチロシン・リン酸化酵素 Fyn に結合する分子として CNR（プロトカドヘリン α）を同定した (Kohmura et al., 1998)．プロトカドヘリン α, β, γ は，免疫系の多様化分子群（Ig および T 細胞受容体）と類似した遺伝子構造（複数の可変領域エクソンと 1 つの定常領域エクソン）から mRNA の選択的スプライシングによって多様性が形成されるユニークな細胞接着分子群である．個々の神経細胞ごとに異なった組み合わせのプロトカドヘリンが発現し，神経回路構築・シナプス形成に重要な役割を果たすと予想されている (Yagi & Takeichi, 2000)．また，上村匡らは 7 回細胞膜貫通型カドヘリンファミリー（ショウジョウバエの Flamingo；マウスの Celsr-1, -2, -3）を発見し (Usui et al., 1999)，Celsr-2 と Celsr-3 が神経突起の伸長をそれぞれ逆方向（促進と抑制）に調節するという興味深い知見を報

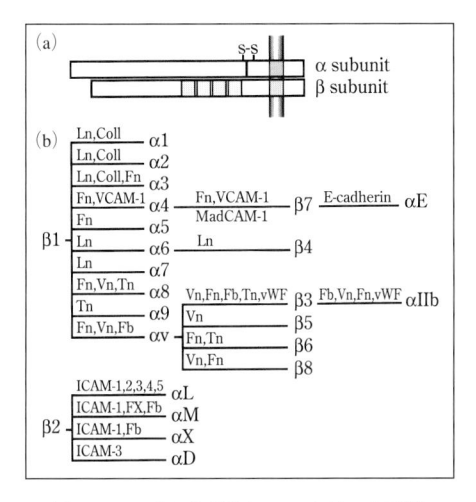

図 4.30 インテグリンファミリー分子群
(a) インテグリンは α, β サブユニットのヘテロ 2 量体からなる．(b) α, β サブユニットの組み合わせとリガンド分子．Coll: collagen, Fb: fibrinogen, Fn: fibronectin, FX: factor X, ICAM: intercellular adhesion molecule, Ln: laminin, MadCAM: mucosal addressin cell adhesion molecule, Tn: tenascin, VCAM: vascular cell adhesion molecule, vWF: von Willebrand's factor.

告した (Shima et al., 2007).

(c) インテグリン・ファミリー

インテグリンは α サブユニットと β サブユニットのヘテロ 2 量体からなる二価カチオン (カルシウムあるいはマグネシウムイオン) 依存性の接着分子である (図 4.30(a))．マウスでは 16 種類の α サブユニット遺伝子および 8 種類の β サブユニット遺伝子が存在し，図 4.30(b) に示すような組み合わせで機能的なヘテロ 2 量体を形成する (Hynes, 1987)．多くのインテグリンは，Laminin, Fibronectin, Vitronectin, Collagen などの細胞外マトリックス分子群をリガンドして細胞—基質間の接着を司るが，一部のインテグリンは IgSF 分子群やカドヘリンと結合することによって細胞間相互作用に機能する．たとえば，$\beta 2$ サブユニットを含むインテグリン LFA-1($\alpha L\beta 2$; CD11a/CD18) は Telencephalin(ICAM-5) などの ICAM ファミリー IgSF 分子群と結合して免疫系および神経系における細胞間の認識・接着に関与することが知られている (Gahmberg, 1997)．インテグリンの細胞内領域は Talin, α-Actinin, Vinculin などと結合して，アクチン細胞骨格系やさまざまな細胞内シグナル伝達系を制御する．また軸索の伸長や

シナプスの形成・可塑性などへのインテグリンの関与が報告されている (Milner & Campbell, 2002; Gall & Lynch, 2004).

(d) その他の分子群

上述の3大ファミリーの他に，Neuropilin, Plexin, Netrin, Slit, Neurexin, Neuroligin, Wnt, Shh などの膜タンパク質および分泌タンパク質が，細胞認識あるいは接着分子として，軸索ガイダンスやシナプス形成過程において重要な役割を果たすことが報告されている．

4.3.2 神経系細胞認識・接着分子群の機能

神経細胞あるいはグリア細胞に発現する多種多様な細胞認識・接着分子群によって調節される認識・接着・反発などの細胞間相互作用が基礎となり，機能的な神経回路網が形成される．さらに成熟した神経回路の維持・可塑的変化などにおいてもこれら分子群が重要な役割を果たす．ここでは，神経系発達の3つの重要過程の細胞間相互作用における細胞認識・接着分子群の機能について，とくに IgSF 分子群に焦点を当てて概説する．

(a) 細胞間接着

細胞認識・接着分子群の最も基本的な機能は，2つの細胞間での直接的な相互作用（認識）を経ての細胞間接着である．細胞間接着における分子間結合には以下の3つのタイプが存在する．

(1) ホモフィリック結合（同種分子親和性結合）

同種分子間の結合であり，代表的なものとしてカドヘリン，NCAM, L1, P0, Nectin などがある．同種類の神経細胞を集めて配置する神経核の形成過程や，同種類の軸索を集めて束にする軸索束形成過程において，細胞接着分子によるホモフィリック結合が重要であると考えられている．

(2) ヘテロフィリック結合（異種分子親和性結合）

異種分子間の結合であり，L1 ファミリーと Contactin ファミリーの結合，ICAM ファミリーと $\beta 2$ インテグリンの結合などが報告されている．異なった種類の細胞間の相互作用で使われる接着モードであり，最も代表的な例として，神経細胞とシュワン細胞（あるいはオリゴデンドロサイト）の接着による軸索の髄鞘化が知られている（後述）．

4.3 神経系の発達・機能を司る細胞認識・接着分子群　109

Schwann Cell Proteins	Internode	Juxtaparanode	Paranode	Node
Compaction	CADM4 (Necl4)	TAG-1	Neurofascin-155	
P0				

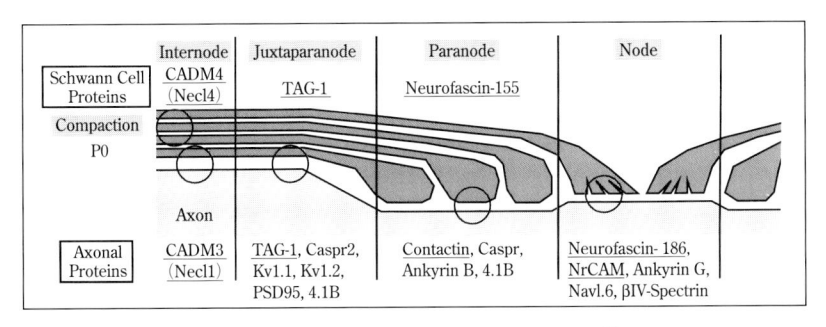

Axon

| Axonal Proteins | CADM3 (Necl1) | TAG-1, Caspr2, Kv1.1, Kv1.2, PSD95, 4.1B | Contactin, Caspr, Ankyrin B, 4.1B | Neurofascin-186, NrCAM, Ankyrin G, Navl.6, βIV-Spectrin |

図 **4.31**　軸索とミエリンの接着を司る分子群

軸索とミエリンの間には，node, paranode, juxtaparanode, internode という 4 つの接着コンパートメントが存在する．それぞれのコンパートメントは，異なった細胞認識・接着分子間の結合が機能する．下線で示した分子は IgSF に属する．

(3) リガンド架橋型結合

細胞表面の接着分子の間をリガンド分子が架橋してできる結合である．GFRα1：GDNF：GFRα1 結合によるシナプス形成への関与 (Ledda et al., 2007), ICAM-1：Fibrinogen：ICAM-1 結合による白血球と血管内皮細胞の接着 (Languino et al., 1993) などが知られている．

これまでに最も解明の進んでいる細胞間接着部位の1つとして，神経細胞とシュワン細胞の間の接着分子間相互作用が知られている．図 4.31 に示すように，軸索とミエリンの接着部位には 4 つのコンパートメント (node, paranode, juxtaparanode, internode) が存在し，それぞれのコンパートメントで異なった分子間結合がなされることによって，機能的な髄鞘が形成される．すなわち，ランビエ絞輪 (node of Ranvier) においては NrCAM/Neurofascin-186 と未知分子，パラノード (paranode) においては Contactin と Neurofascin-155，ジャクスタパラノード (juxtaparanode) においては TAG-1 と TAG-1，そしてインターノード (internode) においては CADM3(Necl1) と CADM4(Necl4) が，それぞれ軸索表面とミエリン表面に局在し，コンパートメント特異的な接着を司っている (Girault & Peles, 2002; Corfas et al., 2004; Spiegel et al., 2007). 興味深いことにこれらの分子はすべて IgSF に属しており，神経細胞—シュワン細胞接着部位は IgSF 分子群の多様かつ重要な機能をうかがい知れる最も良い例であるといえるだろう．またこれら細胞接着分子群は，細胞骨格タンパク質，アダプタータンパク質，イオンチャネルなどと結合することにより，接着構造

の安定化，細胞内シグナル伝達カスケードの活性化にも機能している．
　(b)　軸索ガイダンス
　神経細胞は高度な極性をもった細胞である．すなわち神経細胞はその細胞体から，軸索 (axon) と樹状突起 (dendrite) という，構造および機能のまったく異なった2種類の神経突起を伸長する（2.1節参照）．軸索末端はシナプス前部を，樹状突起および細胞体はシナプス後部を形成することで神経伝達の方向性が決定され，その接着部位であるシナプスを介して神経回路網が機能する．分子局在においても，軸索と樹状突起は明らかに異なり，それぞれに特異的にソーティングされる多くの分子が存在する．これまでに神経伝達物質受容体，イオンチャネル，細胞骨格タンパク質など多くの分子ファミリーが，特異的に軸索あるいは樹状突起に局在することが報告されている．もちろん，細胞認識・接着分子群も例外ではない．軸索選択的な局在を示すものとしては，L1，TAG-1，DCC，Robo など多くの分子群が知られている．逆に樹状突起選択的な局在を示すものとしては Telencephalin(ICAM-5) を代表とする少数の分子についてのみ，報告がなされている．

　発達段階の神経細胞はこれら2種類の神経突起（軸索と樹状突起）を伸長し，各々が適切な標的細胞を認識して，最終的に機能的なシナプス結合を形成する．軸索が伸長を開始し，長い道程（たとえばヒトの錐体路などでは1mにも及ぶ軸索投射が存在する）を経て，正しい標的細胞に到達するために，多くの細胞認識・接着分子群が軸索の案内役として機能している．これらを総称して軸索ガイダンス分子群といい，1990年代，脊髄交連神経細胞の反対側への軸索投射 (Stoeckli, 1998)，網膜から上丘へと至る位置依存的軸索投射 (Lemke & Reber, 2005) の2つのモデルシステムの解析を中心として，軸索ガイダンスの基本メカニズムの解明がなされた．このうち，IgSF 分子群が特に重要な役割を果たす脊髄交連神経細胞の軸索ガイダンスについて解説する．

　交連神経細胞 (commissural neurons) は脊髄の背側に存在し，末梢からの体性感覚入力を受け取って，上位脳へとその情報を伝達する投射ニューロンである．交連神経細胞はまずその軸索を，腹側正中部に存在する一群の細胞群（フロアプレート：床板）へと向かって伸長させる．その後，軸索はフロアプレートを横切って対側へ侵入すると，90度方向転換し，吻側へ向かって投射し，その標的部位である視床にまで到達する．このような脊髄交連神経細胞の軸索ガ

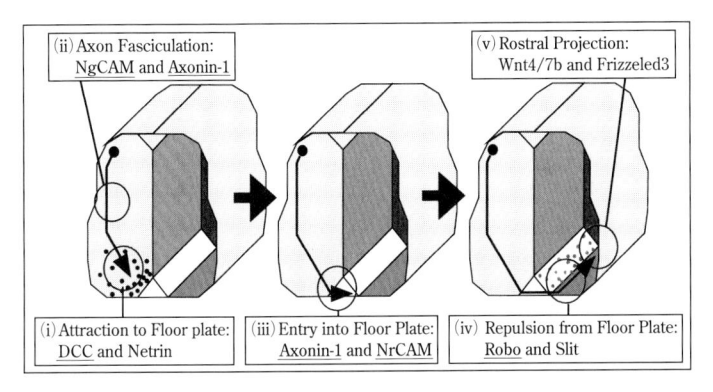

図 4.32 脊髄交連神経細胞の軸索ガイダンスメカニズム
脊髄交連神経細胞の軸索投射過程は 5 つのステップに分けられる. (i) フロアプレートへの軸索誘引, (ii) 軸索束形成, (iii) フロアプレートへの軸索侵入, (iv) フロアプレートからの軸索反発, (v) 吻側方向への軸索伸長. それぞれのステップで異なった組み合わせの細胞認識・接着分子群が機能する. 下線で示した分子は IgSF に属する.

イダンスは，少なくとも以下の 5 つのステップに分けることができ，それぞれのステップで複数の細胞認識・接着分子群が協調的に役割を果たし，機能的神経回路を形成する（図 4.32）．

(1) フロアプレートへの軸索誘引

フロアプレートは分泌性軸索誘引タンパク質 Netrin-1 を産生する．交連神経細胞軸索の成長円錐に発現する IgSF 分子の DCC(Deleted in Colorectal Cancer) は，Netrin-1 の受容体として機能し，Netrin-1 の濃度勾配を感知してフロアプレートの存在する腹側方向への軸索伸長を司る (Kennedy et al., 1994; Keino-Masu et al., 1996)．また同様に，フロアプレートから分泌される Shh(Sonic Hedgehog) もその受容体 Smo(Smoothened) を介して，交連神経細胞軸索の誘引活性を示すことが報告されている (Charron et al., 2003)．

(2) 軸索束の形成

交連神経細胞の軸索は束を形成して腹側へと向かう．この軸索束形成過程はニワトリを用いた実験系で詳細に調べられ，NgCAM（哺乳類では L1）と Axonin-1（哺乳類では TAG-1）という 2 つの IgSF 分子間の相互作用が重要であると報告されている (Stoeckli & Landmesser, 1995)．

(3) フロアプレートへの軸索侵入

腹側正中部のフロアプレートに到達した軸索は，その中へと侵入しなければ

いけない．この侵入過程においても2つのIgSF分子が機能する．すなわち，軸索上のAxonin-1とフロアプレートのNrCAMとの相互作用に依存して，軸索のフロアプレートへの侵入が起こる (Stoeckli et al., 1997)．

(4) フロアプレートからの反発

一度フロアプレートを横切って，対側の脊髄へと進んだ軸索は二度とフロアプレートに誘引されない．この現象は，軸索の成長円錐に発現するIgSF分子のRobo(Roundabout)が，フロアプレートから分泌される軸索反発分子Slitの受容体として機能することによって説明されている (Brose et al., 1999)．また同様に，フロアプレートから分泌されるSema3B/3Fもその受容体Neuropilin-2を介して，交連神経細胞軸索に対する反発活性を示すことが報告されている (Zou et al., 2000)．

(5) 吻側への軸索誘引

分泌軸索誘引タンパク質Wnt4およびWnt7aは，吻側のフロアプレートで高発現し，尾側にいくほど低いという発現の濃度勾配を示す．それらの受容体であるFrizzled3は交連神経細胞の軸索に発現しており，正中交差後の吻側方向への軸索投射に重要であることが報告されている (Lyuksyutova et al., 2003)．

以上のように軸索ガイダンス分子群の階層的制御によって，正しい標的部位への軸索投射が成し遂げられる．最近，鼻から脳へと至る嗅細胞の軸索投射過程においても，さまざまな分子によるユニークな階層的制御メカニズムが存在することが明らかとなってきた（コラム4参照）．

(c) スパイン成熟とシナプス形成

樹状突起は，軸索とはまったく異なる発達過程を経て，シナプス後部構造を形成する．とくに，中枢神経系の90%以上の興奮性シナプスにおける後シナプス構造として特徴的なスパイン（2.1.4, 6.1.3項を参照）の形成・成熟の分子メカニズムについて，これまでに多くの報告がなされてきた (Hering & Sheng, 2001)．たとえば，スパインの形成を促進し，成熟したシナプスの安定化をもたらす細胞認識・接着分子として，N-カドヘリン, Nectin, SALM, Neurexin/Neuroligin, Syndecanなどが知られている (Gerrow & El-Husseini, 2006; Takeichi, 2007)．これらの分子を神経細胞に過剰発現させると，スパイン密度の増加やスパイン頭部の大型化，それに伴うシナプス伝達効率の上昇などが起こる．逆にこれら分子の機能を欠損（遺伝子欠損マウスやsiRNAによ

るノックダウン）させると，スパイン密度の減少，スパイン頭部の小型化，シナプス伝達効率の減弱などが起こる．一方筆者らは最近，終脳特異的樹状突起局在性 IgSF 分子 Telencephalin(ICAM-5) が，スパインの前駆体である樹状突起フィロポディアの形成・維持を促進することによって，シナプスの成熟を遅らせる機能を有することを見いだした (Matsuno et al., 2006: Furutani et al., 2007)（コラム 5 参照）．これら分子群によるスパイン成熟に対するポジティブ制御およびネガティブ制御のバランスが，脳の発達の臨界期などにおける適切なシナプス形成・神経回路網構築に重要であると考えられる．

4.3.3 今後の課題

　ヒト，チンパンジー，イヌ，ラット，マウス，メダカ，ショウジョウバエ，線虫など多くの生物種の全ゲノム構造が明らかとなったいま，生物学のすべての研究領域は新たな局面を迎えている．もちろん脳科学もその例外ではない．ゲノム配列をもとにした in silico 解析から，すべての機能タンパク質の構造が明らかとなり，系統だった分類がなされ，さらに脳におけるそれらの詳細な発現パターンまでもがデータベース化され，クリック 1 つで in situ ハイブリダイゼーションの画像データがコンピューターの画面上に現れる．これまでの多くの細胞認識分子・接着分子群についての研究は，1 つ 1 つの分子に着目して，その構造・発現・機能を詳細に解析するというものであった．たとえば，タンパク質の精製，cDNA クローニング，in situ ハイブリダイゼーション，免疫組織化学，培養系での機能解析，ノックアウトマウス作製，in vivo での表現型の確認など，早くて 5 年，遅ければ一生かかっても終わらない研究であった．しかしながら 21 世紀となったいま，超効率的・系統的・迅速なさまざまなツールを利用しないのは，やはり得策とはいえない．上述した遺伝子の構造や発現パターンの網羅的データベースとともに，近年飛躍的な進歩を遂げたプロテオミクス技術や DNA マイクロアレイ技術などを最大限活用すべきである．とくに細胞認識・接着分子群については，細胞外マトリックス，細胞内情報伝達カスケード，細胞骨格系などさまざまな分子からなる大きな複合体を形成して機能すると考えられており，2 次元電気泳動や質量分析による個々のコンポーネントの網羅的・統合的プロテオミクス解析が大きな力を発揮するであろう．

コラム 4　細胞認識・接着分子群の階層的制御による神経ネットワーク形成——嗅覚神経系をモデルシステムとして

　鼻腔に入ってくる多種多様な匂い分子は，嗅上皮に並ぶ嗅細胞の繊毛に発現する嗅覚受容体に結合する．マウスでは約 1000 種類の嗅覚受容体遺伝子が存在するが，個々の嗅細胞はそれらの中からたった 1 種類を選択することにより，特定の構造をもった匂い分子に対してチューニングされる（1 細胞—1 受容体ルール）．嗅細胞は受容した匂い分子の情報を電気信号に変換し，1 本の軸索を介して脳の最も前方に位置する嗅球へと伝える．マウス嗅球の表面には約 2000 個の糸球体が 2 次元的に配列されており，同じ嗅覚受容体を発現した嗅細胞の軸索はたった 2 つの標的糸球体に集束して投射する（特定糸球体への軸索集束ルール）．このような精緻な神経配線によって，嗅球における「匂い地図」が形成され (Mori et al., 1999)，その過程には多様な細胞認識・接着分子群による階層的軸索ガイダンス機構が必要であることが最近明らかとなってきた（図 4.33）．

(1)　嗅上皮から嗅球への軸索の伸長

　嗅細胞が嗅上皮の外へと軸索を伸ばすために，Cxcl12 ケモカインとその受容体 Cxcr4

(1) 予定嗅球領域への軸索伸長　(2) 嗅神経層での軸索の分配　(3) 標的糸球への軸索の集束

Cxcl12/Cxcr4*
Slit/Robo2*

Sema3A/NP-1

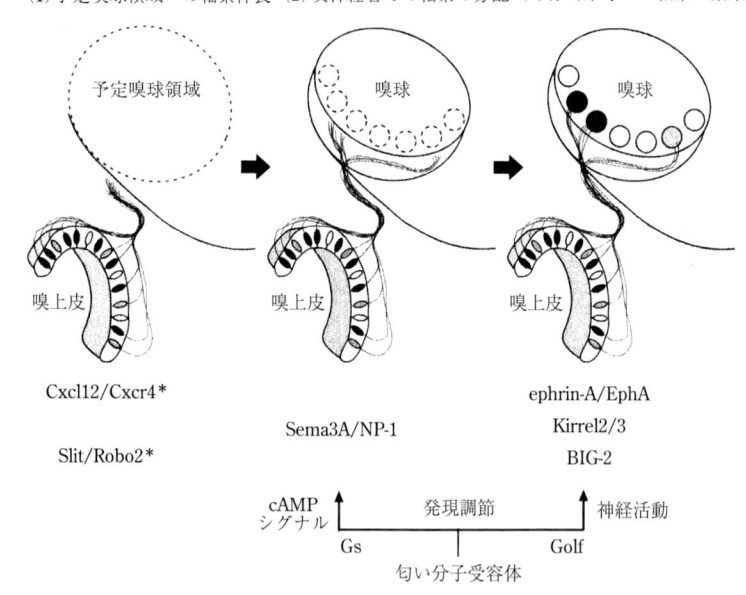

ephrin-A/EphA
Kirrel2/3
BIG-2

cAMP シグナル　発現調節　神経活動
Gs　　匂い分子受容体　　Golf

図 4.33　細胞認識・接着分子群による嗅細胞軸索投射の階層的制御

　嗅細胞の軸索が標的糸球体へと到達するまでの過程は 3 つのステップに分けられる．それぞれのステップに関与することが報告されている分子を記載した（*はゼブラフィッシュにおける知見，それ以外はマウスにおける知見）．

が必要であることがゼブラフィッシュを用いた実験で明らかとなった (Miyasaka et al., 2007). Cxcl12 は軸索の通り道である嗅上皮—終脳境界領域および予定嗅球付近に発現し, Cxcr4 を発現する嗅細胞軸索の伸長に permissive な環境を提供する. Cxcr4 の機能を欠損したゼブラフィッシュ (odysseus) では, 嗅上皮の外へと軸索が伸長できなくなってしまう.

嗅上皮から伸び出した軸索が次に嗅球の方向へと正しく投射するために, Slit/Robo システムが必要であることが明らかとなった (Miyasaka et al., 2005). 嗅細胞軸索には Robo2 が発現しており, そのリガンドである軸索反発分子 Slit は嗅上皮から嗅球への軸索の通り道を取り囲むように分布している. すなわち嗅細胞の軸索は, 周囲に存在する Slit を回避しながら嗅球へと投射していく. Robo の機能を欠損したゼブラフィッシュ (astray) では, 一部の嗅細胞軸索が間脳まで到達したり, 正中部を横切って対側へと到達したりしてしまう.

(2) 嗅球表層での軸索の分配

嗅細胞の軸索は嗅球へ到達すると, 標的糸球体の位置に応じて大まかに分配される. この過程において, Semaphorin/Neuropilin システムが重要な役割を果たす. マウス嗅細胞における Neuropilin-1 の発現は GTP 結合タンパク質の Gs を介した cAMP レベルに依存しており, Neuropilin-1 陽性の軸索は, 嗅球表面の一部のグリア細胞に発現する Sema3A を避けるようにして, 嗅球の後方側へと投射する (Paterkamp et al., 1999; Imai et al., 2006). Sema3A 遺伝子欠損マウスにおいては, 嗅球の匂い地図が歪曲してしまうことが報告されている (Schwarting et al., 2000; Taniguchi et al, 2003).

(3) 標的糸球体への軸索の集束

同じ嗅覚受容体を発現する嗅細胞の軸索は最終的に特定の標的糸球体へと集束する. 「匂い地図」完成のための精密な神経配線が, ephrin-A3/A5 と EphA5 を相補的に発現する軸索間の反発, IgSF 分子である Kirrel2 あるいは Kirrel3 を発現する各々の軸索のホモフィリックな接着, さらには IgSF 分子である BIG-2 を発現する軸索とその未知リガンドを発現する軸索によるヘテロフィリックな接着など, 細胞認識・接着分子群の組み合わせコードによって成し遂げられると考えられる (Cutforth et al., 2003; Serizawa et al., 2006; Kaneko-Goto et al., in press). BIG-2 遺伝子欠損マウスにおいては, 同じ嗅覚受容体を発現する嗅細胞の軸索が標的糸球体へと集束できずに, 複数の小さな糸球体に分散してしまうという表現型が観察される. これら分子の発現は嗅細胞における嗅覚受容体の選択と密に関連しており, 嗅覚受容体, Golf, アデニリルシクラーゼ, サイクリックヌクレオチド依存性カチオンチャネルという一連のシグナル伝達カスケードを介した嗅細胞の神経活動によって調節されている.

コラム 5　Telencephalin，樹状突起フィロポディア，脳の柔らかさ

これまでに数多く発見・解析されてきた神経系の IgSF 分子群の中で，Telencephalin は以下のような 4 つの特徴をもったユニークな接着分子である (Mori et al., 1987; Yoshihara et al., 1994; Mitsui et al., 2005; Mitsui et al., 2007). ①哺乳類のみに存在する．②終脳（海馬，大脳皮質，扁桃体，嗅球など）特異的に発現する．③スパインを有する神経細胞のみに発現する．④樹状突起に選択的に局在する．1987 年の発見以来，Telencephalin は脳の高次機能に関わる細胞認識・接着分子である可能性が示唆されてきたが，ようやく最近，その機能の一端が明らかとなった．

生後 1 週頃のマウス海馬ニューロンの形態を詳細に観察すると，その樹状突起上にまるでバラの棘のような細長い突起がたくさん存在していることがわかる．この突起構造は樹状突起フィロポディアと呼ばれ，脳の神経回路形成初期の未成熟なニューロンに豊富にみられる．樹状突起フィロポディアはその中にアクチンフィラメントを含んでおり，その重合と脱重合によって伸長と退縮を繰り返すことができる非常に運動性・柔軟性に富んだ構造となっている．培養した海馬ニューロンの樹状突起フィロポディアをタイムラプス観察すると，フィロポディアは絶えず運動しており，あたかも正しいシナプスパー

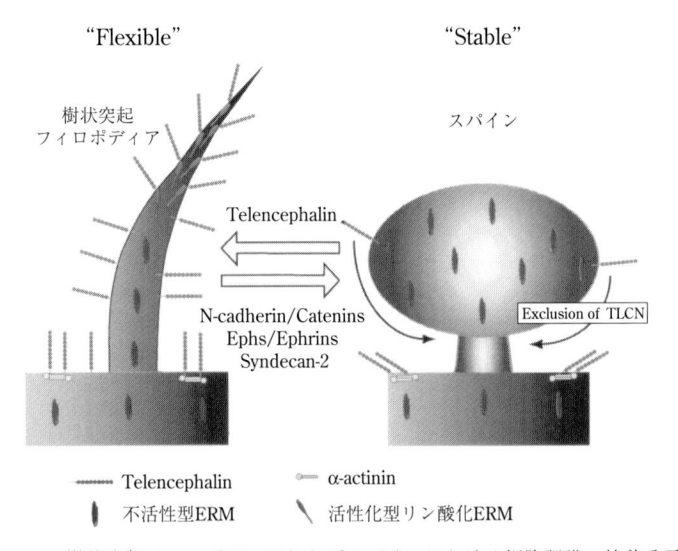

図 4.34　樹状突起フィロポディアおよびスパインにおける細胞認識・接着分子群

　樹状突起フィロポディアは発達期の脳に豊富にみられる運動性に富むフレキシブルな突起構造である．その形成には Telencephalin と活性化型リン酸化 ERM タンパク質の相互作用が重要な役割を果たす．フィロポディアからスパインへの移行過程では，Telencephalin に代わってカドヘリンなど他の細胞認識・接着分子群が突起内へと侵入することにより機能して安定なシナプス構造を形成する．また Telencephalin は樹状突起のシャフトで α-actinin とも結合する．

トナーを探索しているかのように見える．そして他のニューロンの軸索と未熟なシナプス結合を形成すると，フィロポディアはその後，スパインといわれるキノコ型の形態へと構造的かつ機能的に成熟し，軸索とのシナプス結合は安定なものへと変化する．すなわち樹状突起フィロポディアはスパインの前駆構造である．

　Telencephalin はこのような樹状突起フィロポディアに豊富に存在しているが，後期にみられる成熟したスパインでは発現量が大きく減少する．Telencephalin の細胞内領域は ERM(Ezrin/Radixin/Moesin) アクチン結合タンパク質に結合することによって，樹状突起の形態に大きな変化を起こす (Furutani et al., 2007)．たとえば Telencephalin を培養海馬ニューロンに過剰発現させると，樹状突起フィロポディアの数が劇的に増加し，逆にスパインの数が減少する．逆に，Telencephalin 遺伝子欠損マウスにおいては，野生型マウスに比してフィロポディア数が少なく，スパインへの成熟が加速されている．また成体の Telencephalin 遺伝子欠損マウスの海馬においては，野生型マウスに比べて，より大きな頭部をもったスパインが多数観察される (Matsuno et al., 2006)．一般にスパイン頭部の大きさは，そのシナプスのグルタミン酸感受性，伝達効率，安定性を決定する重要な因子であるといわれている．このことから Telencephalin が欠損すると，過度に安定な「固い」シナプスが多くなってしまうと考えることができ，成体脳においても Telencephalin が脳に「柔らかさ」を与えるという重要な役割を果たしている可能性が示唆される（図 4.34）．

参考文献

[1] Adachi N, Kohara K, Tsumoto T (2005) Difference in trafficking of brain-derived neurotrophic factor between axons and dendrites of cortical neurons, revealed by live-cell imaging. *BMC Neurosci* **6**: 42.

[2] Altar CA, Cai N, Bliven T, Juhasz M, Conner JM, Acheson AL, Lindsay RM, Wiegand SJ (1997) Anterograde transport of brain-derived neurotrophic factor and its role in the brain. *Nature* **389**: 856–860.

[3] Balkowiec A, Katz DM (2002) Cellular mechanisms regulating activity-dependent release of native brain-derived neurotrophic factor from hippocampal neurons. *J Neurosci* **22**: 10399–10407.

[4] Barde YA, Edgar D, Thoenen H (1982) Purification of a new neurotrophic factor from mammalian brain. *Embo J* **1**: 549–553.

[5] Bartoletti A, Cancedda L, Reid SW, Tessarollo L, Porciatti V, Pizzorusso T, Maffei L (2002) Heterozygous knock-out mice for brain-derived neurotrophic factor show a pathway-specific impairment of long-term potentiation but normal critical period for monocular deprivation. *J Neurosci* **22**: 10072–10077.

[6] Bates B, Rios M, Trumpp A, Chen C, Fan G, Bishop JM, Jaenisch R (1999) Neurotrophin-3 is required for proper cerebellar development. *Nat Neurosci* **2**: 115–117.

[7] Bibel M, Barde YA (2000) Neurotrophins: key regulators of cell fate and cell shape in the vertebrate nervous system. *Genes Dev* **14**: 2919–2937.

[8] Bichet D, Haass FA and Jan LY (2003) Merging functional studies with structures of inward-rectifier K+ channels, *Nature Rev. Neuroscience* **4**: 957–967.

[9] Bredt DS, Nicoll RA (2003) AMPA receptor trafficking at excitatory synapses. *Neuron* **40**: 361–379.

[10] Brose K, Bland KS, Wang KH, Arnott D, Henzel W, Goodman CS (1999) Tessier-Lavigne M, Kidd T. Slit proteins bind Robo receptors and have an evolutionarily conserved role in repulsive axon guidance. *Cell* **96**: 795–806.

[11] Brummendorf T, Rathjen F (1994) *Protein Profile: Cell Adhesion Molecules 1: Immunoglobulin Superfamily*, Academic Press, London, UK.

[12] Cabelli RJ, Hohn A, Shatz CJ (1995) Inhibition of ocular dominance column formation by infusion of NT-4/5 or BDNF. *Science* **267**: 1662–1666.

[13] Canossa M, Gartner A, Campana G, Inagaki N, Thoenen H (2001) Regulated secretion of neurotrophins by metabotropic glutamate group I (mGluRI) and Trk receptor activation is mediated via phospholipase C signalling pathways. *Embo J* **20**: 1640–1650.

[14] Canossa M, Griesbeck O, Berninger B, Campana G, Kolbeck R, Thoenen H (1997) Neurotrophin release by neurotrophins: implications for activity-dependent neuronal plasticity. *Proc Natl Acad Sci USA* **94**: 13279–13286.

[15] Carter AR, Berry EM, Segal RA (2003) Regional expression of p75NTR contributes to neurotrophin regulation of cerebellar patterning. *Mol Cell Neurosci* **22**: 1–13.

[16] Carter AR, Chen C, Schwartz PM, Segal RA (2002) Brain-derived neurotrophic factor modulates cerebellar plasticity and synaptic ultrastructure. *J Neurosci* **22**: 1316–1327.

[17] Catterall WA (2000) From ionic currents to molecular mechanisms: The structure and function of voltage-gated sodium channels. *Neuron* **26**: 13–25.

[18] Chang Q, Khare G, Dani V, Nelson S, Jaenisch R (2006) The disease progression of Mecp2 mutant mice is affected by the level of BDNF expression. *Neuron* **49**: 341–348.

[19] Charron F, Stein E, Jeong J, McMahon AP (2003) Tessier-Lavigne M. The morphogen sonic hedgehog collaborates with netrin-1 to guide axons in the spinal cord.

[20] Chen WG, Chang Q, Lin Y, Meissner A, West AE, Griffith EC, Jaenisch R, Greenberg ME (2003) Derepression of BDNF transcription involves calcium-dependent phosphorylation of MeCP2. *Science* **302**: 885–889.

[21] Chen ZY, Ieraci A, Teng H, Dall H, Meng CX, Herrera DG, Nykjaer A, Hempstead BL, Lee FS (2005) Sortilin controls intracellular sorting of brain-derived neurotrophic factor to the regulated secretory pathway. *J Neurosci* **25**: 6156–6166.

[22] Chen ZY, Jing D, Bath KG, Ieraci A, Khan T, Siao CJ, Herrera DG, Toth M, Yang C, McEwen BS, Hempstead BL, Lee FS (2006) Genetic variant BDNF (Val66Met) polymorphism alters anxiety-related behavior. *Science* **314**: 140–143.

[23] Chen ZY, Patel PD, Sant G, Meng CX, Teng KK, Hempstead BL, Lee FS (2004) Variant brain-derived neurotrophic factor (BDNF) (Met66) alters the intracellular trafficking and activity-dependent secretion of wild-type BDNF in neurosecretory cells and cortical neurons. *J Neurosci* **24**: 4401–4411.

[24] Conner JM, Lauterborn JC, Yan Q, Gall CM, Varon S (1997) Distribution of brain-derived neurotrophic factor (BDNF) protein and mRNA in the normal adult rat CNS: evidence for anterograde axonal transport. *J Neurosci* **17**: 2295–2313.

[25] Conover JC, Erickson JT, Katz DM, Bianchi LM, Poueymirou WT, McClain J, Pan L, Helgren M, Ip NY, Boland P, et al. (1995) Neuronal deficits, not involving motor neurons, in mice lacking BDNF and/or NT4. *Nature* **375**: 235–238.

[26] Corfas G, Velardez MO, Ko CP, Ratner N, Peles E (2004) Mechanisms and roles of axon-Schwann cell interactions. *J Neurosci* **24**: 9250–9260.

[27] Crowley C, Spencer SD, Nishimura MC, Chen KS, Pitts-Meek S, Armanini MP, Ling LH, McMahon SB, Shelton DL, Levinson AD, et al. (1994) Mice lacking nerve growth factor display perinatal loss of sensory and sympathetic neurons yet develop basal forebrain cholinergic neurons. *Cell* **76**: 1001–1011.

[28] Cunningham BA, Hemperly JJ, Murray BA, Prediger EA, Brackenbury R, Edelman GM (1987) Neural cell adhesion molecule: structure, immunoglobulin-like domains, cell surface modulation and alternative RNA splicing. *Science* **236**: 799–806.

[29] Cutforth T, Moring L, Mendelsohn M, Nemes A, Shah NM, Kim MM, Frisen J, Axel R (2003) Axonal ephrin-As and odorant receptors: coordinate determination of the olfactory sensory map. *Cell* **114**: 311–322.

[30] Dechant G, Barde YA (2002) The neurotrophin receptor p75(NTR): novel functions and implications for diseases of the nervous system. *Nat Neurosci* **5**: 1131–1136.

[31] Egan MF, Kojima M, Callicott JH, Goldberg TE, Kolachana BS, Bertolino A, Zaitsev E, Gold B, Goldman D, Dean M, Lu B, Weinberger DR (2003) The BDNF val66met polymorphism affects activity-dependent secretion of BDNF and human memory and hippocampal function. *Cell* **112**: 257–269.

[32] Einarsdottir E, Carlsson A, Minde J, Toolanen G, Svensson O, Solders G, Holmgren

G, Holmberg D, Holmberg M (2004) A mutation in the nerve growth factor beta gene (NGFB) causes loss of pain perception. *Hum Mol Genet* **13**: 799–805.

[33] Ernfors P, Lee KF, Kucera J, Jaenisch R (1994) Lack of neurotrophin-3 leads to deficiencies in the peripheral nervous system and loss of limb proprioceptive afferents. *Cell* **77**: 503–512.

[34] Fan G, Egles C, Sun Y, Minichiello L, Renger JJ, Klein R, Liu G, Jaenisch R (2000) Knocking the NT4 gene into the BDNF locus rescues BDNF deficient mice and reveals distinct NT4 and BDNF activities. *Nat Neurosci* **3**: 350–357.

[35] Frade JM (2005) Nuclear translocation of the p75 neurotrophin receptor cytoplasmic domain in response to neurotrophin binding. *J Neurosci* **25**: 1407–1411.

[36] Furutani Y, Matsuno H, Kawasaki M, Sasaki T, Mori K, Yoshihara Y (2007) Interaction between telencephalin and ERM family proteins mediates dendritic filopodia formation. *J Neurosci* **27**: 8866–8876.

[37] Gahmberg CG (1997) Leukocyte adhesion: CD11/CD18 integrins and intercellular adhesion molecules. *Curr Opin CellBiol* **9**: 643–650.

[38] Gall CM, Isackson PJ (1989) Limbic seizures increase neuronal production of messenger RNA for nerve growth factor. *Science* **245**: 758–761.

[39] Gall CM, Lynch G (2004) Integrins, synaptic plasticity and epileptogenesis. *Adv Exp Med Biol* **548**: 12–33.

[40] Gerrow K, El-Husseini A (2006) Cell adhesion molecules at the synapse. *Front Biosci* **11**: 2400–2419.

[41] Ginty DD, Segal RA (2002) Retrograde neurotrophin signaling: Trk-ing along the axon. Curr Opin *Neurobiol* **12**: 268–274.

[42] Girault JA, Peles E (2002) Development of nodes of Ranvier. Curr. Opin. *Neurobiol* **12**: 476–485.

[43] Goodman LJ, Valverde J, Lim F, Geschwind MD, Federoff HJ, Geller AI, Hefti F (1996) Regulated release and polarized localization of brain-derived neurotrophic factor in hippocampal neurons. *Mol Cell Neurosci* **7**: 222–238.

[44] Grishanin RN, Kowalchyk JA, Klenchin VA, Ann K, Earles CA, Chapman ER, Gerona RR, Martin TF (2004) CAPS acts at a prefusion step in dense-core vesicle exocytosis as a PIP2 binding protein. *Neuron* **43**: 551–562.

[45] Hagiwara S, Naka K (1964) The initiation of spike potential in barnacle muscle fibers under low intracellular Ca^{++}. *J Gen Physiol* **48**: 141–162.

[46] Hama H, Hara C, Yamaguchi K, Miyawaki A (2004) PKC signaling mediates global enhancement of excitatory synaptogenesis in neurons triggered by local contact with astrocytes. *Neuron* **41**: 405–415.

[47] Harrington AW, Leiner B, Blechschmitt C, Arevalo JC, Lee R, Morl K, Meyer M, Hempstead BL, Yoon SO, Giehl KM (2004) Secreted proNGF is a pathophysiolog-

ical death-inducing ligand after adult CNS injury. *Proc Natl Acad Sci USA* **101**: 6226–6230.

[48] Hartmann M, Heumann R, Lessmann V (2001) Synaptic secretion of BDNF after high-frequency stimulation of glutamatergic synapses. *Embo J* **20**: 5887–5897.

[49] Hering H, Sheng M (2001) Dendritic spines: structure, dynamics and regulation. *Nat Rev Neurosci* **2**: 880–888.

[50] Heymach JV, Jr., Kruttgen A, Suter U, Shooter EM (1996) The regulated secretion and vectorial targeting of neurotrophins in neuroendocrine and epithelial cells. *J Biol Chem* **271**: 25430–25437.

[51] Hodgikin AL, Huxley AF (1952) A quantitative description of membrane current and its application to conduction and excitation in nerve. *J Physiol* **117**: 500–544.

[52] Hofer M, Pagliusi SR, Hohn A, Leibrock J, Barde YA (1990) Regional distribution of brain-derived neurotrophic factor mRNA in the adult mouse brain. *Embo J* **9**: 2459–2464.

[53] Honore E (2007) The neuronal background K2P channels: focus on TREK1, Nature Rev. *Neuroscience* **8**: 251–261.

[54] Hsieh H, Boehm J, Sato C, Iwatsubo T, Tomita T, Sisodia S, Malinow R (2006) AMPAR removal underlies Ab-induced synaptic depression and dendritic spine loss. *Neuron* **52**: 831–843.

[55] Huang EJ, Reichardt LF (2003) Trk receptors: roles in neuronal signal transduction. *Annu Rev Biochem* **72**: 609–642.

[56] Huang ZJ, Kirkwood A, Pizzorusso T, Porciatti V, Morales B, Bear MF, Maffei L, Tonegawa S (1999) BDNF regulates the maturation of inhibition and the critical period of plasticity in mouse visual cortex. *Cell* **98**: 739–755.

[57] Hynes RO (1987) Integrins: a family of cell surface receptors. *Cell* **48**: 549–554.

[58] Ichikawa D, Tabuchi A, Taoka A, Tsuchiya T, Tsuda M (1998) Attenuation of cell death mediated by membrane depolarization different from that by exogenous BDNF in cultured mouse cerebellar granule cells. *Brain Res Mol Brain Res* **56**: 218–226.

[59] Imai T, Suzuki M, Sakano H (2006) Odorant receptor-derived cAMP signals direct axonal targeting. *Science* **314**: 657–661.

[60] Indo Y, Tsuruta M, Hayashida Y, Karim MA, Ohta K, Kawano T, Mitsubuchi H, Tonoki H, Awaya Y, Matsuda I (1996) Mutations in the TRKA/NGF receptor gene in patients with congenital insensitivity to pain with anhidrosis. *Nat Genet* **13**: 485–488.

[61] Isackson PJ, Huntsman MM, Murray KD, Gall CM (1991) BDNF mRNA expression is increased in adult rat forebrain after limbic seizures: temporal patterns of induction distinct from NGF. *Neuron* **6**: 937–948.

[62] Ito M (2006) Cerebellar circuitry as a neuronal machine. Progress in *Neurobiol* **78**: 272–303
[63] Jahn R, Scheller RH (2006) SNAREs-engines for membrane fusion. *Nature Rev Mol Cell Biol* **7**: 631–643.
[64] Jones KR, Farinas I, Backus C, Reichardt LF (1994) Targeted disruption of the BDNF gene perturbs brain and sensory neuron development but not motor neuron development. *Cell* **76**: 989–999.
[65] Kaneko-Goto T, Yoshihara S, Miyazaki H, Yoshihara Y *BIG-2 mediates olfactory axon convergence to target glomeruli*. *Neuron* (in press).
[66] Karamohamed S, Latourelle JC, Racette BA, Perlmutter JS, Wooten GF, Lew M, Klein C, Shill H, Golbe LI, Mark MH, Guttman M, Nicholson G, Wilk JB, Saint-Hilaire M, DeStefano AL, Prakash R, Tobin S, Williamson J, Suchowersky O, Labell N, Growdon BN, Singer C, Watts R, Goldwurm S, Pezzoli G, Baker KB, Giroux ML, Pramstaller PP, Burn DJ, Chinnery P, Sherman S, Vieregge P, Litvan I, Gusella JF, Myers RH, Parsian A (2005) BDNF genetic variants are associated with onset age of familial Parkinson disease: GenePD Study. *Neurology* **65**: 1823–1825.
[67] Katoh-Semba R, Semba R, Takeuchi IK, Kato K (1998) Age-related changes in levels of brain-derived neurotrophic factor in selected brain regions of rats, normal mice and senescence-accelerated mice: a comparison to those of nerve growth factor and neurotrophin-3. *Neurosci Res* **31**: 227–234.
[68] Katoh-Semba R, Takeuchi IK, Semba R, Kato K (2000) Neurotrophin-3 controls proliferation of granular precursors as well as survival of mature granule neurons in the developing rat cerebellum. *J Neurochem* **74**: 1923–1930.
[69] Katz B (1969) *The release of neural transmitter substances*. The Sherrington Lecture X, Liverpool Univ. Press, Liverpool.
[70] Keino-Masu K, Masu M, Hinck L, Leonardo ED, Chan SS, Culotti JG (1996) Tessier-Lavigne M. Deleted in Colorectal Cancer (DCC) encodes a netrin receptor. *Cell* **87**: 175–185.
[71] Kennedy TE, Serafini T, de la Torre JR, Tessier-Lavigne M (1994) Netrins are diffusible chemotropic factors for commissural axons in the embryonic spinal cord. *Cell* **78**: 425–435.
[72] Kim E. & Sheng M. (2004) PDZ domain proteins of synapses. Nature Rev. *Neurosci* **5**: 771–781.
[73] Klein R, Silos-Santiago I, Smeyne RJ, Lira SA, Brambilla R, Bryant S, Zhang L, Snider WD, Barbacid M (1994) Disruption of the neurotrophin-3 receptor gene trkC eliminates Ia muscle afferents and results in abnormal movements. *Nature* **368**: 249–251.
[74] Kohara K, Kitamura A, Morishima M, Tsumoto T (2001) Activity-dependent transfer of brain-derived neurotrophic factor to postsynaptic neurons. *Science* **291**:

2419–2423.
[75] Kohmura N, Senzaki K, Hamada S, Kai N, Yasuda R, Watanabe M, Ishii H, Yasuda M, Mishina M, Yagi T. (1998) Diversity revealed by a novel family of cadherins expressed in neurons at a synaptic complex. *Neuron* **20**: 1137–1151.
[76] Kojima M (2004) A SNP in BDNF gene is associated with human memory and BDNF secretion. *Seikagaku* **76**: 662–666.
[77] Kojima M, Takei N, Numakawa T, Ishikawa Y, Suzuki S, Matsumoto T, Katoh-Semba R, Nawa H, Hatanaka H (2001) Biological characterization and optical imaging of brain-derived neurotrophic factor-green fluorescent protein suggest an activity-dependent local release of brain-derived neurotrophic factor in neurites of cultured hippocampal neurons. *J Neurosci* Res **64**: 1–10.
[78] Korte M, Carroll P, Wolf E, Brem G, Thoenen H, Bonhoeffer T (1995) Hippocampal long-term potentiation is impaired in mice lacking brain-derived neurotrophic factor. *Proc Natl Acad Sci USA* **92**: 8856–8860.
[79] Kuba H, Ishii TM, Ohmori H (2006) Axonal site of spike initiation enhances auditory coincidence detection. *Nature* **444**: 1069–1072.
[80] Languino LR, Plescia J, Duperray A, Brian AA, Plow EF, Geltosky JE, Altieri DC (1993) Fibrinogen mediates leukocyte adhesion to vascular endothelium through an ICAM-1-dependent pathway. *Cell* **73**: 1423–1434.
[81] Larkfors L, Lindsay RM, Alderson RF (1996) Characterization of the responses of Purkinje cells to neurotrophin treatment. *J Neurochem* **66**: 1362–1373.
[82] Ledda F, Paratcha G, Sandoval-Guzman T, Ibanez CF (2007) GDNF and GFRα1 promote formation of neuronal synapses by ligand-induced cell adhesion. *Nat Neurosci* **10**: 293–300.
[83] Lee KF, Li E, Huber LJ, Landis SC, Sharpe AH, Chao MV, Jaenisch R (1992) Targeted mutation of the gene encoding the low affinity NGF receptor p75 leads to deficits in the peripheral sensory nervous system. *Cell* **69**: 737–749.
[84] Lee R, Kermani P, Teng KK, Hempstead BL (2001) Regulation of cell survival by secreted proneurotrophins. *Science* **294**: 1945–1948.
[85] Leingartner A, Heisenberg CP, Kolbeck R, Thoenen H, Lindholm D (1994) Brain-derived neurotrophic factor increases neurotrophin-3 expression in cerebellar granule neurons. *J Biol Chem* **269**: 828–830.
[86] Lemke G, Reber M (2005) Retinotectal mapping: new insights from molecular genetics. *Annu Rev Cell Dev Biol* **21**: 551–580.
[87] Lessmann V, Gottmann K, Malcangio M (2003) Neurotrophin secretion: current facts and future prospects. *Prog Neurobiol* **69**: 341–374.
[88] Levi-Montalcini R (1966) The nerve growth factor: its mode of action on sensory and sympathetic nerve cells. *Harvey Lect* **60**: 217–259.

[89] Li Y, Jia YC, Cui K, Li N, Zheng ZY, Wang YZ, Yuan XB (2005) Essential role of TRPC channels in the guidance of nerve growth cones by brain-derived neurotrophic factor. *Nature* **434**: 894–898.

[90] Liang FQ, Allen G, Earnest D (2000) Role of brain-derived neurotrophic factor in the circadian regulation of the suprachiasmatic pacemaker by light. *J Neurosci* **20**: 2978–2987.

[91] Lindholm D, Castren E, Tsoulfas P, Kolbeck R, Berzaghi Mda P, Leingartner A, Heisenberg CP, Tessarollo L, Parada LF, Thoenen H (1993) Neurotrophin-3 induced by tri-iodothyronine in cerebellar granule cells promotes Purkinje cell differentiation. *J Cell Biol* **122**: 443–450.

[92] Liu X, Ernfors P, Wu H, Jaenisch R (1995) Sensory but not motor neuron deficits in mice lacking NT4 and BDNF. *Nature* **375**: 238–241.

[93] Lou H, Kim SK, Zaitsev E, Snell CR, Lu B, Loh YP (2005) Sorting and activity-dependent secretion of BDNF require interaction of a specific motif with the sorting receptor carboxypeptidase e. *Neuron* **45**: 245–255.

[94] Lu B, Pang PT, Woo NH (2005) The yin and yang of neurotrophin action. *Nat Rev Neurosci* **6**: 603–614.

[95] Lu B, Su Y, Das S, Liu J, Xia J, Ren D. (2007) The neuronal channel NALCN contributes resting sodium permeability and is required for normal respiratory rhythm. *Cell* **129**: 371–383.

[96] Lyuksyutova AI, Lu CC, Milanesio N, King LA, Guo N, Wang Y, Nathans J, Tessier-Lavigne M, Zou Y (2003) Anterior-posterior guidance of commissural axons by Wnt-frizzled signaling. *Science* **302**: 1984–1988.

[97] MacKinnon R (2003) *Potassium channels and the atmic basis of selective ion conduction*. Nobel Lecture.

[98] Martinez A, Alcantara S, Borrell V, Del Rio JA, Blasi J, Otal R, Campos N, Boronat A, Barbacid M, Silos-Santiago I, Soriano E (1998) TrkB and TrkC signaling are required for maturation and synaptogenesis of hippocampal connections. *J Neurosci* **18**: 7336–7350.

[99] Martinowich K, Hattori D, Wu H, Fouse S, He F, Hu Y, Fan G, Sun YE (2003) DNA methylation-related chromatin remodeling in activity-dependent BDNF gene regulation. *Science* **302**: 890–893.

[100] Matsuno H, Okabe S, Mishina M, Yanagida T, Mori K, Yoshihara Y (2006) Telencephalin slows spine maturation. *J Neurosci* **26**: 1776–1786.

[101] McAllister AK, Lo DC, Katz LC (1995) Neurotrophins regulate dendritic growth in developing visual cortex. *Neuron* **15**: 791–803.

[102] Menn B, Timsit S, Represa A, Mateos S, Calothy G, Lamballe F (2000) Spatiotemporal expression of noncatalytic TrkC NC2 isoform during early and late CNS neurogenesis: a comparative study with TrkC catalytic and p75NTR recep-

tors. Eur *J Neurosci* **12**: 3211–3223.

[103] Michel S, Clark JP, Ding JM, Colwell CS (2006) Brain-derived neurotrophic factor and neurotrophin receptors modulate glutamate-induced phase shifts of the suprachiasmatic nucleus. *Eur J Neurosci* **24**: 1109–1116.

[104] Milner R, Campbell IL (2002) The integrin family of cell adhesion molecules has multiple functions within the CNS. *J Neurosci Res* **69**: 286–291.

[105] Minichiello L, Klein R (1996) TrkB and TrkC neurotrophin receptors cooperate in promoting survival of hippocampal and cerebellar granule neurons. *Genes Dev* **10**: 2849–2858.

[106] Mitsui S, Saito M, Hayashi K, Mori K, Yoshihara Y (2005) A novel phenylalanine-based targeting signal directs telencephalin to neuronal dendrites. *J Neurosci* **25**: 1122–1131.

[107] Mitsui S, Saito M, Mori K, Yoshihara Y (2007) A transcriptional enhancer that directs telencephalon-specific transgene expression in mouse brain. *Cereb Cortex* **17**: 522–530.

[108] Miyasaka N, Knaut H, Yoshihara Y (2007) Cxcl12/Cxcr4 chemokine signaling is required for placode assembly and sensory axon pathfinding in the zebrafish olfactory system. *Development* **134**: 2459–2468.

[109] Miyasaka N, Sato Y, Yeo SY, Hutson LD, Chien CB, Okamoto H, Yoshihara Y (2005) Robo2 is required for establishment of a precise glomerular map in the zebrafish olfactory system. *Development* **132**: 1283–1293.

[110] Mori K, Fujita SC, Watanabe Y, Obata K, Hayaishi O (1987) Telencephalon-specific antigen identified by a monoclonal antibody. *Proc Natl Acad Sci USA* **84**: 3921–3925.

[111] Mori K, Nagao H, Yoshihara Y (1999) The olfactory bulb: coding and processing of odor molecule information. *Science* **286**: 711–715.

[112] Mount HT, Dreyfus CF, Black IB (1994) Neurotrophin-3 selectively increases cultured Purkinje cell survival. *Neuroreport* **5**: 2497–2500.

[113] Mowla SJ, Pareek S, Farhadi HF, Petrecca K, Fawcett JP, Seidah NG, Morris SJ, Sossin WS, Murphy RA (1999) Differential sorting of nerve growth factor and brain-derived neurotrophic factor in hippocampal neurons. *J Neurosci* **19**: 2069–2080.

[114] Nakada C, Ritchie K, Oba Y, Nakamura M, Hotta Y, Iino R, Kasai RS, Yamaguchi K, Fujiwara T, Kusumi A (2003) Accumulation of anchored proteins forms membrane diffusion barriers during neuronal polarization. *Nat Cell Biol* **5**: 626–632.

[115] Neves-Pereira M, Cheung JK, Pasdar A, Zhang F, Breen G, Yates P, Sinclair M, Crombie C, Walker N, St Clair DM (2005) BDNF gene is a risk factor for schizophrenia in a Scottish population. *Mol Psychiatry* **10**: 208–212.

[116] Nowycky MC, Fox AP, Tsien RW (1985) Three types of neuronal calcium channel with different calcium agonist sensitivity. *Nature* **316**: 440–443.

[117] Nykjaer A, Lee R, Teng KK, Jansen P, Madsen P, Nielsen MS, Jacobsen C, Kliemannel M, Schwarz E, Willnow TE, Hempstead BL, Petersen CM (2004) Sortilin is essential for proNGF-induced neuronal cell death. *Nature* **427**: 843–848.

[118] Okada T, Hashimoto R, Numakawa T, Iijima Y, Kosuga A, Tatsumi M, Kamijima K, Kato T, Kunugi H (2006) A complex polymorphic region in the brain-derived neurotrophic factor (BDNF) gene confers susceptibility to bipolar disorder and affects transcriptional activity. *Mol Psychiatry* **11**: 695–703.

[119] Paterkamp RJ, Ruitenberg MJ, Verhaagen J (1999) Semaphorins and their receptors in olfactory axon guidance. *Cell Mol Biol* **45**: 763–779.

[120] Patterson SL, Abel T, Deuel TA, Martin KC, Rose JC, Kandel ER (1996) Recombinant BDNF rescues deficits in basal synaptic transmission and hippocampal LTP in BDNF knockout mice. *Neuron* **16**: 1137–1145.

[121] Pencea V, Bingaman KD, Wiegand SJ, Luskin MB (2001) Infusion of brain-derived neurotrophic factor into the lateral ventricle of the adult rat leads to new neurons in the parenchyma of the striatum, septum, thalamus, and hypothalamus. *J Neurosci* **21**: 6706–6717.

[122] Ribases M, Gratacos M, Fernandez-Aranda F, Bellodi L, Boni C, Anderluh M, Cavallini MC, Cellini E, Di Bella D, Erzegovesi S, Foulon C, Gabrovsek M, Gorwood P, Hebebrand J, Hinney A, Holliday J, Hu X, Karwautz A, Kipman A, Komel R, Nacmias B, Remschmidt H, Ricca V, Sorbi S, Wagner G, Treasure J, Collier DA, Estivill X (2004) Association of BDNF with anorexia, bulimia and age of onset of weight loss in six European populations. *Hum Mol Genet* **13**: 1205–1212.

[123] Rico B, Xu B, Reichardt LF (2002) TrkB receptor signaling is required for establishment of GABAergic synapses in the cerebellum. *Nat Neurosci* **5**: 225–233.

[124] Rios M, Fan G, Fekete C, Kelly J, Bates B, Kuehn R, Lechan RM, Jaenisch R (2001) Conditional deletion of brain-derived neurotrophic factor in the postnatal brain leads to obesity and hyperactivity. *Mol Endocrinol* **15**: 1748–1757.

[125] Rose CR, Blum R, Pichler B, Lepier A, Kafitz KW, Konnerth A (2003) Truncated TrkB-T1 mediates neurotrophin-evoked calcium signalling in glia cells. *Nature* **426**: 74–78.

[126] Südhof TC (2004) The synaptic vesicle cycle. *Ann Rev Neurosci* **27**: 509–547.

[127] Sadakata T, Itakura M, Kozaki S, Sekine Y, Takahashi M, Furuichi T (2006) Differential distributions of the Ca2+ -dependent activator protein for secretion family proteins (CAPS2 and CAPS1) in the mouse brain. *J Comp Neurol* **495**: 735–753.

[128] Sadakata T, Kakegawa W, Mizoguchi A, Washida M, Katoh-Semba R, Shutoh F, Okamoto T, Nakashima H, Kimura K, Tanaka M, Sekine Y, Itohara S, Yuzaki M, Nagao S, Furuichi T (2007b) Impaired cerebellar development and function in mice

lacking CAPS2, a protein involved in neurotrophin release. *J Neurosci* **27**: 2472–2482.

[129] Sadakata T, Mizoguchi A, Sato Y, Katoh-Semba R, Fukuda M, Mikoshiba K, Furuichi T (2004) The secretory granule-associated protein CAPS2 regulates neurotrophin release and cell survival. *J Neurosci* **24**: 43–52.

[130] Sadakata T, Washida M, Iwayama Y, Shoji S, Sato Y, Ohkura T, Katoh-Semba R, Nakajima M, Sekine Y, Tanaka M, Nakamura K, Iwata Y, Tsuchiya KJ, Mori N, Detera-Wadleigh SD, Ichikawa H, Itohara S, Yoshikawa T, Furuichi T (2007c) Autistic-like phenotypes in Cadps2-knockout mice and aberrant CADPS2 splicing in autistic patients. *J Clin Invest* **117**: 931–943.

[131] Sadakata T, Washida M, Morita N, Furuichi T (2007a) Tissue distribution of Ca2+-dependent activator protein for secretion family members CAPS1 and CAPS2 in mice. *J Histochem Cytochem* **55**: 301–311.

[132] Sakmann B, Neher E. Eds (1995) *Single-channel recording* Second Ed. Kluwer Academic/Plenum Publishers, New York.

[133] Sano K, Tanihara H, Heimark RL, Obata S, Davidson M, St John T, Taketani S, Suzuki S (1993) Protocadherins: a large family of cadherin-related molecules in central nervous system. *EMBO J* **12**: 2249–2256.

[134] Schneggenburger R. and Nehr E (2005) Presynaptic calcium and control of vesicle fusion. *Current Opinion in Neurobiol* **15**: 266–274

[135] Schwarting GA, Kostek C, Abmad N, Dibble C, Pays L, Puschel AW (2000) Semaphorin 3A is required for guidance of olfactory axons in mice. *J Neurosci* **423**: 565–578.

[136] Schwartz PM, Borghesani PR, Levy RL, Pomeroy SL, Segal RA (1997) Abnormal cerebellar development and foliation in BDNF-/- mice reveals a role for neurotrophins in CNS patterning. *Neuron* **19**: 269–281.

[137] Serizawa S, Miyamichi K, Takeuchi H, Yamagishi Y, Suzuki M, Sakano H (2006) A neuronal identity code for the odorant receptor-specific and activity-dependent axon sorting. *Cell* **127**: 1057–1069.

[138] Shieh PB, Hu SC, Bobb K, Timmusk T, Ghosh A (1998) Identification of a signaling pathway involved in calcium regulation of BDNF expression. *Neuron* **20**: 727–740.

[139] Shima Y, Kawaguchi S, Kosaka K, Nakayama M, Hoshino M, Nabeshima Y, Hirano T, Uemura T (2007) Opposing roles in neurite growth control by two seven-pass transmembrane cadherins. *Nat Neurosci* **10**: 963-969.

[140] Sklar P, Gabriel SB, McInnis MG, Bennett P, Lim YM, Tsan G, Schaffner S, Kirov G, Jones I, Owen M, Craddock N, DePaulo JR, Lander ES (2002) Family-based association study of 76 candidate genes in bipolar disorder: BDNF is a potential risk locus. Brain-derived neutrophic factor. *Mol Psychiatry* **7**: 579–593.

[141] Slepnev VI, De Camilli P (2000) Accessory factors in clathrin-dependent synaptic vesicle endocytosis. *Nature Rev Neurosci* **1**: 161–172.

[142] Smeyne RJ, Klein R, Schnapp A, Long LK, Bryant S, Lewin A, Lira SA, Barbacid M (1994) Severe sensory and sympathetic neuropathies in mice carrying a disrupted Trk/NGF receptor gene. *Nature* **368**: 246–249.

[143] Spiegel I, Adamsky K, Eshed Y, Milo R, Sabanay H, Sarig-Nadir O, Horresh I, Scherer SS, Rasband MN, Peles E. (2007) A central role for Necl4 (SynCAM4) in Schwann cell-axon interaction and myelination. *Nat Neurosci* **10**: 861–869.

[144] Stoeckli ET (1998) Molecular mechanisms of commissural axon pathfinding. *Prog Brain Res* **117**: 105–114.

[145] Stoeckli ET, Landmesser LT (1995) Axonin-1, Nr-CAM, and Ng-CAM play different roles in the *in vivo* guidance of chick commissural neurons. *Neuron* **14**: 1165–1179.

[146] Stoeckli ET, Sonderegger P, Pollerberg GE, Landmesser LT (1997) Interference with axonin-1 and NrCAM interactions unmasks a floor-plate activity inhibitory for commissural axon. *Neuron* **18**: 209–221.

[147] Stotz SC, Zamponi GW (2001) Structural determinants of fast inactivation of high voltage-activated Ca^{2+} channels. *Trends in Neurosci* **24**: 176–181.

[148] Suzuki S, Kiyosue K, Hazama S, Ogura A, Kashihara M, Hara T, Koshimizu H, Kojima M (2007) Brain-derived neurotrophic factor regulates cholesterol metabolism for synapse development. *J Neurosci* **27**: 6417–6427.

[149] Suzuki S, Numakawa T, Shimazu K, Koshimizu H, Hara T, Hatanaka H, Mei L, Lu B, Kojima M (2004) BDNF-induced recruitment of TrkB receptor into neuronal lipid rafts: roles in synaptic modulation. *J Cell Biol* **167**: 1205–1215.

[150] Swartz KJ (2004) Towards a structural view of gating in potassium channels. *Nature Rev. Neuroscience* **5**: 905–916.

[151] Tabuchi A, Sakaya H, Kisukeda T, Fushiki H, Tsuda M (2002) Involvement of an upstream stimulatory factor as well as cAMP-responsive element-binding protein in the activation of brain-derived neurotrophic factor gene promoter I. *J Biol Chem* **277**: 35920–35931.

[152] Takamori S, Holt M, Stenius K, Lemke EA, Gronborg M, Riedel D, Urlaaub H, Schenck S, Brugger B, Ringler P, Muller SA, Rammner B, Grater F., Hub JS, De Groot BL, Mieskes G, Moriyama Y, Kingauf J, Grubmuller H, Heuser J, Wieland F, Jahn R (2006) Molecular anatomy of a trafficking organelle. *Cell* **127**: 831–846.

[153] Takei N, Nawa H (2004) Modulation of brain function by neurotrophins. *Seikagaku* **76**: 111–123.

[154] Takeichi M (1990) Cadherins: a molecular family important for selective cell-cell adhesion. *Annu Rev Biochem* **59**: 237–252.

[155] Takeichi M (2007) The cadherin superfamily in neuronal connections and interac-

tions. *Nat Rev Neurosci* **8**: 11–20.

[156] Taniguichi M, Nagao H, Takahashi YK, Yamaguchi M, Mitsui S, Yagi T, Mori K, Shimizu T (2003) Distorted odor maps in the olfactory bulb of semaphorin 3A-deficient mice. *J Neurosci* **23**: 1390–1387.

[157] Tao X, Finkbeiner S, Arnold DB, Shaywitz AJ, Greenberg ME (1998) Ca2+ influx regulates BDNF transcription by a CREB family transcription factor-dependent mechanism. *Neuron* **20**: 709–726.

[158] Tatsukawa T, Chimura T, Miyakawa H, Yamaguchi K (2006) Involvement of basal protein kinase C and ectracellular signal-regulated kinase 1/2 activities in constitutive internalization of AMPA receptors in cerebellar Purkinje cells. *J Neurosci* **26**: 4820–4825.

[159] Teng HK, Teng KK, Lee R, Wright S, Tevar S, Almeida RD, Kermani P, Torkin R, Chen ZY, Lee FS, Kraemer RT, Nykjaer A, Hempstead BL (2005) ProBDNF induces neuronal apoptosis via activation of a receptor complex of p75NTR and sortilin. *J Neurosci* **25**: 5455–5463.

[160] Tessarollo L, Tsoulfas P, Donovan MJ, Palko ME, Blair-Flynn J, Hempstead BL, Parada LF (1997) Targeted deletion of all isoforms of the trkC gene suggests the use of alternate receptors by its ligand neurotrophin-3 in neuronal development and implicates trkC in normal cardiogenesis. *Proc Natl Acad Sci USA* **94**: 14776–14781.

[161] Tessarollo L, Vogel KS, Palko ME, Reid SW, Parada LF (1994) Targeted mutation in the neurotrophin-3 gene results in loss of muscle sensory neurons. *Proc Natl Acad Sci USA* **91**: 11844–11848.

[162] Thoenen H (1995) Neurotrophins and neuronal plasticity. *Science* **270**: 593–598.

[163] Timmusk T, Palm K, Metsis M, Reintam T, Paalme V, Saarma M, Persson H (1993) Multiple promoters direct tissue-specific expression of the rat BDNF gene. *Neuron* **10**: 475–489.

[164] Tongiorgi E, Righi M, Cattaneo A (1997) Activity-dependent dendritic targeting of BDNF and TrkB mRNAs in hippocampal neurons. *J Neurosci* **17**: 9492–9505.

[165] Usui T, Shima Y, Shimada Y, Hirano S, Burgess RW, Schwarz TL, Takeichi M, Uemura T. (1999) Flamingo, a seven-pass transmembrane cadherin, regulates planar cell polarity under the control of Frizzled. *Cell* **98**: 585–595.

[166] Vyssotski AL, Dell'Omo G, Poletaeva, II, Vyssotsk DL, Minichiello L, Klein R, Wolfer DP, Lipp HP (2002) Long-term monitoring of hippocampus-dependent behavior in naturalistic settings: mutant mice lacking neurotrophin receptor TrkB in the forebrain show spatial learning but impaired behavioral flexibility. *Hippocampus* **12**: 27–38.

[167] Xiong H, Futamura T, Jourdi H, Zhou H, Takei N, Diverse-Pierluissi M, Plevy S, Nawa H (2002) Neurotrophins induce BDNF expression through the glutamate receptor pathway in neocortical neurons. *Neuropharmacology* **42**: 903–912.

[168] Xu B, Gottschalk W, Chow A, Wilson RI, Schnell E, Zang K, Wang D, Nicoll RA, Lu B, Reichardt LF (2000) The role of brain-derived neurotrophic factor receptors in the mature hippocampus: modulation of long-term potentiation through a presynaptic mechanism involving TrkB. *J Neurosci* **20**: 6888–6897.

[169] Xu J, Mashimo T, Südhof TC (2007) Synaptotagmin-1,-2 and -9: Ca^{2+} sensors for fast release that specify distinct presynaptic properties in subsets of neurons. *Neuron* **54**: 567–581.

[170] Yagi T, Takeichi M (2000) Cadherin superfamily genes: functions, genomic organization, and neurologic diversity. *Genes Dev* **14**: 1169–1180.

[171] Yamaguchi K, Tanaka M, Mizoguchi A, Hirata Y, Ishizaki H, Kaneko K, Miyoshi J, Takai Y (2002) A GDP/GTP exchange protein for the Rab3 small G protein family up-regulates a postdocking step of synaptic exocytosis in central synapse. *Proc Nat'l Acad Sci USA* **99**: 14536–14541.

[172] Yamashita T, Hige T, Takahashi T (2005) Vesicle endocytosis requires dynamin-dependent GTP hydrolysis at a fast CNS synapse. *Science* **307**: 124–127.

[173] Yamashita T, Tohyama M (2003) The p75 receptor acts as a displacement factor that releases Rho from Rho-GDI. *Nat Neurosci* **6**: 461–467.

[174] Yeo GS, Connie Hung CC, Rochford J, Keogh J, Gray J, Sivaramakrishnan S, O'Rahilly S, Farooqi IS (2004) A de novo mutation affecting human TrkB associated with severe obesity and developmental delay. *Nat Neurosci* **7**: 1187–1189.

[175] Yoshihara Y, Oka S, Ikeda J, Mori K (1991) Immunoglobulin superfamily molecules in the nervous system. *Neurosci Res* **10**: 83–105.

[176] Yoshihara Y, Oka S, Nemoto Y, Watanabe Y, Nagata S, Kagamiyama H, Mori K (1994) An ICAM-related neuronal glycoprotein, telencephalin, with brain segment-specific expression. *Neuron* **12**: 541–553.

[177] Young KM, Merson TD, Sotthibundhu A, Coulson EJ, Bartlett PF (2007) p75 neurotrophin receptor expression defines a population of BDNF-responsive neurogenic precursor cells. *J Neurosci* **27**: 5146–5155.

[178] Zakharenko SS, Patterson SL, Dragatsis I, Zeitlin SO, Siegelbaum SA, Kandel ER, Morozov A (2003) Presynaptic BDNF required for a presynaptic but not postsynaptic component of LTP at hippocampal CA1-CA3 synapses. *Neuron* **39**: 975–990.

[179] Zorner B, Wolfer DP, Brandis D, Kretz O, Zacher C, Madani R, Grunwald I, Lipp HP, Klein R, Henn FA, Gass P (2003) Forebrain-specific trkB-receptor knockout mice: behaviorally more hyperactive than "depressive". *Biol Psychiatry* **54**: 972–982.

[180] Zou Y, Stoeckli E, Chen H, Tessier-Lavigne M (2000) Squeezing axons out of the gray matter: a role for slit and semaphorin proteins from midline and ventral spinal cord. *Cell* **102**: 363–375.

第5章
神経細胞内ではたらくシグナル伝達

5.1 セカンドメッセンジャーによるシグナル伝達制御

　神経細胞が，神経伝達物質・ホルモン・神経栄養因子・サイトカインなど多様な細胞外シグナルを受容すると，神経細胞内において生化学的な細胞内情報伝達機構が活性化される．その結果，神経機能は，一時的・可逆的な，あるいは場合によっては，長期的・不可逆的な変化を生じることも可能となると考えられている．したがって，細胞外シグナルによって神経細胞内で引き起こされる一連の生化学的応答のカスケードの理解は，脳が外部刺激や環境変化に対してどのように反応を示すのかという根源的問題を解明するために，きわめて重要な糸口を与えてくれるものである．

5.1.1 脳におけるシグナル伝達系
　神経細胞が神経伝達物質を含む細胞外シグナルを受容すると，大きく分けて2つの種類の応答が並行して惹起される（図5.1）．

1. 神経細胞膜に局在する伝達物質受容体において，伝達物質の結合そのものが，受容体自身が含まれる巨大分子複合体の構造変化を引き起こす（たとえば Unwin, 2002）．その結果，種々のイオン透過性を有するイオンチャネル分子の開閉が起こり，神経細胞の膜電位に変化を発生する．イオンチャネル活性の種類により，興奮性（脱分極）・抑制性（過分極）のどちらのタイプの膜電位変化も存在する．

2. 神経細胞膜に局在する伝達物質受容体において，伝達物質の結合により，

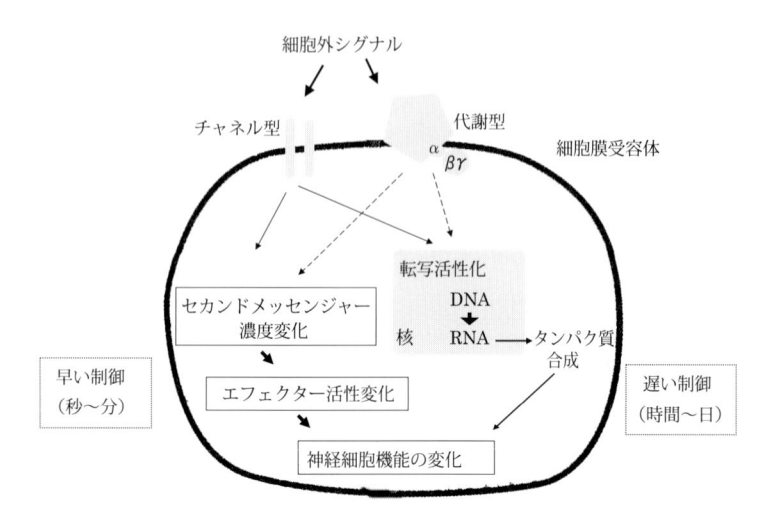

図 5.1 神経細胞におけるシグナル伝達とセカンドメッセンジャー経路

シグナルトランスデューサー（たとえば3量体Gタンパク質）等の活性化状態が引き起こされる．その結果，多様なセカンドメッセンジャーの細胞内濃度に大きな変化を生じる．セカンドメッセンジャー濃度の変化は，それぞれ多種の細胞内生化学的応答（リン酸化・脱リン酸化・タンパク質分解などのタンパク翻訳後修飾・転写活性調節による遺伝子発現制御・低分子量Gタンパク質活性調節による細胞骨格修飾・他のセカンドメッセンジャーの制御等）に影響を及ぼす．

後者のような応答を引き起こす伝達物質受容体には，3量体Gタンパク質共役型の代謝型神経伝達物質受容体（mGluR, $GABA_BR$, mAChRやドーパミン，セロトニン，ノルエピネフリン，神経ペプチド，カンナビノイド等生理活性脂質，$SDF-1_\alpha$ 等ケモカインなどの受容体）が主として含まれ，脳内の神経伝達物質のほとんどが実はセカンドメッセンジャーの制御を介して神経細胞機能を調節していることを示唆している (Greengard, 2001).

電位依存性カルシウムチャネルの一部やGIRK型カリウムチャネルは，その開閉が，3量体Gタンパク質の α あるいは $\beta\gamma$ サブユニットの結合によって制御されることが知られているが，これは広義のセカンドメッセンジャー（=低分子量細胞内メッセンジャー）経路に含まれる．

3量体Gタンパク質を介しないセカンドメッセンジャー経路としては，神経栄養因子のシグナル伝達経路がよく知られている．神経栄養因子 (NGF, BDNF, NT-3 など) は，その受容体 (trkA, trkB, trkC) に結合すると，受容体2量体化による受容体型チロキシナーゼ活性化が起こり，その結果一連の低分子量Gタンパク質活性化因子の活性化・局在変化を引き起こし，種々のセカンドメッセンジャー系とクロストークすると考えられている (Huang & Reichardt, 2003).

また神経伝達物質受容体チャネルの一部は，それ自体がカルシウム流入 (NMDA受容体の場合) (Collingridge & Bliss, 1995; Nicoll & Malenka, 1995) やチロシンキナーゼ活性化 (AMPA受容体の場合) (Hayashi et al., 1999) と共役していることが知られており，イオンチャネルから派生しているが，膜電位変化と独立したシグナルという意味で，広義のセカンドメッセンジャー経路に含まれる．

5.1.2 セカンドメッセンジャーの意義

神経伝達物質による直接的イオン電流制御による膜電位制御は，一般的に受容体局所にて，きわめて短時間 (1ミリ秒から長くて0.1秒以内) で発生・終了する．そのため，膜電位変化の受動的伝播による活動電位発生のためには，多数の受容体チャネルの開口が時間的に同期していることが必要条件となる．

これに対して，セカンドメッセンジャーを産生するシグナル経路には，次のような特徴がある．

1. 代謝的セカンドメッセンジャー産生には，秒〜分のオーダーを要することから，神経興奮から神経細胞応答までにかならず遅延が生じる (時間的延長効果；図5.1).
2. セカンドメッセンジャー系の多くは，小分子を介在しているため，受動的拡散により神経細胞における刺激部位から離れた細胞内部位にまでシグナルが到達することが可能になる．その結果，細胞の局所変化を全体変化につなげるポテンシャルが生まれる (空間的拡散).
3. トランスデューサーの介在により，セカンドメッセンジャー経路を経たシグナルは，膜受容体の活性化に要したシグナル分子の数よりはるかに数的に増幅されている (シグナル増幅；図5.2).

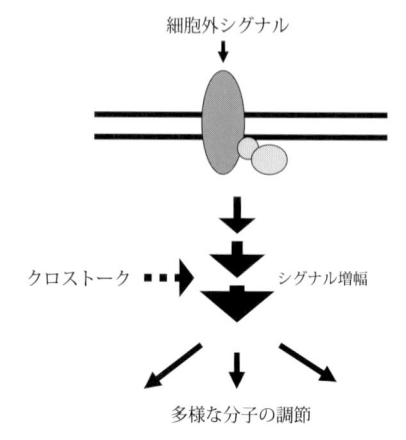

図 5.2 セカンドメッセンジャー経路におけるクロストークとシグナル増幅

4. 1. と 2. の性質により，複数のセカンドメッセンジャー経路の間に正または負の干渉が発生する場合がある（相乗効果，ゲート効果，クロストーク；図 5.2）．

このようなセカンドメッセンジャーの性質は，さまざまな一過性の神経入力の時空間的パターンの統合を可能にし，長期的な神経細胞の機能変化に結び付ける際に，不可欠であると考えられている．また，同一の神経刺激に対して，神経核ごとに長期的な応答性が異なるが，これは関与する神経伝達物質・同受容体分子種の相違などに加えて，細胞内応答に関与するセカンドメッセンジャー経路の差異によっても，部分的には説明されるものである．

5.1.3 3量体 G タンパク質

神経系・非神経系を問わず，α，β，γ のヘテロ 3 量体から成る G タンパク質はゲノムに 1000 個程度存在する 7 回膜貫通型受容体の細胞内膜側に結合するシグナル変換分子としてはたらき，細胞内シグナル伝達において中心的な役割を担っている (Gilman, 1995; Meng & Bourne, 2001)．

G タンパク質の α サブユニットは計 21 種類，β サブユニットは 5 種類，γ サブユニットは 7 種類の異なる遺伝子ファミリーから成り，その組み合わせには細胞種や細胞内部位別の特異性があることが示唆されているが，詳細はいまだ明らかにされていない．なかでも，α サブユニットはアデニル酸シクラーゼ活

性化に共役する α_{s1-4} ファミリー (α_{s1-4}, α_{olf}), 主にアデニル酸シクラーゼ抑制に共役する $\alpha_{i/o}$ ファミリー (α_{i1-3}, α_{o1-2}, α_z, α_{t1-2}, α_{gust}), 主としてホスホリパーゼ C に共役する α_q ファミリー (α_q, α_{11}, α_{14-16}), Rho 類似低分子量 G タンパク質に共役する α_{12} ファミリー (α_{12}, α_{13}) に分かれ, それぞれ異なった種類のエフェクタータンパク質との共役を担っている.

$\alpha_{i/o}$ ファミリーは, α_s によるアデニル酸シクラーゼの活性化作用に対し強力に拮抗するのみならず, ホスホリパーゼ C, ホスホリパーゼ A_2, Ras/MAP キナーゼ活性化に共役することが示されている. $\alpha_{i/o}$ ファミリーの α_{t1-2} は transducin とも呼ばれ, 網膜桿細胞・錐体細胞のホスホジエステラーゼを活性化し cGMP 濃度を下げることが知られている. 一方, α_{gust} は味覚上皮ホスホジエステラーゼ活性化と共役している. また, G タンパク質共役型 GIRK 型 K^+ イオンチャネルや N-, P/Q-型電位依存性カルシウムチャネルの抑制への共役を, α サブユニットでなく, $\beta\gamma$ サブユニットが司っていることが明らかにされている.

7回膜貫通型受容体は, その構造・分子種により, α_s 共役型, $\alpha_{i/o}$ 共役型, α_q 共役型, α_{12} 共役型に大別されるが, なかには, 複数の α サブユニットファミリーと共役する受容体も報告されている.

G タンパク質 α サブユニットは, 活性化状態であるグアノシン三リン酸 (guanosine triphosphate: GTP) 結合型と, 不活性化状態であるグアノシン二リン酸 (guanosine diphosphate: GDP) 結合型の 2 つの状態の間を遷移する (図 5.3). 基底状態においては, GDP 結合型の α サブユニットは, $\beta\gamma$ サブユニット複合体とも結合して $\alpha\beta\gamma$ ヘテロ 3 量体を形成しており, プレニル化脂質修飾された γ サブユニットを介して, 形質膜の内膜側に直接接することができる. 受容体リガンドが 7 回膜貫通型受容体に結合すると, 受容体膜貫通領域の構造変化が起こり, 受容体と GDP 結合型の α サブユニットが直接相互作用可能となる. 受容体に結合した α サブユニットは, GDP 結合活性が下がり, GTP 結合親和性が上昇する. その結果, α サブユニットから GDP が解離し, GTP が結合するようになる. GTP の結合により, α サブユニットと $\beta\gamma$ サブユニット複合体の解離が起こり, さらに α サブユニットは受容体からも離れる. GTP 結合型の遊離 α サブユニット, ならびに遊離した $\beta\gamma$ サブユニット複合体はそれぞれ機能的に活性型であり, 多くのエフェクター分子と直接相互

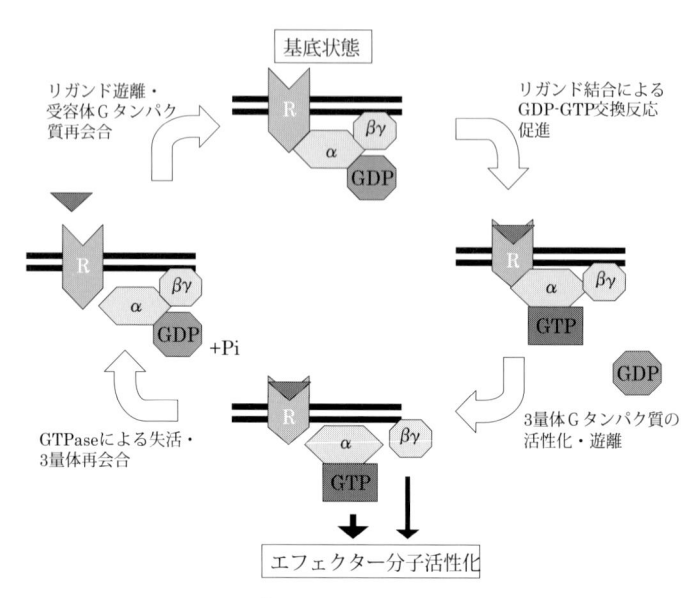

図 5.3　3量体 G タンパク質の GTP サイクル

作用することにより，そのエフェクター分子の活性を調節する．α サブユニットには，内因性の GTPase 活性が内包されているため，GTP は時間とともに，GDP に分解される．このため，GDP 結合型 α サブユニットは失活し，βγ サブユニット複合体と再会合するようになる．

　神経伝達物質が受容体に結合し受容体構造が活性化型に変換されると，GTP 結合型の G タンパク質活性化状態は，受容体近傍の形質膜においてそのイベントの痕跡として留まり，内因性 GTPase によって GTP が GDP に水解するまでの時間，ずっとセカンドメッセンジャー経路をオンにし続ける．内因性 GTPase 活性は，regular of GTPase signaling(RGS) タンパクにより，種々の割合で活性化される (Berman & Gilman, 1998)．このような機構により，受容体活性化イベントは，細胞外受容体リガンド濃度と細胞内状態を正確に反映して，効率よく細胞内セカンドメッセンジャー濃度の時空間的変化分布に変換され，局所膜電位変化や活動電位発生では直接制御できないような細胞機能の修飾をも引き起こすことが可能となる．

5.1.4 セカンドメッセンジャー産生機構

脳神経系で重要な作用を有するセカンドメッセンジャーとしては，環状アデノシン一リン酸 (cAMP)，環状グアノシン一リン酸 (cGMP)，ジアシルグリセロール (DAG)，イノシトール三リン酸 (IP_3)，Ca^{2+}，アラキドン酸，一酸化窒素などがよく知られている．これらセカンドメッセンジャーの産生はいずれも，興奮性細胞である神経細胞のみならずグリア細胞を含むすべての細胞のイオンチャネル活性やさまざまな細胞応答・恒常性制御に重要な役割を果たしている．

(a) cAMP の産生とその制御

cAMP は，膜タンパク質であるアデニル酸シクラーゼの活性化により ATP から合成される環状ヌクレオチドである (Pieroni et al., 1993; Sunahara et al., 1996). cAMP 合成酵素であるアデニル酸シクラーゼの酵素活性は上述のとおり，α_s により促進され，$\alpha_{i/o}$ により抑制される．アデニル酸シクラーゼは type I から type IX まで発見されており，すべてが α_s により促進されるが，type ごとに，$\alpha_{i/o}$ や $\beta\gamma$ サブユニット，さらには Ca^{2+}，リン酸化による制御が異なっている．Type I, III, VIII は，α_s と Ca^{2+}/CaM により相乗的に活性化され，$\alpha_{i/o}$ により抑制されることが知られており，$\beta\gamma$ サブユニットによる抑制効果の存在も報告されている．これに対して，type II と type IV は，α_s と $\beta\gamma$ サブユニットによって相乗的に活性化される．一方，type V と type VI は，$\alpha_{i/o}$ に加え Ca^{2+} によっても活性が抑制される特徴がある．神経細胞の種類により，発現するアデニル酸シクラーゼが異なっているため，同じ受容体が活性化された場合でも，同等の cAMP 濃度上昇が発生するとは限らない．

α_s に共役する神経伝達物質受容体としては，ドーパミン D1/D5 受容体，カテコールアミン $\beta1/\beta2$ 受容体，VIP/secretin/PACAP 受容体や CRF 受容体などが知られている．一方，$\alpha_{i/o}$ に共役する神経伝達物質受容体としては，ドーパミン D2/D4 受容体，カテコールアミン $\alpha2$ 受容体，各種オピオイド受容体，class II, III 代謝型グルタミン酸受容体，m2/m4 ムスカリン型アセチルコリン受容体，$GABA_B$ 受容体などがある．

いったん産生された cAMP は，速やかにホスホジエステラーゼの作用により分解される．細胞の種類により，発現するホスホジエステラーゼの種類が異なっており，cAMP と cGMP に対する基質特異性や Ca^{2+}/CaM による調節

機構に顕著な差異がみられる．とくに網膜細胞では，α_t(transducin) により活性化され cGMP に特異的なホスホジエステラーゼ type VI が非常に高濃度に存在する．またホスホジエステラーゼ type IV は脳に広範に発現しており，その阻害薬である rolipram には，神経細胞における cAMP 作用を促進する効果が報告されている (Barad et al., 1998; Halene & Siegel, 2007).

cAMP の作用点は長らくプロテインキナーゼ A(PKA) のみと考えられていた．cAMP 濃度が非常に低い基底状態では，PKA は PKA 制御サブユニット 2 量体と PKA 触媒サブユニット 2 量体とが結合した，抑制型 4 量体として存在している (Taylor et al., 2004). しかし細胞質 cAMP 濃度が上昇し，cAMP が両制御サブユニットに結合すると，触媒サブユニットが遊離し，キナーゼ活性が顕在化する (Kim et al., 2007). 最近，低分子量 G タンパク質 Rap1 の活性化因子の 1 つである Epac も cAMP を結合し活性化されることが明らかになっている (Bos, 2006). さらに，嗅覚受容体細胞では，cAMP 依存性チャネルが存在し，α_{olf} 活性によって制御された cAMP 濃度を細胞興奮性に直接変換すると考えられている．

(b)　細胞内カルシウム濃度の調節 I——イオンチャネル

定常状態において，細胞内外の遊離カルシウム濃度には 10^4–10^5 倍程度の差がある．すなわち細胞外 Ca^{2+} 濃度は mM オーダーであるが，細胞内では，10–100 nM の濃度が一般的である (Berridge et al., 2003; Endo, 2007). このような急峻な濃度勾配を維持している背景には，細胞内遊離カルシウムが，セカンドメッセンジャーとして，きわめて強い生理作用を有していることが挙げられる．

細胞内カルシウム濃度の上昇の機構には，大きく分けて，①細胞膜カルシウムチャネルの開口，②細胞内カルシウムストアからのカルシウム放出，の 2 つがあり，神経細胞においても両者が重要な貢献をしている (Tsien & Tsien, 1990).

細胞膜カルシウムチャネルは，①それ自身にカルシウム透過性があるイオンチャネル型神経伝達物質受容体（ニコチン酸型アセチルコリン受容体，NMDA 型グルタミン酸受容体，AMPA 型グルタミン酸受容体の一部，5-HT$_3$ セロトニン受容体など），②膜電位の変化を感知して開口する電位依存性カルシウム選択的チャネル（L 型，N 型，P/Q 型，R 型，T 型），③受容体刺激や細胞内ストア枯渇刺激により開くカルシウム透過型非選択的カチオンチャネル（TRP 様チャ

ネル，I_{CRAC}) に大別される．これらのいずれが開いても，急峻な細胞内外の濃度勾配に沿って，大量のカルシウムが細胞内に流入する (Tsien et al., 1995; Clapham, 2007).

これらのイオンチャネルは，Gタンパク質，チロシンリン酸化やセリン・スレオニンリン酸化などの制御を受け，開口確率やチャネルのキネティックスが調節される場合が知られている．

(c) 細胞内カルシウム濃度の調節 II——細胞内カルシウムストアからの放出

細胞外からカルシウムが流入しない場合でも，細胞内カルシウムストアからのカルシウム動員により，細胞内カルシウム濃度は大きく上昇することができる．

細胞内カルシウムストアとしては，IP_3 感受性ストアとリアノジン感受性ストアの2つが広く知られている (Mikoshiba, 2007; Iino, 2007). いずれも小胞体内に存在すると考えられており，細胞内外濃度勾配を維持するカルシウムポンプによって小胞体へ汲み上げられた Ca^{2+} を，生理的刺激時に，細胞質内に一気に放出するための分子メカニズムの相違として区別されている (Carafoli & Brini, 2000). 神経伝達物質などが受容体を刺激した後の細胞内カルシウム動員には，両者とも貢献すると考えられている（図5.4）.

class I 代謝型グルタミン酸受容体 (mGluR1/5)，ムスカリン型アセチルコリン受容体 (m1/m3/m5)，タキキニン受容体，セロトニン受容体5-HT1cなどは α_q を活性化し，これに共役してホスホリパーゼ $C\beta$ が活性化される．また，特定の $\alpha_{i/o}$ と複合体をつくる $\beta\gamma$ サブユニットが，ある種のホスホリパーゼ $C\beta$ を活性化するという報告もある．

さらに神経栄養因子受容体を含む成長因子受容体型チロシンキナーゼの活性化により，ホスホリパーゼ $C\gamma$ 活性が促進される．

ホスホリパーゼCは，膜構成脂質の1つであるホスファチジルイノシトール4,5-ビスホスフェート (PIP_2) を水解し，イノシトール三リン酸 (IP_3) とジアシルグリセロール (DAG) の2つのセカンドメッセンジャーを産生する (Berridge et al., 2003). IP_3 感受性ストアは，IP_3 を結合して小胞体内 Ca^{2+} を細胞質へ放出する IP_3 受容体チャネルによって主として制御される (Mikoshiba, 2007). IP_3 は，IP_3 の5位のリン酸基が水解するホスファターゼの作用により分解され，あるいは IP_3 の3位へさらなるリン酸化反応を受ける．その結果，IP_3 濃度が減少することにより受容体刺激が終了する．

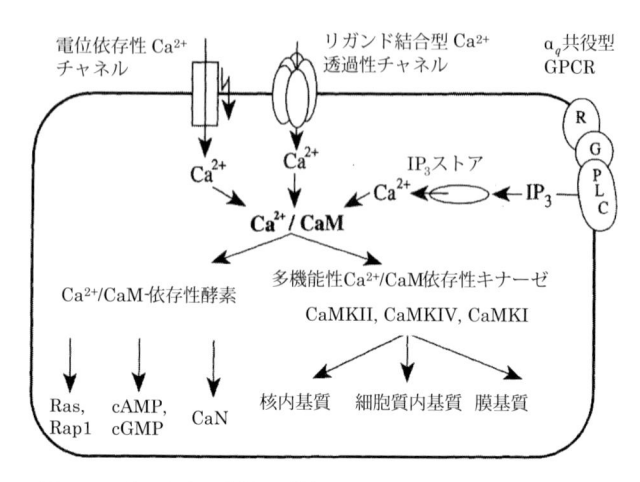

図 5.4 カルシウム制御に関わるセカンドメッセンジャー経路

　IP_3 が可溶性で，細胞質内を広範囲で拡散するのに対し，同時に産生される DAG は疎水性脂質として脂質二重層に残り，プロテインキナーゼ C(PKC) を活性化する (Nishizuka, 1992; Ohno & Nishizuka, 2002). また DAG は内因性カンナビノイド前駆体でもある. すなわち，ジアシルグリセロールリパーゼの基質となり，内因性カンナビノイドの主要成分である 2-アラキドニルグリセロールを産生する (Sugiura et al., 2006).

　一方，リアノジン感受性ストアは，細胞内カルシウムの大幅な上昇を感知して小胞体内 Ca^{2+} をさらに細胞質へ放出する Ca^{2+}-induced Ca^{2+} release(CICR) の分子的実体であり，リアノジン受容体チャネルによって主として制御されている (Endo, 2007).

　細胞膜カルシウムチャネル活性，小胞体からの細胞質内へのカルシウム放出を担う IP_3 受容体チャネルとリアノジン受容体チャネルの活性，細胞質から細胞外と小胞体内へカルシウムを汲み出すカルシウムポンプ活性の 3 者の時空間的分布により，細胞内カルシウム濃度の波や振動が発生する (Berridge, 2006; Iino, 2007).

(d) 脂質メディエーター産生——アラキドン酸代謝経路など

　細胞質型ホスホリパーゼ A_2(cPLA$_2$) によって，膜リン脂質の C-2 位に配位する不飽和脂肪酸であるアラキドン酸が遊離する. アラキドン酸を基質に，リポキシゲナーゼ経路によりロイコトリエンや種々のエンドペルオキシドが，ま

たシクロオキシゲナーゼ経路によりプロスタグランジン・トロンボキサンが産生される (Shimizu et al., 2000; Narumiya et al., 1999).

主として $\alpha_{i/o}$ と結合する $\beta\gamma$ の作用により，cPLA$_2$ 活性が促進されるが，その分子機構の詳細は明らかになっていない．また，カルシウム上昇も，cPLA$_2$ 活性を促進する．

アラキドン酸代謝産物の多くは，細胞内側から M 電流などの K$^+$ イオンチャネルやカルシウム電流等を直接制御することが報告されている．その一方で，脂溶性の高いロイコトリエンやプロスタグランジン類は，細胞膜を通過し，細胞外へ拡散し，近隣細胞へのパラクライン作用を有する可能性も示唆されている．

類縁の脂質メディエーター産生経路として，前述のとおり，膜リン脂質由来の DAG を基質として内因性カンナビノイドの主要成分である 2-アラキドニルグリセロール (2-AG) が産生される代謝経路がある．本経路は，カルシウム上昇に強く依存している (Sugiura et al., 2006).

2-AG は，種々の神経細胞にてシナプス活動により速やかに産生され，シナプス間隙へ放出され，プレシナプスに多く発現している内因性カンナビノイド受容体である CB1 受容体に逆行性に作用するため，depolarization-induced suppression of inhibition (DSI) や depolarization-induced suppression of excitation (DSE) を引き起こす正真正銘の逆行性メッセンジャーであることが証明された（Hashimotodani et al., 2007；図 5.5).

(e) その他のセカンドメッセンジャー

cAMP と類縁の環状ヌクレオチドである cGMP は，グアニル酸シクラーゼにより産生されるセカンドメッセンジャーであり，網膜細胞および味蕾細胞においてその興奮性を決定する cGMP-依存性チャネルの開口を制御する．また，多くの神経細胞で，cGMP 依存性タンパク質リン酸化酵素 (PKG) の活性化を誘導する．

グアニル酸シクラーゼには，5 種類の膜貫通型酵素と 2 種類の可溶性酵素のアイソフォームが存在する．前者には，Atrial, B-type, C-type Natriuretic Peptide(ANP/BNP/CNP) などの細胞外リガンドで活性化される分子種や低カルシウム状態で活性化される分子種が知られている．後者は，一酸化窒素のエフェクターとして働くため，神経細胞では，カルシウム依存的一酸化窒素合成酵素の下流で cGMP 産生が促進される所以となる．

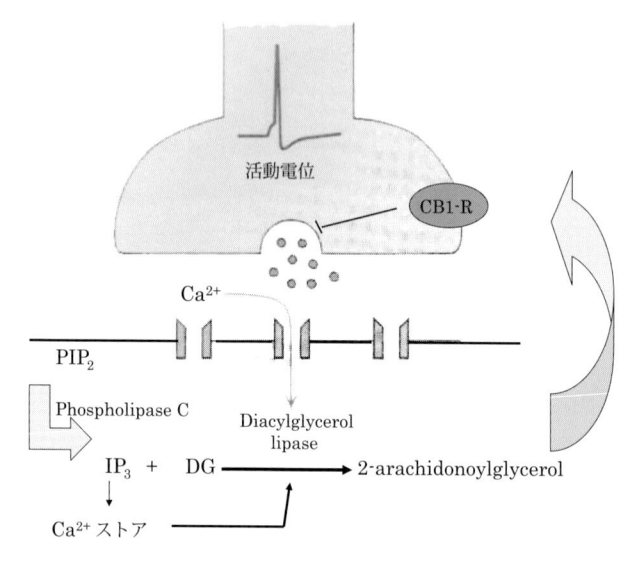

図 5.5　2-AG の逆行性メッセンジャー作用

　また，細胞内一酸化窒素上昇に伴い，タンパク質のシステインとの間でチオール結合が形成され，タンパク質ニトロソ化という新たな翻訳後修飾を引き起こすことが示されている．ニトロソ化は細胞ストレス応答や特定分子機能修飾の新たな機構として注目されている (Hess et al., 2005)．

5.1.5　活性化される多様な長期的細胞応答

　細胞膜での受容体刺激が終了してからも，しばらくの間（数秒〜数十分），細胞内セカンドメッセンジャー濃度は維持され，生物学的作用を生じることができる．この点は，電気的活動による膜電位変化の作用と大きく性質を異にする．このため，神経細胞内において生化学的な細胞内情報伝達機構が活性化される場合，その下流で制御される神経機能は一時的・可逆的な変化だけでなく，場合によっては，長期的・不可逆的な調節を受ける可能性が生まれる．セカンドメッセンジャーの直接下流で，生化学的細胞機能変化の時間的延長・固定に貢献する例として，本項ではリン酸化・脱リン酸化・タンパク質分解・細胞骨格制御について述べてみたい．

(a) リン酸化

リン酸化とは，タンパク質リン酸化酵素（キナーゼ）のはたらきにより，タンパク質の Ser, Thr, Tyr 残基に ATP からリン酸基が 1 つ転移する酵素反応である (Cohen, 2000)．不特定多数の基質をリン酸化できるリン酸化酵素は，多機能性キナーゼと呼ばれ，PKA, PKC, Erk, カルシウム・カルモジュリン依存性タンパク質リン酸化酵素 (CaMK) などが知られている（図 5.6）．その他多くのキナーゼは，通常，ごく少数の基質のみをリン酸化する特異的キナーゼとしてはたらく（表 5.1 参照）．

多くのセカンドメッセンジャー経路は，最終的に，細胞内のさまざまな翻訳後修飾過程を促進制御するが，おそらく Ser/Thr タンパク質リン酸化反応の制御がもっとも研究されている．タンパク質リン酸化は，多くのイオンチャネル活性（たとえば PKA や PKC による種々の型のカルシウムチャネル），神経伝達物質受容体活性（たとえば CaMKII による AMPA 型グルタミン酸受容体チャネルコンダクタンス (Derkach et al., 1999)），転写因子活性化状態（たとえば PKA や CaMKIV による転写因子 cAMP/Ca^{2+}-response element-binding protein(CREB) リン酸化 (Bito et al., 1996)) を刻一刻と制御していることが示されている．また，軸索や樹状突起における物質輸送，神経伝達物質合成，新規タンパク質合成などの基底状態の神経の生存維持・ホメオスターシスにもリン酸化が必須である (Hirokawa & Takemura, 2005; Hirokawa, 2006)．さらに最近では，神経細胞の分化・極性形成・軸索伸展・樹状突起伸展・スパイン形成などにもタンパク質リン酸化の制御が重要であることが証明されている．

チロシンリン酸化は，多くの神経成長因子（NGF, BDNF, NT-3, FGF, インスリンなど）により活性化される受容体チロシンキナーゼを介した反応と，Src/Fyn/Lyn などの SH2 ドメインを介してタンパク質相互作用する細胞質チロシンキナーゼ反応に大別される．いずれも，神経細胞の分化・増殖・移動や形態形成・神経可塑性に寄与していることが明らかになっている (Cataudella et al., 2004; MacDonald et al., 2006)．さらに Jak/STAT 系シグナル経路も神経細胞の増殖・分化を支える重要な経路である (Cattaneo et al., 1999)．

また，多くのタンパク質リン酸化酵素（キナーゼ）の遺伝子欠損マウスや特異的抑制ペプチド過剰発現マウスなどで，さまざまな記憶・学習過程の障害が観察されている (Silva et al., 1992a, b; Abeliovitch et al., 1993a, b; Abel et al., 1997; Kang et al., 1999; Ho et al., 2000; Kelleher et al., 2004; Hayashi et al., 2004). このことは，個別の神経活動で細胞種特異的にある特定のキナーゼが活性化されるのではなく，記憶・学習など脳高次機能が発現する神経回路において，いくつものタンパク質リン酸化酵素が媒介する制御過程が直列，または並列して機能していることを示唆している．

とくに海馬長期増強 (long-term potentiation: LTP) の誘導・形成過程におけるリン酸化制御については，数多くの研究がなされている (Nicoll & Malenka, 1995; Collingridge & Bliss, 1995)（図 7.9 参照）. CaMKII と PKA は，それぞれグルタミン酸受容体 GluR1 サブユニットの Ser831 と Ser845 のリン酸化を担っており，これら Ser 残基のリン酸化状態によって，シナプス表面におけるグルタミン酸受容体数の制御がなされていることが示唆されている (Soderling & Derkach, 2000; Lee et al., 2003).

一方，小脳プルキンエ細胞長期抑圧 (long-term depression) の過程でも，PKC 活性化が不可欠であることが明らかにされている (Kano et al., 1995; Ito, 2002; 図 7.16 参照).

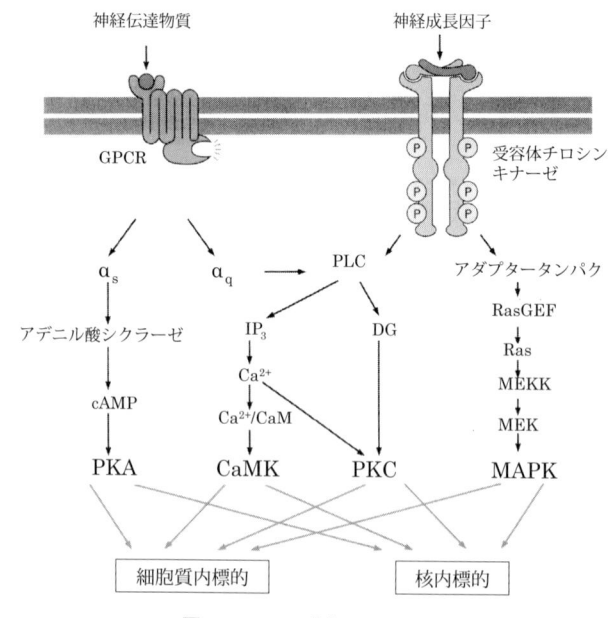

図 5.6 リン酸化カスケード

(b) 脱リン酸化

脱リン酸化はリン酸化の逆反応で，脱リン酸化酵素（ホスファターゼ）により，リン酸化アミノ酸残基からリン酸基を奪う酵素反応である（表 5.2 参照）．神経系において顕著な貢献をしている多機能性脱リン酸化酵素には protein phosphatase 1(PP1), protein phosphatase 2A(PP2A), および protein phosphase 2B（PP2B，別名カルシニューリン（CaN））がある (Mansuy & Shenolikar, 2006; Klee et al., 1998).

PP1 および PP2A の酵素活性は，細胞内局在や基質との結合を調節する制御サブユニットにより強く修飾されている．とくに PP1 については，一連の内因性阻害タンパク質 (Inhibitor-1, Inhibitor-2, DARPP-32, NIPP1) が存在することが特徴的である (Svenningsson et al., 2004)．一方, PP2B/CaN は，カルモジュリンを結合する制御サブユニットを有し，細胞内カルシウム上昇に伴い，強く活性化される．

基質が比較的限定される特異的ホスファターゼの例としては，コフィリンを脱リン酸化するスリングショット (SSH), myosin light chain phosphatase や，Erk などの活性化を遮断する MAP キナーゼホスファターゼなどが挙げられる．

海馬 LTD においては，PP1 および PP2B/CaN の双方が関与していることが示唆され，LTD 刺激による PP2B/CaN 活性化が，Inhibitor-1 脱リン酸化を引き起こし，PP1 活性化を誘導することが実証されている (Malenka & Bear, 2004; Mansuy & Shenolikar, 2006).

(c) タンパク質分解

神経細胞では，脳虚血などによる過剰カルシウム流入により，カルシウム依存性プロテアーゼであるカルパインの活性化が引き起こされ，種々のタンパク質の断片化が起こる．一方，強いシナプス刺激によっても，カルパインは，N-Cadherin, グルタミン酸サブユニット，β-catenin などの特定部位の切断を引き起こすことが知られている．疾患脳においては，しばしばカルパイン活性の異常が報告されている (Bi et al., 1998; Higuchi et al., 2005).

一方，神経細胞死の多くは，他の分裂細胞と共通のカスパーゼ経路によって制御されていると考えられている．

最近，膜シグナル伝達物質の多くが膜プロテアーゼにより切断され，C 末端の細胞内ドメインが核へ移行し転写制御活性を有するという報告が相次いでいる．

とくに，アミロイド前駆体タンパク質 (APP) の膜内切断により Aβ1-40 および Aβ1-42 ペプチドを産生する γ-セクレターゼには，Notch, ErbB4, CD44, E-Cadherin, N-Cadherin などの膜内切断酵素としての活性も報告されている (Iwatsubo, 2004; Wolfe & Kopan, 2004; Marambaud & Robakis, 2005).

(d) 細胞骨格制御

神経細胞の細胞骨格には，アクチン細胞骨格，微小管，中間径フィラメント，セプチンなどがあることが明らかにされている．神経細胞の動的な形態制御にとって，とくにアクチン細胞骨格と微小管の役割は大きい．

アクチン細胞骨格は，Rho ファミリーの低分子量 G タンパク質 (とくに Rho, Rac, Cdc42) によって精密に制御されていることが知られている (Jaffe & Hall, 2005; Narumiya & Yasuda, 2006)．GDP 結合型 Rho (不活性型) は，α_{12}/α_{13} などの下流の Rho GDP/GTP 交換因子 (GDP/GTP-exchange factor: GEF) の作用を受け，GTP 結合型 Rho (活性型) に変換される．すると，GTP-Rho はさまざまな Rho エフェクター分子に結合し，エフェクター分子の機能を促進することができる (Kozasa et al., 1998).

神経細胞の突起形成・伸展には，Rho の下流で Rho-associated coiled coil-containing protein kinase (ROCK)/LIM-domain containing protein kinase LIMK 経路や, mammalian homolog of Diaphanous (mDia1), Rac/Cdc42 の下流で p21-associated protein kinase (PAK)/LIMK や myotonic dystrophy kinase-related Cdc42-binding kinase (MRCK) が重要な役割を果たしている (Bito et al., 2000; Arakawa et al., 2003; Ng & Luo, 2004; Meng et al., 2003).

またこれらと協調して，カルシウムの下流のシグナル系 PKC, myosin light chain kinase(MLCK), CaMKI なども関与していることが示されている．

一方，細胞運動・細胞遊走に関わる微小管系の制御には microtubule-associated protein (MAP) 類のリン酸化酵素である MAP/microtubule-affinity regulating kinase (MARK) ファミリー, さらには, tau をリン酸化する glycogen synthase kinase (GSK)-3, cyclin-dependent protein kinase (cdk)-5, casein kinase などの貢献が大きいと考えられている (Mochida & Walsh, 2004; Timm et al., 2006; Kerjan & Gleeson, 2007; Arimura & Kaibuchi, 2007). Cdc42 や Rho は極性形成に関わる微小管系の制御にも寄与しているが，その分子機構

の詳細はまだ明らかにされていない．

5.1.6　セカンドメッセンジャーの細胞内動態

上述したとおり，セカンドメッセンジャーは細胞膜の受容体・イオンチャネルの活性化によって，受容体近傍で最初に生成される．小分子のメッセンジャーである場合，その拡散速度は比較的速く，ほとんどのケースにおいて神経細胞局所で産生されたセカンドメッセンジャーは速やかに細胞全体に拡散し，産生終了とともに濃度が急速に薄まる．また，この全体濃度の減退は，小分子メッセンジャーの分解や細胞内外への汲み出しによって加速される．

これまでセカンドメッセンジャーのイメージングを細胞レベルで行う試みが多くなされている．しかし，イメージングプローブの細胞内発現自体がセカンドメッセンジャー濃度上昇や空間的拡散を抑制する傾向があり，細胞内カルシウム以外では，セカンドメッセンジャーのニューロン内動態の定量的な測定はまだ少ない．

細胞内カルシウム上昇の場合，細胞内カルシウムストアに特有のカルシウム依存的カルシウム放出という性質と，非常に強力なカルシウムポンプの拮抗するメカニズムが共存するために，カルシウム動態に自律的に振動する波としての性質が認められるようになる (Wong et al., 1995; Berridge, 2006)．また，グリア細胞同士のギャップ結合を介して，隣接細胞間にカルシウム波が伝播する (Verkhratsky et al., 1998)．

このように，何重にも存在するカルシウム濃度上昇を時空間的に維持・増幅する機能の存在のお陰で，シナプス活動により発生した化学的シグナリングは，樹状突起から細胞体へ伝わり，容易に核内カルシウムシグナリング活性化を引き起こすことが可能となる（図 5.7）．

このようなローカルなシナプス活動によって惹起され，神経細胞のグローバルな核内シグナルが直接活性化される例としては，記憶形成・保持の機構の中核の一部である Ca^{2+}/CaMKK/CaMKIV/CREB 経路や，神経発生や神経機能調節に大きな意義のある Ca^{2+}/CaN/NFAT 経路などが有名である (Bito et al., 1997; Graef et al., 1999)．また，カルシウム濃度上昇に引き続き，Ras や Rap の GDP/GTP 交換因子活性を高める経路の存在が生化学的に明らかにされている．これにより神経細胞の Ras/MEK/MAPK 経路が活性化され，やは

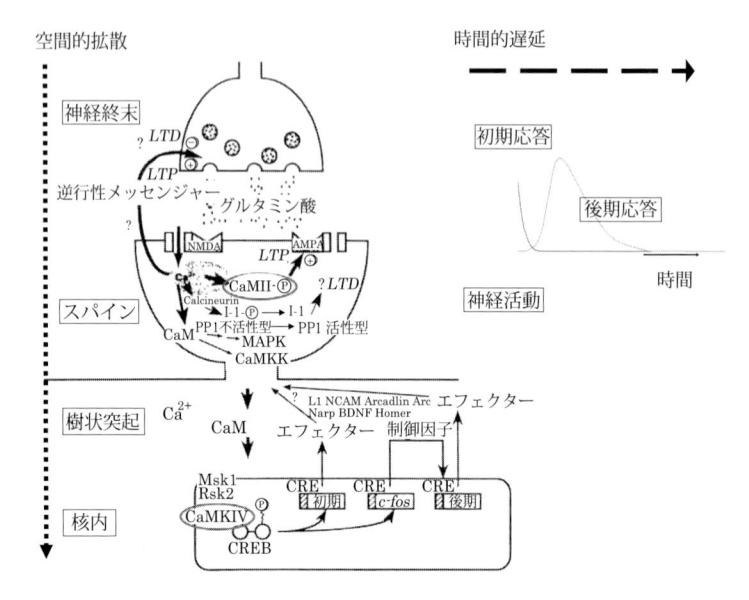

図 5.7 セカンドメッセンジャーによる情報の時空間的変換

り活動依存的転写促進の一端を担うと考えられている (Stork & Schmitt, 2002; Sindreu et al., 2007; Hisata et al., 2007).

5.1.7 今後の課題

細胞内シグナル伝達の機構は，培養細胞における生化学的解析をきっかけに同定解明されたものがほとんどであるが，各々の経路の生物学的意義については，遺伝子改変マウスなどの作成により徐々に解明されつつある．しかし，多くのセカンドメッセンジャー産生は，産生と分解のバランスのとれた調節を前提としており，さらに種々の正負のフィードバックによる制御を受けている．また，産生分解を担う経路は多くの場合複数の遺伝子ファミリーが担っており，単一遺伝子破壊による機能解析には，まだまだ限界が多い．とくに神経系においては，神経核ごとに制御ルールが異なる可能性があり，データの解釈・考察に困難な部分が多い．

今後，生きた個体動物における in vivo でのシグナリング可視化が実現されれば，知覚シグナル入力と 1 次ニューロン内でのシグナルの時空間的動態の相関解析が可能となり，神経回路網における情報処理・情報統合の原理解明に大き

く寄与するものと期待される．とくに，活動電位の伝播は，一方的・不可逆的・デジタル的性質が強い情報のトランスファーであるのに対し，セカンドメッセンジャーを介したシグナルは，各々の化学情報としてのアナログ的性質，複数の経路間の相互作用（ゲート・干渉・相乗効果），ならびに入力部位シナプスからの増幅・空間的拡散に依存するというまったく異なる性質を有する．神経回路内におけるこのようなシグナル動態の意義の解読が大いに待たれるところである．

コラム 1　記憶学習における転写因子 CREB のセカンドメッセンジャーによる制御

転写因子 CREB はすべての組織に発現しているが，その神経機能は遺伝子改変マウスの解析を通じて詳細に調べられている．開始コドンを含むエクソン 2 を欠損したマウス（CREBα/δ-KO）は，主要な CREB 分子種である α-CREB と δ-CREB の発現が完全に消失しているが，脳神経系以外の組織では，オルタナティブ・プロモーターが選択され β-CREB 発現が亢進，さらに CREB 類似タンパク CREM の発現誘導が起こるため，機能が代償される．129xBL6 の遺伝子背景では，発生異常・脳形態異常を認めず，海馬依存的課題（Morris 水迷路・文脈依存的恐怖条件付け）において，短期記憶が保持されるが，長期記憶の選択的障害が報告されている．

一方，CREB の DNA 結合領域である bZIP 領域を欠損したマウス（CREB-null マウス）では，生後直後に呼吸不全により死亡する．死亡脳では，脳神経系におけるアポトーシス亢進，神経変性増大，感覚神経の軸索伸展・投射異常も認められた．flox-CREB マウスを用いた前脳特異的 CREB 欠損マウスに CREM-null マウスを交配すると，同様の発生異常が確認されたことから，CREB には，神経発生過程における重要な制御機能があることが証明された．

CREB をリン酸化する責任酵素として，PKA，CaMKIV，RSK，MSK などが主として生化学的実験から見いだされているが，CREB 変異マウスと類似の海馬依存的長期記憶障害が報告されているのは，CaMKIV と一部の PKA 変異マウスに留まる．このことは，海馬シナプス活動により活性化された CaMKIV が CREB リン酸化を通じ長期記憶制御に寄与していることを強く示唆する．一方，PKA の基質は必ずしも CREB に留まらないため，PKA 変異マウスの表現型の解釈は複雑である．

コラム 2　広がる CaMK の機能

CaM キナーゼといえば，CaMKII のことを思い浮かべることが多いが，シナプスに非常に強く局在する CaMKII 以外にも，実は，核に強く発現する CaMKIV，脂質ラフトに集積する CaMKIγ など，神経細胞の重要な部位に存在する CaM キナーゼには，多

様性があることが注目されている．CaMKII が 12 量体を形成し，複合体の中で，相互にリン酸化する形で「自己」リン酸化して活性化するのに対し，CaMKI や CaMKIV は，上位キナーゼである CaMKK-α, -β の活性により活性化ループの Thr がリン酸化され，これに伴い酵素活性の上昇が認められる．前述のとおり，CaMKIV は主要な CREB リン酸化酵素の 1 つであるが，最近，CaMKIγ が脂質ラフト内で，BDNF 依存的 Rac 活性化を司る重要な酵素であり，初期の樹状突起伸展に寄与することが明らかにされた．すなわち，CaMK ファミリーは，スパイン内でのシナプス可塑性 (CaMKII)，長期記憶に必要な転写活性化 (CaMKIV)，脳発達過程での突起形成・伸展 (CaMKIγ など) に不可欠である可能性が示唆されている (図 5.4)．

5.2 リン酸化シグナル伝達カスケードと遺伝子発現制御

5.2.1 はじめに

　可逆的なリン酸化によるタンパク質の機能制御はさまざまな神経機能に重要である．リン酸化の状態はタンパク質リン酸化酵素 (protein kinase) とタンパク質脱リン酸化酵素 (protein phosphatase) によって制御される．これらの酵素は負に荷電したリン酸基をタンパク質に共有結合させ，あるいは脱離させる．細胞質タンパク質の 3 個に 1 個は共有結合で結合したリン酸基をもっており，セリン，トレオニン，チロシン残基に負に帯電したリン酸基を付加することにより，タンパク質の化学的性質を大きく変える．その結果，標的タンパク質を活性化したり，不活性化したりする．リン酸化される可能性のあるアミノ酸残基は 1 つのタンパク質中に複数個存在することもあるので，それらのリン酸化の「パターン」がタンパク質機能の多様性を生み出す場合もある．リン酸基はリン酸化されたタンパク質の機能に影響を及ぼすだけでなく，多くの生体分子にとっての「目印」となり，この「目印」を基に結合した酵素がさらにリン酸化されたタンパク質を修飾，あるいは分解するということもある．タンパク質リン酸化に関連した化学反応はしばしば，将棋倒しのように連続的に進行し「カスケード」という言葉が使われる．代表的な MAPK カスケードは非常に多くの細胞機能に関わり，高次脳機能にも重要であることが最近の解析で示されてきた．この項では，神経機能との関連が何らかの形で示されているタンパク質リン酸化のうち，とくに解析が進んでいるものを中心に記述する．ポストゲノ

ムの時代を迎え，進展の著しいマウスゲノム機能解析に基づいた視点から紹介したい．

5.2.2 タンパク質リン酸化制御酵素の遺伝子的基盤

マウスゲノム上には527種類のタンパク質リン酸化酵素と160種類のタンパク質脱リン酸化酵素をコードすると考えられる遺伝子座位が存在している(Forrest et al., 2006)．リン酸化の基質の違いに基づいて，タンパク質リン酸化酵素は大きくセリン・トレオニンリン酸化酵素とチロシンリン酸化酵素に分けられる．一方，タンパク質脱リン酸化酵素はセリン・トレオニン脱リン酸化酵素，チロシン脱リン酸化酵素，セリン・トレオニン・チロシン脱リン酸化酵素 (dual specificity phosphatase) に分けられる．リン酸化酵素，脱リン酸化酵素ともにアミノ酸配列上，よく保存された酵素触媒部位をもち，体系的な分類に利用されている．数の多いリン酸化酵素についてはそれぞれのリン酸化酵素を全体的に理解しようとする kinome のような試みも進行している (http://kinase.com; Caenepeel et al., 2004)．このゲノム情報を基に整理されたリン酸化関連酵素 (Forrest et al., 2003; Forrest et al., 2006) とジャクソン研究所のマウス遺伝子情報データベースを基に分類されたリン酸化制御酵素のうち，とくに高次神経機能ないし神経発生に重要であろうと考えられるものの一部が表5.1と表5.2に示されている．ここに挙げられている遺伝子は変異マウスの症状が記載されているものに限られているが，非常に多くのリン酸化制御遺伝子の変異マウスで神経行動学的な異常が認められており，高次脳機能の成り立ちにタンパク質リン酸化反応が重要な役割を占めることを示唆している．まだ機能解析のなされていないリン酸化制御酵素遺伝子が存在することを考えれば，神経生物学にとっての重要性はさらに増してくるものと予想できる．

5.2.3 MAPK・ERK シグナリング

(a) ERK ファミリータンパク質リン酸化酵素

神経系で重要な役割を果たすタンパク質リン酸シグナルカスケードは多くの場合，神経以外の組織でも重要な役割を果たす．分子レベルの脳機能研究で非常に多くの場面で登場する mitogen activated protein kinase (MAPK) カスケードの場合，EGF, PDGF, FGF などの成長因子の受容体型チロシンリン

表 5.1 神経機能に関わる主要なタンパク質リン酸化酵素リスト

遺伝子記号	遺伝子名	タイプ	変異マウスの症状（その他）
Fyn	Fyn proto-oncogene	NTK	哺乳行動異常，空間記憶障害，海馬LTPの低下，驚愕反応の低下，聴覚原性てんかん，強直発作，概日周期の異常，嗅覚異常，運動協調性の障害，不安様行動の増加，神経の組織構築異常，神経細胞の形態異常，ミエリン形成不全，母性行動の異常
Src	Rous sarcoma oncogene	NTK	母性行動の異常
Yes1	Yamaguchi sarcoma viral (v-yes) oncogene homolog 1	NTK	呼吸異常
Csk	c-src tyrosine kinase	NTK	神経管奇形
Abl1	v-abl Abelson murine leukemia oncogene 1	NTK	神経管閉鎖遅延，神経細胞の形態異常
Abl2	v-abl Abelson murine leukemia oncogene 2	NTK	運動協調障害，驚愕反応の低下，平衡覚異常，攻撃性の低下，神経管閉鎖遅延，神経細胞の形態異常
Jak1	Janus kinase 1	NTK	哺乳行動異常
FAK (Ptk2)	PTK2 protein tyrosine kinase 2	NTK	神経組織の構築異常，神経細胞の形態異常，グリア細胞の形態異常
Egfr	epidermal growth factor receptor	RTK	小頭症，神経細胞の形態異常，神経組織構築異常
Epha2	Eph receptor A2	RTK	神経管奇形
Epha4	Eph receptor A4	RTK	移動量の低下，歩行失調，LTPの低下，筋力低下，神経細胞の形態異常，神経組織の構築異常
Epha8	Eph receptor A8	RTK	軸索走行路の異常
Ephb2	Eph receptor B2	RTK	回旋行動，移動量の増加，神経細胞の形態異常，神経組織の構築異常
Ephb3	Eph receptor B3	RTK	回旋行動，神経細胞の形態異常
Erbb2	v-erb-b2 erythroblastic leukemia viral oncogene homolog 2, neuro/glioblastoma derived oncogene homolog (avian)	RTK	運動失調，歩行失調，姿勢異常，神経細胞の形態異常，シナプス形成異常，ミエリン形成不全
Erbb3	v-erb-b2 erythroblastic leukemia viral oncogene homolog 3 (avian)	RTK	自発運動の欠如，接触刺激に対する無反応，神経細胞の形態異常，神経組織の構築異常，神経細胞のアポトーシスの増加，ミエリン形成異常，末梢神経グリア細胞の異常

5.2 リン酸化シグナル伝達カスケードと遺伝子発現制御

遺伝子記号	遺伝子名	タイプ	変異マウスの症状（その他）
Fgfr1	fibroblast growth factor receptor 1	RTK	運動協調障害，姿勢異常，神経細胞の形態異常，神経組織の構築異常，内耳の組織構築異常，1神経管奇形
Fgfr2	fibroblast growth factor receptor 2	RTK	神経組織の構築異常，アストログリアの異常，内耳の組織構築異常
Fgfr3	fibroblast growth factor receptor 3	RTK	歩行失調，脱水，聴覚障害，摂食・飲水行動の異常，巨脳症，内耳の組織構築異常
Fgfr4	fibroblast growth factor receptor 4	RTK	脱水
Igf1r	insulin-like growth factor I receptor	RTK	ミエリン形成不全，オリゴデンドログリアの異常，神経組織の構築異常
Insr	insulin receptor	RTK	過食症
Mertk	c-mer proto-oncogene tyrosine kinase	RTK	神経の組織構築異常
Met	met proto-oncogene	RTK	運動協調障害，神経組織の構築異常
Musk	muscle, skeletal, receptor tyrosine kinase	RTK	無動，接触刺激への無反応，筋力低下，筋肉の神経支配の異常
Pdgfra	platelet derived growth factor receptor, alpha polypeptide	RTK	振戦，けいれん，移動量の異常，神経組織の構築異常，神経管奇形，ミエリン形成不全，オリゴデンドログリアの異常
Ret	ret proto-oncogene	RTK	移動量の低下，神経細胞の形態異常，自律神経系神経細胞の形態異常，筋肉の神経支配の異常，軸索走向路の異常，シナプス伝達の異常（ヒトでは Hirschprung 病（腸管神経叢の発生異常）に関わる）
Tyro3	TYRO3 protein tyrosine kinase 3	RTK	神経組織の構築異常
Axl	AXL receptor tyrosine kinase	RTK	神経細胞の形態異常
Csf1r	colony stimulating factor 1 receptor	RTK	聴覚障害
Kit	kit oncogene	RTK	聴覚障害，内耳の組織構築異常
Raf1	v-raf-leukemia viral oncogene 1	SK	神経組織の構築異常
Araf	v-raf murine sarcoma 3611 viral oncogene homolog	SK	振戦，筋緊張度低下，姿勢異常，アテトーゼ様異常歩行，不安行動の異常，神経細胞の形態異常

遺伝子記号	遺伝子名	タイプ	変異マウスの症状（その他）
Braf	Braf transforming gene	SK	移動量の増加，空間記憶障害，海馬LTPの低下，連合学習の障害，神経細胞の形態異常，組織構築異常
Erk1 (Mapk3)	mitogen activated protein kinase 3	SK	移動量増大，記憶障害
Erk2 (Mapk1)	mitogen activated protein kinase 1	SK	空間記憶障害，連合学習の障害
Jnk1 (Mapk8)	mitogen activated protein kinase 8	SK	神経板・神経管形成の障害
Jnk2 (Mapk9)	mitogen activated protein kinase 9	SK	海馬LTPの低下，神経板・神経管の形成障害，シナプス伝達障害
Jnk3 (Mapk10)	mitogen activated protein kinase 10	SK	運動協調障害，神経細胞の形態異常，海馬の神経細胞の変性
Rps6ka3 (RSK2)	ribosomal protein S6 kinase polypeptide 3	SK	運動協調障害，学習記憶障害（ヒトではCoffin Lowry症候群（精神・運動発達遅滞，骨格異常を特徴とする）に関わる）
Akt1 (PKB alpha)	thymoma viral proto-oncogene 1	SK	脳の形態異常
Akt2 (PKB beta)	thymoma viral proto-oncogene 2	SK	小頭症
PDK1 (Pdpk1)	3-phoshopinositide dependent protein kinase-1	SK	前脳形成不全，胎生致死
Gsk3b	glycogen synthase kinase 3 beta	SK	探索行動の低下，強制水泳での異常
Cdk4	cyclin-dependent kinase 4	SK	移動量の増加，多渇症，運動協調障害，移動量の異常
Cdk5	cyclin-dependent kinase 5	SK	移動量の低下，吸引反射の消失，接触刺激への無反応，神経細胞の形態異常，神経組織の構築異常
Camk2a	calcium/calmodulin-dependent protein kinase II alpha	SK	シナプス伝達障害
Camk4	calcium/calmodulin-dependent protein kinase IV	SK	振戦，運動失調，移動量の低下，運動協調障害，神経細胞の形態異常，シナプス伝達障害
Cask	calcium/calmodulin-dependent serine protein kinase (MAGUK family)	SK	小頭症，神経細胞アポトーシスの増加，神経伝達物質の放出調節異常

5.2 リン酸化シグナル伝達カスケードと遺伝子発現制御　　155

遺伝子記号	遺伝子名	タイプ	変異マウスの症状（その他）
Prkaca	protein kinase, cAMP dependent, catalytic, alpha	SK	神経管奇形
Prkacb	protein kinase, cAMP dependent, catalytic, beta	SK	連合学習の障害，海馬 LTP の低下，神経組織の構築異常
Prkcc	protein kinase C, gamma	SK	空間記憶の異常，連合学習の異常，海馬 LTP の低下，痛覚閾値の異常，味覚嗜好性の異常，不安様行動の増加（ヒトでは脊髄小脳変性症 (SCA14) に関わる）
Prkce	protein kinase C, epsilon	SK	移動量の増加，飲水行動の異常，立ち直り反射の異常，痛覚閾値の異常，不安様行動の減少
Prkg1	protein kinase, cGMP-dependent, type I	SK	陰茎勃起障害，LTP の異常
Acvr1	activin A receptor, type 1	SK	哺乳行動異常
Acvr1b	activin A receptor, type 1B	SK	前脳の形態異常
Bmpr1a	bone morphogenetic protein receptor, type 1A	SK	哺乳行動の異常，筋力低下
Tgfbr1	transforming growth factor, beta receptor I	SK	神経管奇形
Tgfbr2	transforming growth factor, beta receptor II	SK	神経管奇形
Atm	ataxia telangiectasia mutated homolog (human)	SK	移動量低下，運動協調性障害，神経細胞の形態異常，神経細胞のアポトーシスの低下（ヒトでは毛細血管拡張性運動失調症 (ataxia teleangiectasia) に関わる）
Bcr	breakpoint cluster region homolog	SK	回旋行動，移動量の増加，運動協調性障害，脳の形態異常，グリア細胞の異常
Chuk (IKK1)	conserved helix-loop-helix ubiquitous kinase	SK	神経管奇形，神経細胞のアポトーシス増加
Cit	citron	SK	振戦，運動失調，神経細胞の形態異常，神経組織の構築異常
Dmpk	dystrophia myotonica-protein kinase	SK	進行性筋衰弱
Dyrk1a	dual-specificity tyrosine-(Y)-phosphorylation regulated kinase 1a	SK	小頭症，神経細胞の形態異常，神経組織の構築異常
Eif2ak3	eukaryotic translation initiation factor 2 alpha kinase 3	SK	移動量の低下，姿勢異常

遺伝子記号	遺伝子名	タイプ	変異マウスの症状 (その他)
Eif2ak4	eukaryotic translation initiation factor 2 alpha kinase 4	SK	空間記憶障害,連合学習の障害,LTP の低下,痛覚閾値の異常,味覚嗜好の異常,不安様行動の減弱
Grk5	G protein-coupled receptor kinase 5	SK	振戦,移動量の異常,温覚侵襲刺激に対する閾値の上昇
Ikbkb	inhibitor of kappaB kinase beta	SK	神経管奇形,アポトーシスの増加
Nek8	NIMA (never in mitosis gene a)-related expressed kinase 8	SK	母性行動の異常
Nlk	nemo like kinase	SK	運動失調
Plk4	polo-like kinase 4 (Drosophila)	SK	神経管奇形
Ttn	titin	SK	歩行失調,姿勢異常,小頭症

TrkA (Ntrk1), TrkB (Ntrk2), TrkC (Ntrk3) 変異マウスの症状については 4.2 節参照
RTK:受容体型チロシンリン酸化酵素
NTK:非受容体型チロシンリン酸化酵素
SK:セリン・トレオニンリン酸化酵素

表 5.2 神経機能に関わる主要なタンパク質脱リン酸化酵素リスト

遺伝子記号	遺伝子名	変異マウスの症状 (その他)
Dusp6	dual specificity phosphatase 6 (MKP3)	聴性脳幹反応の異常 (ERK1/2 の脱リン酸化に関わる)
Epm2a	epilepsy, progressive myoclonic epilepsy, type 2 gene alpha (possessing DSPc)	握力低下,平衡能異常,驚愕反応の増強,受動的回避反応の異常,神経細胞の形態異常(ヒトでは進行性ミオクローヌスてんかんの発症に関わる)
Mtmr2	myotubularin related protein 2 (possessing PTPc domain)	振戦,異常歩行,ミエリン形成異常(ヒトでは Charcot-Marie-Tooth 病の発症に関わる)
Ppm1f	protein phosphatase 1F (PP2C domain containing)	過活動性,熱侵襲刺激に対する閾値の上昇
Ppm1g	protein phosphatase 1G (formerly 2C), magnesium-dependent, gamma isoform	驚愕反応プレパルス阻害の異常
PP1 (Ppp1cc)	protein phosphatase 1, catalytic subunit gamma isoform	(グルタミン酸受容体,GABA 受容体の脱リン酸化に関わる)
PP2A (Ppp2r4, Ppp2r1a)	protein phosphatase 2, regulatory subunit A, B	(ドーパミン受容体のシグナリングに関わる)
Calcineurin a (Ppp3ca)	protein phosphatase 3, catalytic subunit, alpha isoform	脳の形態異常

遺伝子記号	遺伝子名	変異マウスの症状（その他）
Calcineurin b (Ppp3cb)	protein phosphatase 3, catalytic subunit, beta isoform	移動量増大
PTEN (Pten)	phosphatase and tensin homolog	社会性行動異常，空間記憶障害，感覚刺激反応異常，脳の肥大，神経細胞の形態異常（PIP3の脱リン酸化活性をもつ）
STEP (Ptpn5)	protein tyrosine phosphatase, non-receptor type 1	（MAPKシグナリングを抑制する）
SHP-2 (Ptpn11)	protein tyrosine phosphatase, non-receptor type 11	神経管奇形，アストログリアの減少（ヒトではNoonan症候群の発症に関わる）
PTP1B (Ptpn1)	protein tyrosine phosphatase, non-receptor type 1	運動能力の低下
Ptpn12	protein tyrosine phosphatase, non-receptor type 12	神経管奇形
Ptpn13	protein tyrosine phosphatase, non-receptor type 13	末梢神経再生異常
Ptpn2	protein tyrosine phosphatase, non-receptor type 2	移動量低下，姿勢異常
Ptpn9	protein tyrosine phosphatase, non-receptor type 9	振戦，不全対麻痺，脳の形態異常
PTPa (Ptpra)	protein tyrosine phosphatase, receptor type, A	空間記憶障害，移動量低下，不安減弱
PTPd (Ptprd)	protein tyrosine phosphatase, receptor type, D	摂食行動異常，空間記憶障害
PTPe (Ptpre)	protein tyrosine phosphatase, receptor type, E	ミエリン形成不全
PTPg (Ptprg)	protein tyrosine phosphatase, receptor type, G	運動協調性障害，恐怖記憶障害，驚愕反応の低下
Ptprq	protein tyrosine phosphatase, receptor type, Q	聴覚障害，蝸牛有毛細胞の変性脱落
PTPr (Ptprr)	protein tyrosine phosphatase, receptor type, R	運動協調性障害，筋力低下（MAPKシグナリングを抑制する）
PTPs (Ptprs)	protein tyrosine phosphatase, receptor type, S	脳のサイズ低下，嗅覚異常，神経突起伸展の異常
PTPz (Ptprz1)	protein tyrosine phosphatase, receptor type Z, polypeptide 1	ミエリン形成不全，連合記憶障害

酸化酵素の介するシグナル伝達系について積み重ねられた解析の結果，明らかになったものである．神経組織の中でも多くの MAPK シグナル活性化因子が存在するが，その数は非常に多く，受容体型チロシンリン酸化酵素型受容体（神経成長因子受容体 Trk など）の他にも，G タンパク質共役型受容体（グルタミン酸受容体，GABA 受容体，ドーパミン受容体など），イオンチャネル（カリウムチャネル，カルシウムチャネルなど）などがよく知られている (Colucci-D'Amato et al., 2003).

大まかにいえば，細胞外情報は低分子量 GTP 結合タンパク質 (Ras) を介して，3 群のタンパク質リン酸化酵素 Raf，MEK，ERK に順次伝達される（図 5.8; Gompertz et al., 2002). 古典的な受容体型チロシンリン酸化酵素による MAPK シグナリングの活性化では，受容体のリン酸化されたチロシンに SH2 ドメイン（リン酸化チロシン結合ドメイン）をもつ Shc や Grb2 のようなアダプタータンパク質が結合する．これらのアダプタータンパク質はグアニンヌクレオチド交換因子 Sos と結合して複合体を形成している．Grb2/Sos 複合体は細胞膜の近くに移行して，Ras 上での GDP-GTP 交換反応を促進させる．GTP の結合した Ras（活性化型 Ras）は細胞膜に Raf-1 または B-Raf を引きつけ，活性化する．Raf は MEK（MAPK-ERK-kinase, MAPKK とも呼ばれる）をリン酸化する．MEK はセリン・トレオニン残基とチロシン残基を両方ともリン酸化することができるデュアルリン酸化酵素で，その標的基質は ERK（extracellular signal regulated kinase, MAPK とも呼ばれる）である．

ERK が見いだされて以来，その他にも多数の MAPK ファミリーに属するタンパク質リン酸化酵素が同定され，解析されてきた．p38，JNK，ERK5 などがこれにあたる．ERK ファミリー (ERK1–8) のリン酸化酵素は活性化（ループ）部位にトレオニン—グルタミン酸—チロシンの構造をもつ．このモチーフの中のトレオニンとチロシン，両者がリン酸化されることが ERK が活性化されるために必要である．この両残基のリン酸化は特異抗体によって容易に検出することができ，多くの研究者が ERK の活性化の指標として用いている．細胞の増殖分化制御・神経組織の可塑性には，ERK ファミリーの中でも ERK1/2 がとくに重要と考えられている．ERK1/2 は多くの標的タンパク質の中にある (Ser/Thr)-Pro の構造をリン酸化する．ERK1/2 以外にも，ERK5 が脳に強く発現しており，大脳皮質前駆細胞の分化に関わることが示されているが (Liu

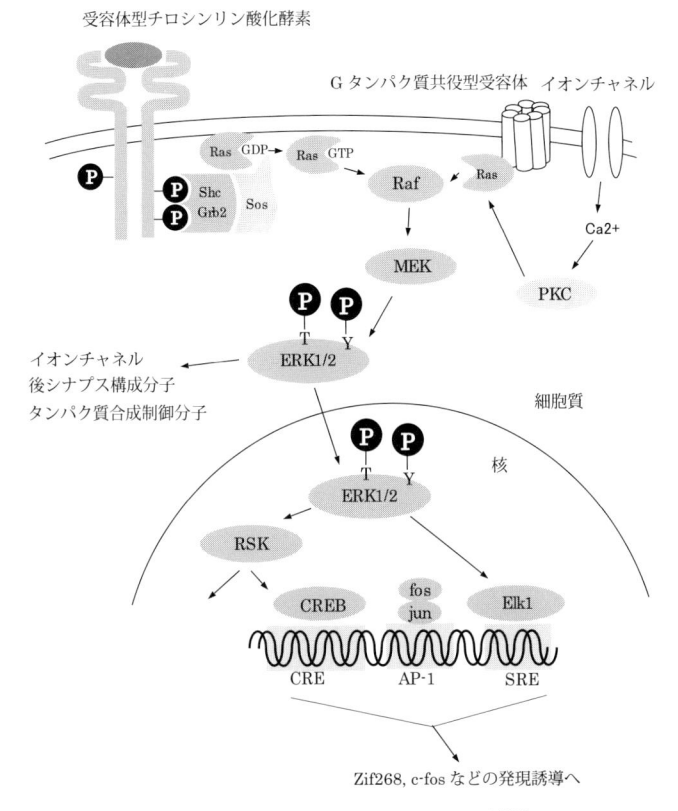

5.2 リン酸化シグナル伝達カスケードと遺伝子発現制御

図 5.8 MAPK (ERK) シグナリング経路

et al., 2006), ERK3–8 の成熟個体脳における役割はいまだ解明されていない. MAPK カスケードによるシグナル伝達は使われる MAPK の種類によって, ERK 経路, JNK 経路, p38 経路に分けることができる. 大きく ERK 経路の役割が細胞の分裂促進と分化調節であるのに対して, JNK 経路, p38 経路はストレス応答, 炎症性サイトカインに対する細胞応答に関与するものと考えられてきた. しかし, 最近の報告では神経組織中における MAPK ファミリーの役割は必ずしもこれだけに限らない例もある.

ERK の2ヵ所の残基がリン酸化されると核内への移行を促進するタンパク質と結合できるようになり, 核内に移行する (図5.8). 核内に入った ERK はさまざまな形で遺伝子発現の調節に関わるが, 神経組織の中で注目される核内の下流標的は

etsファミリーの転写因子Elk1, 核内のリン酸化酵素RSK (ribosomal protein S6 kinase) 1/2, MSK (mitogen- and stress-activated kinases) 1/2などである (Roux & Blenis, 2004). リン酸化されたElk1はSRE(serum responsive element) と呼ばれるDNA標的配列に結合し, Zif268やc-fosのような初期応答遺伝子の発現を上昇させる. 一方, MSK1は線条体でcAMP結合タンパク質CREBとヒストンH3をリン酸化し, 多くの遺伝子の発現状態に影響を及ぼすことが知られている. この他にもERKは核外でリン酸化を行うことも知られており, タンパク質合成（翻訳）制御や, 神経活動に重要なタンパク質の機能制御も行っている.

これまでにERK1またはERK2の単独ノックアウトマウスが作成されており, さまざまな解析に用いられている (Sweatt, 2001; Giovannini, 2006). ERK1ノックアウトマウスは生存できるが (Pages et al., 1999), ERK2ノックアウトマウスは胎生6.5日で致死である (Saba-El-Leil et al., 2003). ERK1欠損マウスでは移動量が増加している以外には, 行動実験で記憶, 学習に関するはっきりとした異常は観察されなかった (Selcher et al., 2001). 一方, ERK2変異マウスについては発現が20–40%ほど低下するノックダウンマウスの行動解析が行われている (Satoh et al., 2007).

(b) MAPKカスケードの記憶形成における役割

現在までにモデル動物を用いた行動実験でERKの記憶形成における役割が明らかになっている (Giovannini, 2006). 恐怖条件付け学習では学習の条件付け刺激（信号音）と非条件刺激（侵襲刺激（電気ショック））の連関についての記憶が評価される. 恐怖条件付け学習の1時間後に海馬や扁桃体でのERK1/2の活性化（リン酸化レベルの増強）が起きることが観察されている. NMDA型グルタミン酸受容体阻害剤MK801の投与により, ERKの活性化の阻害, 連合学習の阻害が起きることから, 恐怖条件付け過程では海馬でNMDA受容体がMAPKカスケードの上流で活性化にはたらくものと考えられている. さらにMEK阻害剤, ERK阻害剤を連合学習直前直後に全身投与ないし扁桃体に局所投与すると, 記憶学習に阻害が起きることも示され (Atkins et al., 1998), MAPKカスケードが恐怖記憶の成り立ちに必要であることの裏付けとなった. 一方, 遺伝学的手法による解析も進められ, MEK1のドミナントネガティブ阻害体を発現するトランスジェニックマウスでは, ERK1/2の海馬における活性が

低下すると同時に，恐怖条件付け学習が阻害されること (Shalin et al., 2004)，ERK2 ノックダウンマウスでも恐怖条件付け学習の成績が低下すること (Satoh et al., 2007) が報告された．恐怖条件付け学習と同様に侵襲刺激を使った連合学習である味覚条件付け学習でも，この学習課題に重要な島 (insula) 皮質において ERK カスケードの活性化，ELK1 の活性化などの一連の過程が起き，学習の前に MEK 阻害剤を投与すると，長期記憶の形成が阻害されることが知られている (Berman et al., 1998)．

Morris 水迷路で代表される空間記憶の成立にも ERK1/2 が重要である．Morris 水迷路では動物は水面下に置かれた逃げ場となる台に，周囲の目印を手がかりにしながら，白濁した水の中を泳いでたどり着くことを学習する．Morris 迷路のトレーニング後に海馬の背側 (CA1，CA2) 領域の錐体細胞の ERK1/2 リン酸化が増強することが明らかになっている．ERK2 ノックダウンマウスは Morris 迷路の成績も低下している (Satoh et al., 2007)．MEK 阻害剤をトレーニングの前後に投与する実験などから，ERK の活性化は記憶の想起などには関係せず，記憶の形成に重要であると考えられている (Selcher et al., 1999)．しかし，これらの実験では記憶成立への関与が阻害剤の投与のタイミングだけで論じられており，研究者によって見解の一致しない部分もある．

以上のように MAPK シグナリングは，海馬，嗅内野，島など，さまざまな領域で長期記憶の成立に関係することが明らかになりつつあるが，学習課題の種類による ERK の役割も興味深い．海馬と扁桃体における ERK2 の活性化を比較した研究では，海馬の CA1 錐体細胞では ERK2 の活性化が一般的な空間記憶学習でみられるのに対して，扁桃体の ERK2 活性化は，恐怖条件付け学習のようなストレスのかかる状況のときにのみ観察されるという報告がある．MAPK シグナリングがさまざまな神経細胞への刺激で活性化されることを考えると，ERK 活性化の場所，タイミングが，それぞれの記憶，学習過程における役割を考えるうえでは重要になるだろう．

(c)　シナプス伝達の長期増強の成立における ERK の役割

シナプス伝達の長期増強 (long term potentiation: LTP) は記憶の細胞レベルでの基盤の 1 つと考えられている（詳細は 7.1 節参照）．LTP は使用頻度に応じたシナプス伝達効率の変化であり，海馬においてよく研究されてきたが，最近になり，大脳皮質や扁桃体などそれ以外の中枢神経系でも同様な現象が確認

されている．

　LTP の成立にも，MAPK カスケードを介して活性化される ERK が重要な役割をもっている．LTP の引き金となる高頻度刺激により，脱分極，Ca^{2+} 流入，G タンパク質活性化が起き，細胞内の cAMP および Ca^{2+} 濃度が同時に上昇することにより，効率的かつ持続的な ERK の活性化が起きる．ERK ファミリーの中では ERK2 が海馬 LTP の成立に重要な役割を担っていると考えられている．なぜなら，ERK1 の欠失は海馬 LTP に大きな影響を及ぼさないが，海馬の ERK2 はさまざまな刺激により，強い活性化を受けるからである (Adams & Sweatt, 2002)．

　LTP の成立は早期と後期の 2 相に分けて考えることができる．早期 (E-LTP) は高頻度刺激後 2 時間未満で終わり，タンパク質合成を必要としない．後期 (L-LTP) はそれ以降のステップで転写，翻訳を必要とする．グルタミン酸，アセチルコリン，ノルアドレナリン作動性のシグナル伝達系や BDNF などのような成長因子を介する伝達系が誘導，維持に関わることが知られている．阻害剤投与実験から ERK の活性化は早期，後期どちらの LTP にも必要であることが明らかになっている (Giovannini, 2006)．

　早期 LTP については後シナプス膜表面に表れている AMPA 受容体の数が後シナプスへのカルシウム流入により，増加することが重要と考えられている (Derkach et al., 2007)．同時にカルシウム濃度上昇と ERK により，活性化された Ca^{2+}/calmodulin-dependent kinase II(CaMKII) が AMPA 受容体 GluR1 の Ser831 をリン酸化することで，チャネルのコンダクタンスを上げることも早期 LTP の成立に関与する (Soderling & Derkach, 2000)．一方，後期のプロセスについては，ERK は既存のタンパク質の機能調節，遺伝子発現制御による新たなタンパク質の合成の両面から，重要な役割を果たすと考えられる．実際に LTP 誘導刺激後，わずか数分で主に細胞質に存在していた ERK のうちの一部分が核内に移行して，そこで転写過程を調節し，遺伝子発現制御を行うことが示されている．下流標的としては転写因子 Zif268 が注目される．Zif268 に対するアンチセンス RNA の扁桃体への局所注射は長期記憶の成立に影響を及ぼす．Zif268 の下流標的遺伝子には Cdk5 の調節サブユニット p35 が含まれ，Cdk5 も LTP の成立に必要とされている．

　ERK の核外の基質の中にはホスホリパーゼ A_2，SynGAP などの後シナプス

の情報伝達に関わる分子が含まれている．一方，ERK2, MEK2, MKP2（ERK2 の脱リン酸化に関わる酵素）は後シナプス肥厚の構成成分として認められている．また，電位依存性カリウムチャネル Kv4.2 も標的分子の 1 つとして知られている．これらのリン酸化標的は，ERK の神経活動依存的なスパインの構造変化や，グルタミン酸受容体のシナプスへの集積，樹状突起におけるタンパク質合成の促進に関与するものと推測されている (Sweatt, 2001)．

(d) 麻薬中毒と ERK

ERK は麻薬，嗜好薬物が作用すると考えられる脳の報償に関係した領域で活性化されることが知られており，コカインなどの麻薬中毒を考えるうえでも重要な位置にある (Lu et al., 2006; Girault et al., 2007)．麻薬中毒の一部はドーパミンによって調節される可塑性の変化として捉えることができるが，実際に ERK2 はドーパミン D1 受容体やグルタミン酸受容体の下流にあって，神経活動依存的な転写因子の発現を促す．一方，ERK1 の変異はモルヒネやコカインの作用を増強することが知られている．ERK 阻害剤の投与は麻薬による行動異常，薬物への欲求を抑える．また，麻薬により短期記憶から長期記憶への移行の障害が起きることが知られているが，これは ERK 阻害剤の投与により解除される．行動実験でよく用いられる MEK 阻害剤は ERK1 も ERK2 も阻害するので，ERK2 が濫用薬剤の作用を考えるうえでは主要な役割を担っており，ERK1 はそれに部分的に拮抗する調節的な役割をもつことが推測されている．

麻薬による ERK の活性化は，とくに側坐核，分界条床核，扁桃体，前頭前皮質などで強く起こる．これらの領域における ERK の活性化は D1 ドーパミン受容体拮抗薬の投与により阻害される．コカインやモルヒネを投与するとマウスは場所嗜好性が増強するようになり，この行動傾向がしばしば薬物の報酬効果の指標として用いられるが，MEK 阻害剤の側坐核への局所投与がコカインやアンフェタミンによる場所嗜好性の誘導を阻害することが知られており，側坐核の ERK 活性化が麻薬の報酬効果に関係するものと考えられる．

ERK の下流ではたらく核内因子も麻薬の長期的な中枢作用に関与することが明らかになっている．CREB をリン酸化する酵素 MSK1 の変異マウスではコカインによって引き起こされる易刺激応答性が部分的に減少し，場所嗜好性は増強する．CREB が嫌悪効果に関与することとも関連して，これらは薬物濫

用による線条体の遺伝子発現変化に ERK が関わることと一致しているようにみえる．一方，Zif268 変異マウスではコカインによる場所嗜好性の増強が認められない．

以上のように麻薬の中枢神経系に及ぼす作用を考えるうえで ERK は重要な役割を果たしているようにみえる．線条体ではドーパミン系，グルタミン酸系どちらのシグナル経路によっても ERK が活性化されることから，両経路が同時に活性化したことにより，可塑的な変化が起きやすくなるのではないかという考えも提唱されている (Girault et al., 2007)．

(e) 神経系のアポトーシスにおける MAPK シグナルの役割，神経変性疾患への関与

MAPK シグナル経路が細胞死に対して役割をもつことは多くの種類の細胞で知られており，p38 経路や JNK 経路といった ERK1/2 以外の MAPK の関与がよく知られている (Cheung & Slack, 2004)．しかし，最近の解析によれば，ERK も神経細胞の生存のみに関わるのではなく，神経変性疾患に関係することが明らかになってきた (Colucci-D'Amato et al., 2003)．パーキンソン病では ERK はドーパミン系神経細胞に対して毒性をもつ OHDA の投与によって活性化され，毒性は MEK 阻害剤により抑えられる．活性化された ERK はパーキンソン病の脳でよく認められる Lewy 小体にも存在する．一方，ERK はグルタミン酸の興奮毒性が現れるときにも活性化され，MEK 阻害剤は脳虚血による組織障害に対しても，防御的にはたらく．またアルツハイマー病やそのモデル動物でも ERK の活性化が起きていることを示すデータが得られている．具体的な細胞死への関与についても，形質膜の障害を引き起こし，それが細胞死につながっているとの結果が得られている．このように，神経変性疾患への対処の観点からも MAPK シグナルは重要であり，MAPK シグナルを対象とした創薬・開発は今後も行われるものと予測される．

(f) MAPK シグナルの神経組織における多様な役割

ここで起きてくる 1 つの疑問は，MAPK シグナルがどのように増殖，分化，細胞死といったさまざまな状態を引き起こすか，である．おそらく，神経細胞サブタイプの違いや分化段階の違いなども影響するだろうが，ERK 活性化の持続時間との関係でこれらの違いを説明できるという考え方がある．PC12 を例にとれば，1 時間未満の短時間の活性化は増殖を引き起こし，1.5 から 3 時間ま

での中程度の持続では分化を促進し，24 時間以上の長期的な活性化は細胞死を引き起こす (Colucci-D'Amato et al., 2003; Cheung & Slack, 2004)．これらの活性化持続時間の差異により，それぞれ違うタイプの転写因子が活性化されると推測され，とくに細胞死の場合には Elk-1, Egr1, Jun などの関与が考えられている．一方，活性化 ERK の細胞内局在の違いがこれら 3 種類の応答性の違いに関係するのではないかという説も提唱されている．ERK にははっきりとした核局在シグナルが存在せず，他のタンパク質との相互作用が細胞内局在だと考えられている．これらのうち，MKP-3 と MKP-1 は ERK の細胞内局在について，反対の作用を示す (Colucci-D'Amato et al., 2003)．両者は ERK 活性化の鍵となるリン酸化チロシン，リン酸化トレオニンに対するホスファターゼ活性を有しており，MKP-3 が細胞内局在を促進するのに対して，MKP-1 は核内局在を促進する．これらの MKP はホスファターゼ活性と同時に ERK に対する強い結合性を有しており，ERK タンパク質の足場としてはたらく可能性がある．また，ERK の活性化の度合いにより，MKP 遺伝子の転写状態は異なり，MKP タンパク質の存在量が ERK の細胞内局在に影響するというフィードバックループを形成している可能性が高い．

神経組織以外でも多様な役割をもつ MAPK シグナリングであるが，神経組織における役割でとくに注目されるのは，ERK が細胞内シグナルの統合を担っている点である．神経細胞はさまざまな細胞外からの情報を得て，それを統合して，別の神経細胞に受け渡していく性質をもっている．ERK がさまざまなシグナリングカスケードの下流で制御を受け，高次脳機能にも必要とされるということは，神経細胞内での細胞外からの情報伝達，増幅，集積に関わるということを示しており，神経機能にとって本質的なタンパク質の 1 つであると考えてもよいだろう．

5.2.4 PI3K-Akt-Gsk3 カスケードと神経機能

ERK シグナリングに並ぶ頻出のシグナル伝達系として，PI3K-Akt (protein kinase B)-GSK3 (glycogen synthase kinase 3) 経路はよく知られている（図 5.9）．Akt はセリントレオニンリン酸化酵素で PI3K (phosphatidyl inositol 3 kinase) によって活性化される．PI3K はその調節サブユニットにリン酸化チロシンを認識する SH2 ドメインをもっており，受容体型チロシンリン酸化酵素，

非受容体型チロシンリン酸化酵素の両者によって,活性化される.活性化された PI3K はリン脂質の phosphatidyl inositol bisphosphate の 3 位をリン酸化することにより生体膜中に phosphatidyl inositol(3, 4, 5)trisphosphate を増加させ,これが Akt が別のタンパク質リン酸化酵素 (PDK1, PDK2) によってリン酸化されるための足場となり,結果として Akt のセリン,トレオニン各 1 残基がリン酸化される.これらのリン酸化が Akt を活性化し,活性化された Akt はさまざまな標的タンパク質中に存在する RxRxx(S/T)(F/L) モチーフ中のセリントレオニンをリン酸化することができる.とくに重要な標的タンパク質に GSK-3 があり,GSK-3α と GSK-3β のアミノ末端領域に存在するセリン残基(それぞれ S21, S9)の Akt によるリン酸化により,GSK-3 を不活性化する.GSK-3 は常に活性を保っており,さまざまな標的タンパク質をリン酸化しうるが,Akt やその他の酵素により活性が抑えられることが,シグナルとなる.とくに神経突起伸展の際に GSK3β の過剰な活性化が起きると軸索の形成が妨げられ,GSK3β 活性が低くなると複数の軸索が形成されることが示され,神経細胞の極性決定に重要であると考えられた (Jiang et al., 2005).GSK3β はこの軸索・樹状突起の決定に重要な CRMP2(collapsin response mediator protein-2) の Thr-514 をリン酸化することにより,CRMP2 のチュブリン結合能を抑制すること,CRMP2 による軸索形成を阻害することが報告された (Yoshimura et al., 2005).これらは PI3K-Akt-GSK3β-CRMP2 経路が神経細胞の極性決定に関わることを示しており,注目されている.

　一方,PI3K は海馬 CA1 の後シナプスで NMDA 受容体と複合体をつくっており,NMDA 受容体への選択的な刺激によって活性化され,AMPA 受容体の形質膜への組み込みを促進させることが提唱されている (Man et al., 2003).既述のように海馬 CA1 での LTP では,グルタミン酸受容体の 1 つ AMPA 受容体がシナプスの形質膜に挿入されることが,早期 LTP の成立に関わる分子機構の 1 つとして考えられている.これらのことから,PI3K が LTP の成立に重要であることが示唆される.また,PI3K-Akt 経路の下流標的である GSK3β は LTP の成立に伴って不活性化され,この不活性化が NMDA 受容体によって引き起こされる可能性のある LTD を抑えるために必要であるという考え方も出てきている (Peineau et al., 2007).

　最近,PI3K-Akt シグナルの高次脳機能成立における役割を考えるうえで重

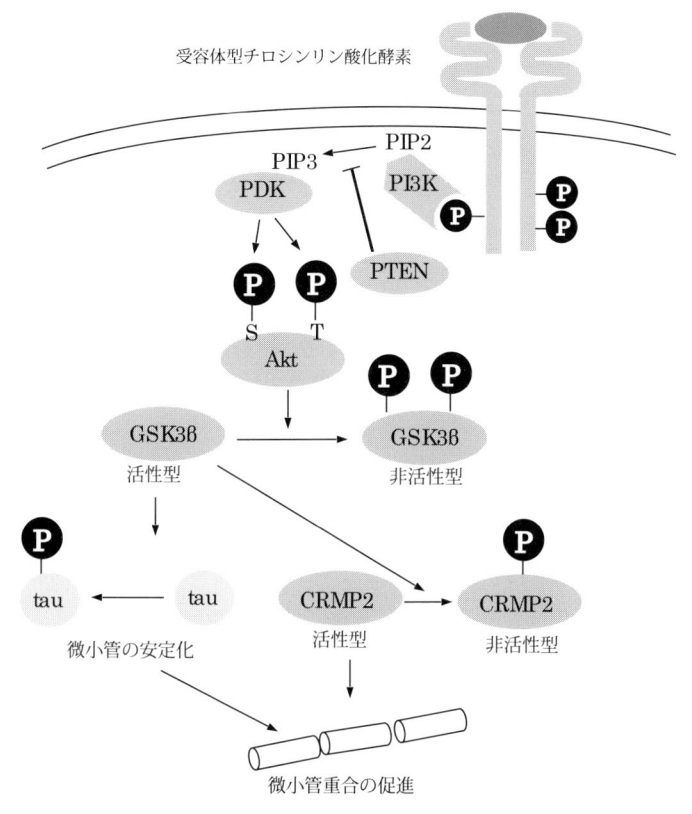

図 5.9 PI3K-Akt シグナリング経路

要な個体レベルでの解析も登場してきた．PI3K-Akt 経路は恐怖条件付け記憶の成立の際に扁桃体で活性化しており，PI3K の阻害剤 Wortmannin の扁桃体への局所投与により，恐怖記憶の形成が妨げられる (Lin et al., 2001)．PI3K によってリン酸化される phosphatidyl inositol の3位の脱リン酸化酵素 PTEN(Phosphatase & TENsin) の変異マウスでは Akt の活性化，GSK3β の不活性化が起きる．この変異マウスは社会性行動，空間記憶，感覚刺激に対する反応に異常が観察されており，形態的にも脳の肥大，異所性の神経突起，シナプスの増加などさまざまな異常がみられる (Kwon et al., 2006)．記憶学習とは離れるが，GSK3β 単一アレル欠損（ヘテロ接合体）マウスでは探索行動の低下，強制水泳の際の不動時間の短縮の低下が認められる (O'Brien et al., 2004)．

実は GSK3β は抗うつ薬として用いられる塩化リチウムの阻害標的酵素と考えられており、これらの行動傾向は野生型マウスに塩化リチウムを投与したときのものと似ている．このように PI3K-Akt-GSK3β シグナルと躁うつ病の病態との関連も考えられ，興味深い．しかし，PI3K-Akt シグナル経路は神経組織に限らず，インスリン受容体の下流シグナルとしてはたらくなど，広い範囲の生命現象に関わっているので，変異マウスには神経系以外の症状も現れるので現時点で，個体レベルで神経系における役割をきれいに描き出した研究はそれほど多くない．今後の進展が注目される分野であろう．

5.2.5 タンパク質脱リン酸化酵素の神経機能における役割

以上ではタンパク質リン酸化酵素を中心に神経高次機能との関わりを紹介したが，リン酸化状態を決定するもう1つの重要な要素はタンパク質脱リン酸化酵素であり，神経高次機能との関連についての理解も進みつつある．マウスゲノム中ではキナーゼに比べて，その数は少なく（表5.2），1つの脱リン酸化酵素が多くの標的基質をもつ（基質特異性が低い）．しかし，各脱リン酸化酵素の遺伝子欠損マウスの症状が示すように，神経高次機能の成り立ちには不可欠の要素である．

(a) セリン・トレオニンホスファターゼ

哺乳類の主要なセリン・トレオニンホスファターゼのうち，神経組織では PP1，PP2A，カルシニューリン (PP2B) が多く発現しており，90%以上のリン酸化タンパク質を脱リン酸化することができるとされている (Mansuy & Shenolikar, 2006)．これらのタンパク質は触媒サブユニットで向標的調節サブユニットとの結合により，特定の基質に対して作用することができる (Gompertz et al., 2002)．たとえば，カルシニューリンの調節サブユニットは Ca^{2+} 結合タンパク質である Calmodulin で，細胞内 Ca^{2+} 濃度によるリン酸化状態の調節に重要な役割をもつ．

このうち，海馬神経細胞のポストシナプスでは A-kinase でリン酸化された NMDA 受容体がカルシニューリン，PP1，PP2A で脱リン酸化される (Mansuy & Shenolikar, 2006; 5.1.5 項も参照)．たとえば NMDA 受容体 NR2A サブユニットはカルシニューリンによる脱リン酸化により，チャネル活性が低下する．一方，同じカルシニューリンは G タンパク質共役型グルタミン酸受容体に対し

ては，mGluR5c サブユニット C 末を脱リン酸化することにより，このリン酸化により抑えられていた mGluR5 の活性を再度上昇させる役割をもつ．このほかにも AMPA 型グルタミン酸受容体のチャネル活性，$GABA_A$ 受容体のチャネル活性制御にもカルシニューリン，PP1 が重要な役割を果たすことが知られている．

シナプスでの分子機能から予想できるように，セリン・トレオニンホスファターゼは学習・記憶の成立過程で負の制御を行っている．カルシニューリンの発現および酵素活性は空間記憶の成立後に前頭前野で低下し，海馬では恐怖条件付け学習の後に低下することが知られている (Runyan et al., 2005)．また，カルシニューリンを過剰に発現させると，記憶の形成，想起の過程が阻害されるので，カルシニューリンが抑制されることが，記憶の成立に必要であることが示唆される (Mansuy et al., 1998)．一方，記憶の成立とは異なって，記憶の消失過程（5.1.5 項も参照）では，カルシニューリンの発現，活性が扁桃体や前頭前野の一部で上昇し，カルシニューリンの阻害剤の存在下では，記憶の消失が起きにくいことが報告されている (Mansuy & Shenolikar, 2006)．

加齢過程では，PP1 とカルシニューリンの活性がヒト，マウスの脳内で増加していくことが知られている．これらは加齢過程で起きる認知機能の低下，シナプス可塑性の低下とも関連して興味深い．海馬の神経細胞の中では，内在性の活性阻害因子 (DSCR1) が存在することや，酸化ストレスの増強や凝固することによりカルシニューリンの酵素活性が低下することが知られているので，単純に論じることは難しいようである．アルツハイマー病で観察される過剰にリン酸化されたタウタンパク質はリン酸化酵素と脱リン酸化酵素のバランスが崩れていることを示している．一部の例外を除き，アルツハイマー病脳ではすべてのホスファターゼの活性が低下している (Mansuy & Shenolikar, 2006)．

(b) チロシンホスファターゼ

チロシンホスファターゼは構造的に受容体型のものと，非受容体型のものに分けられる (Paul & Lombroso, 2003; 図 5.10)．それぞれ神経機能に重要なタンパク質が存在している．非受容体型のチロシンホスファターゼは，膜貫通ドメインをもたず，細胞質内に局在し，PTP1B (Ptpn1), SHP-2 (Ptpn11), PTP-SL (Ptprr), STEP (Ptpn5) などがある．一方，受容体型チロシンホスファターゼは膜貫通型のタンパク質であり，通常 2 個のホスファターゼ関連ド

受容体型　非受容体型

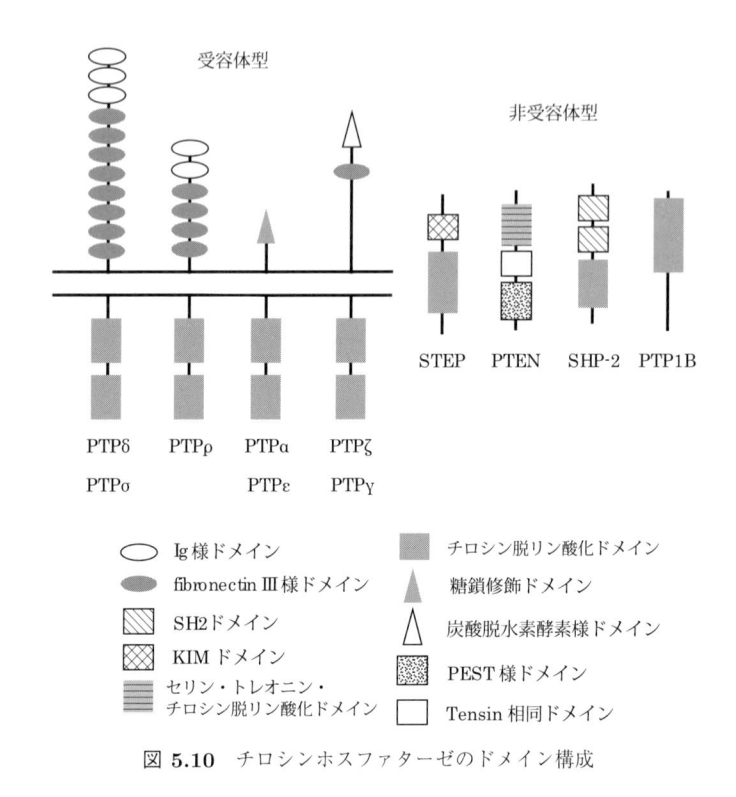

STEP　PTEN　SHP-2　PTP1B

PTPδ　PTPρ　PTPα　PTPζ
PTPσ　　　　PTPε　PTPγ

- ○ Ig様ドメイン
- ● fibronectin III 様ドメイン
- ▨ SH2ドメイン
- ⊠ KIM ドメイン
- ≡ セリン・トレオニン・チロシン脱リン酸化ドメイン
- ▮ チロシン脱リン酸化ドメイン
- ▲ 糖鎖修飾ドメイン
- △ 炭酸脱水素酵素様ドメイン
- ▦ PEST 様ドメイン
- □ Tensin 相同ドメイン

図 5.10　チロシンホスファターゼのドメイン構成

メインを有している．細胞外にはさまざまな分子間相互作用に関わることの多いドメインが存在している．このグループのホスファターゼはその構造からも予想されるように，細胞外の情報を細胞内のシグナリング経路に伝える役割を担っていることが多い．

　非受容体型のチロシンホスファターゼ STEP, PTP-SL, SHP-2 について，興味深い報告がなされている．SHP-2 は ERK シグナリング活性化や JAK-STAT シグナリングの抑制に関わる因子として知られているチロシンホスファターゼであり (Paul & Lombroso, 2003)，PDGF, EGF, などさまざまな成長因子によって活性化される．ヒト SHP-2 の機能獲得型変異が，Noonan 症候群という，心奇形，頭蓋顔面異常，短軀のほかにしばしば学習障害，精神発達遅滞を伴う遺伝性疾患の原因の1つになっている．最近の SHP-2 機能獲得型変異をもつ疾患モデルマウスを使った解析では，アストログリアの数が減少しており，

アストログリアへの分化にはたらくと考えられている JAK-STAT シグナリングの SHP-2 による抑制が背景にあるのではないかと議論されている (Gauthier et al., 2007). ERK シグナリングと JAK-STAT シグナリングの神経細胞/アストログリアへの細胞運命決定制御については今後の進展が注目される.

STEP と PTP-SL は MAPK, ERK シグナリングの抑制因子として注目される. 両者とも主に脳に発現するホスファターゼで, 細胞質に局在するタイプの他に, 選択的スプライシングあるいはプロモーターの使い分けにより, 膜に局在するタイプも産生される. 両者とも ERK, p38 と Kinase Interaction Motif (KIM) と呼ばれるドメインを介して結合し, ERK 中のリン酸化チロシンの脱リン酸化, ERK の核移行の阻害によりシグナリングを抑制する. このことが海馬培養神経細胞内での ERK シグナリングの持続時間の調節に関わるとされている (Paul et al., 2003).

ERK シグナリングとの関係では受容体型チロシンホスファターゼ PTPρ も注目される. PTPρ を欠損するマウスでは運動協調性, 平衡維持能に障害が起きている (Chirivi et al., 2007). PTPρ は小脳プルキンエ細胞で強く発現しており, PTPρ 欠損マウスの小脳プルキンエ細胞ではリン酸化された ERK1/2 が強く検出されているので, PTPρ が小脳の MAPK-ERK シグナリング経路の生理的条件下での制御因子としてはたらくものと考えられている (Chirivi et al., 2007).

その他の受容体型チロシンホスファターゼについても動物モデルを使った解析が進められている. PTPα は Src, Fyn, Yes などの Src ファミリーチロシンリン酸化酵素の脱リン酸化, 活性化にはたらくことが in vivo, in vitro の系で確かめられており, 後シナプスの足場タンパク質 PSD95 と結合する (Paul & Lombroso, 2003). PSD95 は Src とその基質である NMDA 受容体をも結合することから, シナプス機能調節への関与が予想されるが, 実際に PTPα 欠損マウスでは, Morris 水迷路試験での成績が低下しており, LTP が減弱している (Skelton et al., 2003). この他に, PTPδ 変異マウスでは Morris 水迷路や T 字型迷路, 放射状迷路で測られる記憶能力が低下しているが, 海馬 CA1 の LTP は増強している (Uetani et al., 2000). 同様の記憶能力の低下, LTP の増強傾向は PTPζ 変異マウスにおいても観察されている (Niisato et al., 2005). この 2 例は空間記憶実験の成績と LTP の増減が必ずしも一致しない例として

興味深い．これらの報告が示すように，受容体型チロシンホスファターゼが高次脳機能の成り立ちに不可欠であることを示す証拠は十分あり，リン酸化だけでなく，脱リン酸化によるリン酸化シグナリングの制御も今後の研究の焦点になると考えられる．

5.2.6 おわりに

高次脳機能に関連のあるタンパク質リン酸化を介した情報伝達の一部について概説した．分子レベルの解析に加えて，数多くの変異マウスを用いた形態学的解析，電気生理学的解析，系統的な行動解析を背景として，着実に分子機能と神経組織の形態，高次機能の関係が明らかになりつつある．一方，システム生物学的なアプローチによるこの分野の進展も著しい．すでにマイクロアレイなどの遺伝子情報を基にした網羅的な解析は日常的に行われている．さらにタンパク質リン酸化の研究に欠かせないタンパク質レベルでの解析にも，二次元電気泳動や質量分析などの多数のタンパク質のリン酸化状態を同時に解析できるプロテオミクスの手法がさかんに用いられている．これに加えて，リン酸化状態の解析に必要な分子ツールの充実も見逃せない．とくに市販のリン酸化状態特異抗体や，リン酸化チロシンを特異に検出するSH2ドメインを利用したプローブ (Machida et al., 2007)，リン酸化状態のイメージングを可能にした蛍光プローブ技術 (Miyawaki, 2003) などは実際に細胞の中で起きているリン酸化の全体像，リアルタイム像の把握に大きく貢献している．脳神経系におけるタンパク質リン酸化についての研究においてもこれらの技術が応用され，研究の進展が一段と加速しているように感じられる．

参考文献

[1] Abel T, Nguyen PV, Barad M, Deuel TA, Kandel ER, Bourtchouladze R (1997) Genetic demonstration of a role for PKA in the late phase of LTP and in hippocampus-based long-term memory. *Cell* **88**: 615–626.

[2] Abeliovich A, Chen C, Goda Y, Silva AJ, Stevens CF, Tonegawa S (1993a) Modified hippocampal long-term potentiation in PKC gamma-mutant mice. *Cell* **75**:

1253–1262.

[3] Abeliovich A, Paylor R, Chen C, Kim JJ, Wehner JM, Tonegawa S (1993b) PKC gamma mutant mice exhibit mild deficits in spatial and contextual learning. *Cell* **75**: 1263–1271.

[4] Adams JP and Sweatt JD (2002) Molecular psychology: roles for the ERK MAP kinase cascade in memory. *Annu Rev Pharmacol Toxicol* **42**: 135–163.

[5] Arakawa Y, Bito H, Furuyashiki T, Tsuji T, Takemoto-Kimura S, Kimura K, Nozaki K, Hashimoto N, Narumiya S (2003) Control of axon elongation via an SDF-1alpha/Rho/mDia pathway in cultured cerebellar granule neurons. *J Cell Biol* **161**: 381–391.

[6] Arimura N, Kaibuchi K (2007) Neuronal polarity: from extracellular signals to intracellular mechanisms. *Nat Rev Neurosci* **8**: 194–205.

[7] Atkins CM, Selcher JC, Petraitis JJ, Trzaskos JM and Sweatt JD (1998) The MAPK cascade is required for mammalian associative learning. *Nat Neurosci* **1**: 602–609.

[8] Barad M, Bourtchouladze R, Winder DG, Golan H, Kandel E (1998) Rolipram, a type IV-specific phosphodiesterase inhibitor, facilitates the establishment of long-lasting long-term potentiation and improves memory. *Proc Natl Acad Sci USA* **95**: 15020–15025.

[9] Berman DE, Hazvi S, Rosenblum K, Seger R and Dudai Y (1998) Specific and differential activation of mitogen-activated protein kinase cascades by unfamiliar taste in the insular cortex of the behaving rat. *J Neurosci* **18**: 10037–10044.

[10] Berman DM, Gilman AG (1998) Mammalian RGS proteins: barbarians at the gate. *J Biol Chem* **273**: 1269–1272.

[11] Berridge MJ (2006) Calcium microdomains: organization and function. *Cell Calcium* **40**: 405–412.

[12] Berridge MJ, Bootman MD, Roderick HL (2003) Calcium signalling: dynamics, homeostasis and remodelling. *Nat Rev Mol Cell Biol* **4**: 517–529.

[13] Bi X, Standley S, Baudry M (1998) Posttranslational regulation of ionotropic glutamate receptors and synaptic plasticity. *Int Rev Neurobiol* **42**: 227–284.

[14] Bito H, Deisseroth K, Tsien RW (1996) CREB phosphorylation and dephosphorylation: a Ca^{2+}- and stimulus duration-dependent switch for hippocampal gene expression. *Cell* **87**: 1203–1214.

[15] Bito H, Deisseroth K, Tsien RW (1997) Ca^{2+}-dependent regulation in neuronal gene expression. *Curr Opin Neurobiol* **7**: 419–429.

[16] Bito H, Furuyashiki T, Ishihara H, Shibasaki Y, Ohashi K, Mizuno K, Maekawa M, Ishizaki T, Narumiya S (2000) A critical role for a Rho-associated kinase, p160ROCK, in determining axon outgrowth in mammalian CNS neurons. *Neuron* **26**: 431–441.

[17] Bos JL (2006) Epac proteins: multi-purpose cAMP targets. *Trends Biochem Sci* **31**: 680–686.

[18] Caenepeel S, Charydczak G, Sudarsanam S, Hunter T and Manning G (2004) The mouse kinome: discovery and comparative genomics of all mouse protein kinases. *Proc Natl Acad Sci USA* **101**: 11707–11712.

[19] Carafoli E, Brini M (2000) Calcium pumps: structural basis for and mechanism of calcium transmembrane transport. *Curr Opin Chem Biol* **4**: 152–161.

[20] Cataudella T, Conti L, Cattaneo E (2004) Neural stem and progenitor cells: choosing the right Shc. *Prog Brain Res* **146**: 127–133.

[21] Cattaneo E, Conti L, De-Fraja C (1999) Signalling through the JAK-STAT pathway in the developing brain. *Trends Neurosci* **22**: 365–369.

[22] Cheung EC and Slack RS (2004) Emerging role for ERK as a key regulator of neuronal apoptosis. *Sci STKE 2004*: PE45.

[23] Chirivi RG, Noordman YE, Van der Zee CE and Hendriks WJ (2007) Altered MAP kinase phosphorylation and impaired motor coordination in PTPRR deficient mice. *J Neurochem* **101**: 829–840.

[24] Clapham DE (2007) Calcium signaling. *Cell* **131**: 1047–158.

[25] Cohen P (2000) The regulation of protein function by multisite phosphorylation–a 25 year update. *Trends Biochem Sci* **25**: 596–601.

[26] Collingridge GL, Bliss TV (1995) Memories of NMDA receptors and LTP. *Trends Neurosci* **18**: 54–56.

[27] Colucci-D'Amato L, Perrone-Capano C and di Porzio U (2003) Chronic activation of ERK and neurodegenerative diseases. *Bioessays* **25**: 1085–1095.

[28] Derkach V, Barria A, Soderling TR (1999) Ca^{2+}/calmodulin-kinase II enhances channel conductance of alpha-amino-3-hydroxy-5-methyl-4-isoxazolepropionate type glutamate receptors. *Proc Natl Acad Sci USA* **96**: 3269–3274.

[29] Derkach VA, Oh MC, Guire ES and Soderling TR (2007) Regulatory mechanisms of AMPA receptors in synaptic plasticity. *Nat Rev Neurosci* **8**: 101–113.

[30] Endo M (2007) Calcium-induced release of calcium from the sarcoplasmic reticulum. *Adv Exp Med Biol* **592**: 275–285.

[31] Forrest AR, Ravasi T, Taylor D, Huber T, Hume DA and Grimmond S (2003) Phosphoregulators: protein kinases and protein phosphatases of mouse. *Genome Res* **13**: 1443–1454.

[32] Forrest AR, Taylor DF, Crowe ML et al. (2006) Genome-wide review of transcriptional complexity in mouse protein kinases and phosphatases. *Genome Biol* **7**: R5.

[33] Gauthier AS, Furstoss O, Araki T, Chan R, Neel BG, Kaplan DR and Miller FD (2007) Control of CNS cell-fate decisions by SHP-2 and its dysregulation in

Noonan syndrome. *Neuron* **54**: 245–262.
[34] Gilman AG (1995) Nobel Lecture. G proteins and regulation of adenylyl cyclase. *Biosci Rep* **15**: 65–97.
[35] Giovannini MG (2006) The role of the extracellular signal-regulated kinase pathway in memory encoding. *Rev Neurosci* **17**: 619–634.
[36] Girault JA, Valjent E, Caboche J and Herve D (2007) ERK2: a logical AND gate critical for drug-induced plasticity? *Curr Opin Pharmacol* **7**: 77–85.
[37] Gompertz B, Kramer I and Tatham P (2002). *Signal transduction.* Amsterdam: Elsevier.
[38] Graef IA, Mermelstein PG, Stankunas K, Neilson JR, Deisseroth K, Tsien RW, Crabtree GR (1999) L-type calcium channels and GSK-3 regulate the activity of NF-ATc4 in hippocampal neurons. *Nature* **401**: 703–708.
[39] Greengard P (2001) The neurobiology of slow synaptic transmission. *Science* **294**: 1024–1030.
[40] Halene TB, Siegel SJ (2007) PDE inhibitors in psychiatry–future options for dementia, depression and schizophrenia? *Drug Discov Today* **12**: 870–878.
[41] Hashimotodani Y, Ohno-Shosaku T, Kano M (2007) Ca^{2+}-assisted receptor-driven endocannabinoid release: mechanisms that associate presynaptic and postsynaptic activities. *Curr Opin Neurobiol* **17**: 360–365.
[42] Hayashi ML, Choi SY, Rao BS, Jung HY, Lee HK, Zhang D, Chattarji S, Kirkwood A, Tonegawa S (2004) Altered cortical synaptic morphology and impaired memory consolidation in forebrain-specific dominant-negative PAK transgenic mice. *Neuron* **42**: 773–787.
[43] Hayashi T, Umemori H, Mishina M, Yamamoto T (1999) The AMPA receptor interacts with and signals through the protein tyrosine kinase Lyn. *Nature* **397**: 72–76.
[44] Hess DT, Matsumoto A, Kim SO, Marshall HE, Stamler JS (2005) Protein S-nitrosylation: purview and parameters. *Nat Rev Mol Cell Biol* **6**: 150–166.
[45] Higuchi M, Iwata N, Saido TC (2005) Understanding molecular mechanisms of proteolysis in Alzheimer's disease: progress toward therapeutic interventions. *Biochim Biophys Acta* **1751**: 60–67.
[46] Hirokawa N (2006) mRNA transport in dendrites: RNA granules, motors, and tracks. *J Neurosci* **26**: 7139–7142.
[47] Hirokawa N, Takemura R (2005) Molecular motors and mechanisms of directional transport in neurons. *Nat Rev Neurosci* **6**: 201–214.
[48] Hisata S, Sakisaka T, Baba T, Yamada T, Aoki K, Matsuda M, Takai Y (2007) Rap1-PDZ-GEF1 interacts with a neurotrophin receptor at late endosomes, leading to sustained activation of Rap1 and ERK and neurite outgrowth. *J Cell Biol*

178: 843–860.

[49] Ho N, Liauw JA, Blaeser F, Wei F, Hanissian S, Muglia LM, Wozniak DF, Nardi A, Arvin KL, Holtzman DM, Linden DJ, Zhuo M, Muglia LJ, Chatila TA (2000) Impaired synaptic plasticity and cAMP response element-binding protein activation in Ca^{2+}/calmodulin-dependent protein kinase type IV/Gr-deficient mice. *J Neurosci* **20**: 6459–6472.

[50] Huang EJ, Reichardt LF (2003) Trk receptors: roles in neuronal signal transduction. *Annu Rev Biochem* **72**: 609–642.

[51] Iino M (2007) Regulation of cell functions by Ca^{2+} oscillation. *Adv Exp Med Biol* **592**: 305–312.

[52] Ito M (2002) The molecular organization of cerebellar long-term depression. *Nat Rev Neurosci* **3**: 896–902.

[53] Iwatsubo T (2004) The gamma-secretase complex: machinery for intramembrane proteolysis. *Curr Opin Neurobiol* **14**: 379–383.

[54] Jaffe AB, Hall A (2005) Rho GTPases: biochemistry and biology. *Annu Rev Cell Dev Biol* **21**: 247–269.

[55] Jiang H, Guo W, Liang X and Rao Y (2005) Both the establishment and the maintenance of neuronal polarity require active mechanisms: critical roles of GSK-3beta and its upstream regulators. *Cell* **120**: 123–135.

[56] Kang H, Sun LD, Atkins CM, Soderling TR, Wilson MA, Tonegawa S (1999) An important role of neural activity-dependent CaMKIV signaling in the consolidation of long-term memory. *Cell* **106**: 771–783.

[57] Kano M, Hashimoto K, Chen C, Abeliovich A, Aiba A, Kurihara H, Watanabe M, Inoue Y, Tonegawa S (1995) Impaired synapse elimination during cerebellar development in PKC gamma mutant mice. *Cell* **83**: 1223–1231.

[58] Kelleher RJ 3rd, Govindarajan A, Jung HY, Kang H, Tonegawa S (2004) Translational control by MAPK signaling in long-term synaptic plasticity and memory. *Cell* **116**: 467–479.

[59] Kerjan G, Gleeson JG (2007) Genetic mechanisms underlying abnormal neuronal migration in classical lissencephaly. *Trends Genet* **23**: 623–630.

[60] Kim C, Cheng CY, Saldanha (2007) PKA-I holoenzyme structure reveals a mechanism for cAMP-dependent activation. *Cell* **130**: 1032–1043.

[61] Klee CB, Ren H, Wang X (1998) Regulation of the calmodulin-stimulated protein phosphatase, calcineurin. *J Biol Chem* **273**: 13367–13370.

[62] Kozasa T, Jiang X, Hart MJ, Sternweis PM, Singer WD, Gilman AG, Bollag G, Sternweis PC (1998) p115 RhoGEF, a GTPase activating protein for Galpha12 and Galpha13. *Science* **280**: 2109–2111.

[63] Kwon CH, Luikart BW, Powell CM, Zhou J, Matheny SA, Zhang W, Li Y, Baker

SJ and Parada LF (2006) Pten regulates neuronal arborization and social interaction in mice. *Neuron* **50**: 377–388.

[64] Lee HK, Takamiya K, Han JS, Man H, Kim CH, Rumbaugh G, Yu S, Ding L, He C, Petralia RS, Wenthold RJ, Gallagher M, Huganir RL (2003) Phosphorylation of the AMPA receptor GluR1 subunit is required for synaptic plasticity and retention of spatial memory. *Cell* **112**: 631–643.

[65] Lin CH, Yeh SH, Lin CD, Lu KT, Leu TH, Chang WC and Gean PW (2001) A role for the PI-3 kinase signaling pathway in fear conditioning and synaptic plasticity in the amygdala. *Neuron* **31**: 841–851.

[66] Liu L, Cundiff P, Abel G, Wang Y, Faigle R, Sakagami H, Xu M and Xia Z (2006) Extracellular signal-regulated kinase (ERK) 5 is necessary and sufficient to specify cortical neuronal fate. *Proc Natl Acad Sci USA* **103**: 9697–9702.

[67] Lu L, Koya E, Zhai H, Hope BT and Shaham Y (2006) Role of ERK in cocaine addiction. *Trends Neurosci* **29**: 695–703.

[68] MacDonald JF, Jackson MF, Beazely MA (2006) Hippocampal long-term synaptic plasticity and signal amplification of NMDA receptors. *Crit Rev Neurobiol* **18**: 71–84.

[69] Machida K, Thompson CM, Dierck K et al. (2007). High-throughput phosphotyrosine profiling using SH2 domains. Mol *Cell* **26**: 899–915.

[70] Malenka RC, Bear MF (2004) LTP and LTD: an embarrassment of riches. *Neuron* **44**: 5–21.

[71] Man HY, Wang Q, Lu WY et al. (2003) Activation of PI3-kinase is required for AMPA receptor insertion during LTP of mEPSCs in cultured hippocampal neurons. *Neuron* **38**: 611–624.

[72] Mansuy IM, Mayford M, Jacob B, Kandel ER and Bach ME (1998) Restricted and regulated overexpression reveals calcineurin as a key component in the transition from short-term to long-term memory. *Cell* **92**: 39–49.

[73] Mansuy IM, Shenolikar S (2006) Protein serine/threonine phosphatases in neuronal plasticity and disorders of learning and memory. *Trends Neurosci* **29**: 679–686.

[74] Marambaud P, Robakis NK (2005) Genetic and molecular aspects of Alzheimer's disease shed light on new mechanisms of transcriptional regulation. *Genes Brain Behav* **4**: 134–146.

[75] Meng EC, Bourne HR (2001) Receptor activation: what does the rhodopsin structure tell us? *Trends Pharmacol Sci* **22**: 587–593.

[76] Meng Y, Zhang Y, Tregoubov V, Falls DL, Jia Z (2003) Regulation of spine morphology and synaptic function by LIMK and the actin cytoskeleton. *Rev Neurosci* **14**: 233–240.

[77] Mikoshiba K (2007) IP_3 receptor/Ca^{2+} channel: from discovery to new signaling

concepts. *J Neurochem* **102**: 1426–1446.

[78] Miyawaki A (2003) Visualization of the spatial and temporal dynamics of intracellular signaling. Dev *Cell* **4**: 295–305.

[79] Mochida GH, Walsh CA (2004) Genetic basis of developmental malformations of the cerebral cortex. *Arch Neurol* **61**: 637–640.

[80] Narumiya S, Sugimoto Y, Ushikubi F (1999) Prostanoid receptors: structures, properties, and functions. *Physiol Rev* **79**: 1193–1226.

[81] Narumiya S, Yasuda S (2006) Rho GTPases in animal cell mitosis. *Curr Opin Cell Biol* **18**: 199–205.

[82] Ng J, Luo L (2004) Rho GTPases regulate axon growth through convergent and divergent signaling pathways. *Neuron* **44**: 779–793.

[83] Nicoll RA, Malenka RC (1995) Contrasting properties of two forms of long-term potentiation in the hippocampus. *Nature* **377**: 115–118.

[84] Niisato K, Fujikawa A, Komai S, Shintani T, Watanabe E, Sakaguchi G, Katsuura G, Manabe T and Noda M (2005) Age-dependent enhancement of hippocampal long-term potentiation and impairment of spatial learning through the Rho-associated kinase pathway in protein tyrosine phosphatase receptor type Z-deficient mice. *J Neurosci* **25**: 1081–1088.

[85] Nishizuka Y (1992) Intracellular signaling by hydrolysis of phospholipids and activation of protein kinase C. *Science* **258**: 607–614.

[86] O'Brien WT, Harper AD, Jove F, Woodgett JR, Maretto S, Piccolo S and Klein PS (2004) Glycogen synthase kinase-3beta haploinsufficiency mimics the behavioral and molecular effects of lithium. *J Neurosci* **24**: 6791–6798.

[87] Ohno S, Nishizuka Y (2002) Protein kinase C isotypes and their specific functions: prologue. *J Biochem* **132**: 509–511.

[88] Pages G, Guerin S, Grall D, Bonino F, Smith A, Anjuere F, Auberger P and Pouyssegur J (1999) Defective thymocyte maturation in p44 MAP kinase (Erk 1) knockout mice. *Science* **286**: 1374–1377.

[89] Paul S and Lombroso PJ (2003) Receptor and nonreceptor protein tyrosine phosphatases in the nervous system. *Cell Mol Life Sci* **60**: 2465–2482.

[90] Paul S, Nairn AC, Wang P and Lombroso PJ (2003) NMDA-mediated activation of the tyrosine phosphatase STEP regulates the duration of ERK signaling. *Nat Neurosci* **6**: 34–42.

[91] Peineau S, Taghibiglou C, Bradley C et al. (2007) LTP inhibits LTD in the hippocampus via regulation of GSK3beta. *Neuron* **53**: 703–717.

[92] Pieroni JP, Jacobowitz O, Chen J, Iyengar R (1993) Signal recognition and integration by Gs-stimulated adenylyl cyclases. *Curr Opin Neurobiol* **3**: 345–351.

[93] Roux PP and Blenis J (2004) ERK and p38 MAPK-activated protein kinases: a

family of protein kinases with diverse biological functions. *Microbiol Mol Biol Rev* **68**: 320–344.

[94] Runyan JD, Moore AN and Dash PK (2005) A role for prefrontal calcium-sensitive protein phosphatase and kinase activities in working memory. *Learn Mem* **12**: 103–110.

[95] Saba-El-Leil MK, Vella FD, Vernay B, Voisin L, Chen L, Labrecque N, Ang SL and Meloche S (2003) An essential function of the mitogen-activated protein kinase Erk2 in mouse trophoblast development. *EMBO Rep* **4**: 964–968.

[96] Satoh Y, Endo S, Ikeda T et al. (2007) Extracellular signal-regulated kinase 2 (ERK2) knockdown mice show deficits in long-term memory; ERK2 has a specific function in learning and memory. *J Neurosci* **27**: 10765–10776.

[97] Selcher JC, Atkins CM, Trzaskos JM, Paylor R and Sweatt JD (1999) A necessity for MAP kinase activation in mammalian spatial learning. *Learn Mem* **6**: 478–490.

[98] Selcher JC, Nekrasova T, Paylor R, Landreth GE and Sweatt JD (2001) Mice lacking the ERK1 isoform of MAP kinase are unimpaired in emotional learning. *Learn Mem* **8**: 11–19.

[99] Shalin SC, Zirrgiebel U, Honsa KJ, Julien JP, Miller FD, Kaplan DR and Sweatt JD (2004) Neuronal MEK is important for normal fear conditioning in mice. *J Neurosci Res* **75**: 760–770.

[100] Shimizu T, Yokomizo T, Izumi T. (2000) Leukotriene-B4 receptor and signal transduction. *Ernst Schering Res Found Workshop* **31**: 125–141.

[101] Silva AJ, Paylor R, Wehner JM, Tonegawa S (1992a) Impaired spatial learning in alpha-calcium-calmodulin kinase II mutant mice. *Science* **257**: 206–211.

[102] Silva AJ, Stevens CF, Tonegawa S, Wang Y (1992b) Deficient hippocampal long-term potentiation in alpha-calcium-calmodulin kinase II mutant mice. *Science* **257**: 201–206.

[103] Sindreu CB, Scheiner ZS, Storm DR (2007) Ca2+ -stimulated adenylyl cyclases regulate ERK-dependent activation of MSK1 during fear conditioning. *Neuron* **53**: 79–89.

[104] Skelton MR, Ponniah S, Wang DZ, Doetschman T, Vorhees CV and Pallen CJ (2003) Protein tyrosine phosphatase alpha (PTP alpha) knockout mice show deficits in Morris water maze learning, decreased locomotor activity, and decreases in anxiety. *Brain Res* **984**: 1–10.

[105] Soderling TR and Derkach VA (2000) Postsynaptic protein phosphorylation and LTP. *Trends Neurosci* **23**: 75–80.

[106] Stork PJ, Schmitt JM (2002) Crosstalk between cAMP and MAP kinase signaling in the regulation of cell proliferation. *Trends Cell Biol* **12**: 258–266.

[107] Sugiura T, Kishimoto S, Oka S, Gokoh M (2006) Biochemistry, pharmacology and physiology of 2-arachidonoylglycerol, an endogenous cannabinoid receptor ligand.

Prog Lipid Res **45**: 405–446.

[108] Sunahara RK, Dessauer CW, Gilman AG (1996) Complexity and diversity of mammalian adenylyl cyclases. *Annu Rev Pharmacol Toxicol* **36**: 461–480.

[109] Svenningsson P, Nishi A, Fisone G, Girault JA, Nairn AC, Greengard P (2004) DARPP-32: an integrator of neurotransmission. *Annu Rev Pharmacol Toxicol* **44**: 269–296.

[110] Sweatt JD (2001) The neuronal MAP kinase cascade: a biochemical signal integration system subserving synaptic plasticity and memory. *J Neurochem* **76**: 1–10.

[111] Taylor SS, Yang J, Wu J, Haste NM, Radzio-Andzelm E, Anand G (2004) PKA: a portrait of protein kinase dynamics. *Biochim Biophys Acta* **1697**: 259–269.

[112] Timm T, Matenia D, Li XY, Griesshaber B, Mandelkow EM (2006) Signaling from MARK to tau: regulation, cytoskeletal crosstalk, and pathological phosphorylation. *Neurodegener Dis* **3**: 207–217.

[113] Tsien RW, Lipscombe D, Madison D, Bley K, Fox A (1995) Reflections on Ca^{2+}-channel diversity, 1988-1994. *Trends Neurosci* **18**: 52–54.

[114] Tsien RW, Tsien RY (1990) Calcium channels, stores, and oscillations. *Annu Rev Cell Biol* **6**: 715–760.

[115] Uetani N, Kato K, Ogura H, Mizuno K, Kawano K, Mikoshiba K, Yakura H, Asano M and Iwakura Y (2000) Impaired learning with enhanced hippocampal long-term potentiation in PTPdelta-deficient mice. *Embo J* **19**: 2775–2785.

[116] Unwin N (2002) Structure of the acetylcholine-gated channel. *Novartis Found Symp* **245**: 5–15.

[117] Verkhratsky A, Orkand RK, Kettenmann H (1998) Glial calcium: homeostasis and signaling function. *Physiol Rev* **78**: 99–141.

[118] Wolfe MS, Kopan R (2004) Intramembrane proteolysis: theme and variations. *Science* **305**: 1119–1123.

[119] Wong RO, Chernjavsky A, Smith SJ, Shatz CJ (1995) Early functional neural networks in the developing retina. *Nature* **374**: 716–718.

[120] Yoshimura T, Kawano Y, Arimura N, Kawabata S, Kikuchi A and Kaibuchi K (2005) GSK-3beta regulates phosphorylation of CRMP-2 and neuronal polarity. *Cell* **120**: 137–149.

第6章

シナプスの形成と動態——神経回路の分子細胞基盤

　脳がその複雑な機能を発揮するには個々の神経細胞がシナプスを介して正しく配線され，そのシナプスの機能が動物の外界との相互作用に依存して適切に調節される必要がある．

　脳の発生・発達過程でシナプスが形成される際には，軸索と樹状突起間の接着部位にシナプス機能分子が集積する．この過程は遺伝学的に決められたプログラムに従い，かつ細胞間相互作用による調節を受けている．培養細胞やスライス標本を用いた *in vitro* 実験系の開発によってシナプス機能分子の同定とその機能解析が進展した結果，どのような遺伝子プログラムがこの過程で重要であり，かつ細胞間相互作用と神経活動による調節がどのような役割を果たすのかが明らかになってきた．

　脳内の特定のシナプス結合が長期的に安定化されることで，動物は一定の行動を正確に繰り返すことができる．一方で学習・記憶過程の基礎にはシナプス結合の刺激依存的な機能・形態変化が存在すると考えられ，シナプス結合の変化によって動物は外界の急激な変化にその行動を適応させることができる．個体内でシナプス結合の維持と改変がどのようなメカニズムで制御されているのか，近年の遺伝子操作マウスの作成や *in vivo* でのイメージング技術の発達によってその理解が深まりつつある．

6.1　シナプスの概観

6.1.1　シナプスの構造
　シナプスは神経細胞間に形成される一種の接着構造であり，ある神経細胞の興奮を別の細胞に伝えることがその機能の本質である（図6.1）．シナプスは化

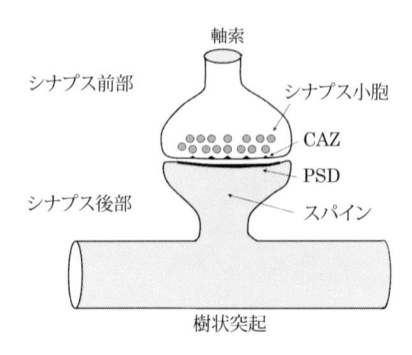

図 6.1 シナプスの構造
シナプス前部とシナプス後部はシナプス間隙と呼ばれる細胞接着構造によって境界される．この膜接着部位はシナプス前部側の細胞質に CAZ, シナプス後部側の細胞質に PSD と呼ばれるタンパク質集積構造をもつ．この図は海馬や大脳皮質の錐体細胞がもつ興奮性シナプスの形態を示したものであり，シナプス後部にはスパインと呼ばれる微小突起が形成される．錐体細胞以外の神経細胞の興奮性シナプスにはスパインは形成されない場合があり，また抑制性のシナプスではスパインは通常形成されない．

学シナプス（神経伝達物質を利用した一方向性の伝達を行う）と電気シナプス（ギャップジャンクションを介したイオンの双方向性の移動による伝達を行う）に大別されるが（図 4.7 参照），哺乳動物の中枢神経系での主要な興奮伝達は化学シナプスを介したものであるため，本章での解説は化学シナプスの形成と動態に限る．シナプス伝達はシナプス前部と呼ばれる，軸索末端（終末ボタン：bouton terminaux）あるいはその途中で膨れた構造（通過ボタン：bouton en passant）から放出される神経伝達物質を，シナプス後部と呼ばれる，樹状突起あるいは神経細胞体の細胞膜が特殊化した構造が受容することによって起きる．

6.1.2 シナプス前部

シナプス前部には神経伝達物質を容れる直径約 40 nm の単位膜の袋（シナプス小胞）が多数存在し，シナプス前部と後部の間の細胞間質（シナプス間隙と呼ばれる）に向かって内容物を刺激依存的に放出する（図 4.12 参照）．シナプス小胞のシナプス前部膜との癒合は SNARE タンパク質間の相互作用に依存した過程であり，小胞側の SNARE タンパク質として SNAP-25 および VAMP と呼ばれる分子，細胞膜側の SNARE タンパク質として syntaxin が同定されている（図 4.13 参照）．シナプス小胞膜には synaptophysin などの膜タンパク質が組み込まれており，また細胞質タンパク質として synapsin I などが存在す

る．シナプス小胞が膜癒合を起こす部位（活性部位：active zone）には分子集積構造 (cytomatrix at the active zone: CAZ) が存在し，その構成分子群は bassoon, piccolo, CAST などである．中枢神経系の主要な興奮性の神経伝達物質はグルタミン酸であり，興奮性シナプスの膜小胞にはグルタミン酸をシナプス小胞へ取り込む小胞型グルタミン酸トランスポーター (vGLUT) が存在し，興奮性シナプス前部のマーカーとしてよく利用される．

6.1.3 シナプス後部とスパイン構造

シナプス後部の膜上には神経伝達物質の受容体が集積する．中枢神経系の興奮性シナプスにはグルタミン酸受容体（AMPA 受容体，NMDA 受容体，代謝型グルタミン酸受容体の 3 種類が主なサブタイプである）が存在し，グルタミン酸の結合により，イオン透過型の受容体では Na^+, Ca^{2+} イオンの流入（表 4.3 参照），代謝型受容体の場合には細胞内でのさまざまなセカンドメッセンジャーの活性化が引き起こされる（表 4.4 参照）．興奮性シナプスと抑制性シナプス（中枢神経系では GABA あるいは glycine が主要な抑制性の伝達物質である）ではシナプス後部構造に違いが存在する（詳細は 2.1.5 項参照）．興奮性シナプスの後部膜は電子顕微鏡で観察した場合に膜タンパク質の顕著な集積が観察され，シナプス後肥厚部 (postsynaptic density: PSD) と呼ばれる．これに対して抑制性シナプスの後部膜は，タンパク質集積の程度が低く，シナプス前部膜とほとんど厚さが変わらない．PSD には多種類のタンパク質が集積するが，とくに他のタンパク質との相互作用ドメインをタンデムにもつ，足場タンパク質 (scaffold proteins) と呼ばれる分子群（代表的な分子として PSD-95, Homer, Shank など）が多い（4.1 節および図 4.21 参照）．シナプス後部に特徴的な構造としてスパインも重要である（2.1.5 項参照）．大脳皮質や海馬の錐体細胞，線条体の中型有棘細胞，小脳皮質のプルキンエ細胞などの樹状突起には典型的なスパイン構造が高い密度で観察される．スパインは大部分が興奮性シナプスの後部構造に一致して形成されるが，すべての興奮性シナプスに存在するわけではない（大脳皮質や海馬の抑制性神経細胞の樹状突起上に形成される興奮性シナプスは通常スパインを欠く）．PSD とスパインは情報伝達において機能単位としてはたらくと考えられている．

6.2 シナプスの形成

6.2.1 軸索と樹状突起の相互認識機構

シナプス形成のはじめのステップは軸索と樹状突起の相互認識の過程である．2つの細胞の間での相互認識がどの程度厳密に行われてシナプス形成が開始されるのであろうか（図6.2）．1つの可能性として，神経細胞は相互に「寛容」であり，本来シナプスを形成する相手ではなくとも，実験的に接触をさせればシナプスをつくるかもしれない．これとはまったく逆に神経細胞は「排他的」であり，生体内でシナプスを形成する相手を厳密に見分けているのかもしれない．さらにこの中間の可能性として，神経細胞は「日和見的」であり，本来のシナプス形成の相手とそうでない細胞の両方が存在する場合には本来の相手を選ぶが，もし不適切な相手しかいなければ，その相手ととりあえずシナプスを形成するかもしれない．動物種とシナプスの種類，さらに研究手法により，上の3つの可能性がそれぞれ当てはまる例が報告されている．

寛容なシナプスは神経細胞の分散培養系でしばしば観察される．もっとも極端な例としては，陽性の電荷をもったプラスチックのビーズを神経細胞と接触させるだけで，シナプス前部の構造が分化したという報告がある．また脊髄の運動神経細胞の培養系では，正常のアセチルコリン作動性シナプスの形成相手である骨格筋が存在しない場合には運動神経細胞は互いにグルタミン酸作動性のシナプスを形成することも知られている．排他的なシナプス形成の例は無脊椎動物の個々の神経細胞を同定・単離して組み合わせ培養をした場合に報告されている．アメフラシの腹部神経節に存在するコリン作動性の介在神経細胞 (L10) は LUQ 細胞と呼ばれる細胞と in vivo でシナプスを形成するが，RUQ 細胞という別の種類の細胞とはシナプスを形成しない．これら3種類の神経細胞を単離して組み合わせ培養を行うと，L10—LUQ 細胞間でのみシナプス形成が起きる．この結果は細胞自身が環境非依存的に排他的シナプスを形成する能力をもつことを示唆している．日和見的なシナプスの例は in vivo で人為的にシナプス形成を阻害した実験で多くみられる．ショウジョウバエの幼生において RP3 と呼ばれる運動神経細胞を紫外線レーザー照射により殺すと，その運動神経細胞の投射先である7番と6番の筋細胞は RP3 の代わりにその周囲の筋細胞が

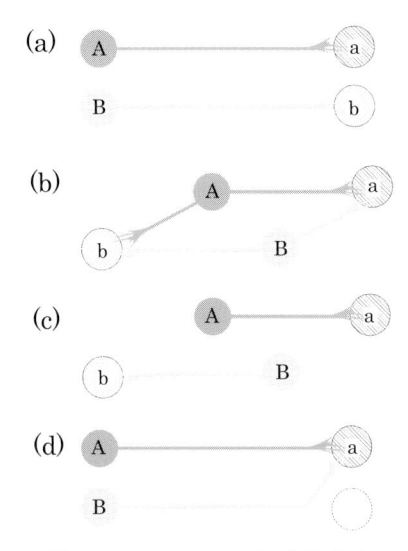

図 **6.2** シナプスにおける標的認識

(a) 生理的なシナプス形成の過程．神経細胞 A は標的細胞 a と，神経細胞 B は標的細胞 b とシナプスを形成する．(b) 寛容なシナプス．単離した神経細胞の培養系では，しばしば本来の標的細胞とそうではない細胞のどちらにも神経細胞はシナプスを形成し，両者を区別しない．(c) 排他的なシナプス．ある種の動物では培養系において神経細胞と標的細胞の認識は厳密に行われ，それ以外の標的細胞とはシナプス形成が起こらない．(d) 日和見的なシナプス．本来の標的細胞が存在すればその細胞にしかシナプスを形成しないが，標的細胞が除去された場合には近傍の別の細胞ともシナプスを形成する．

本来の投射先である神経軸索との間でシナプスを形成するようになる．正常なショウジョウバエでは運動神経細胞と筋細胞の間でのシナプス形成は厳密な 1 対 1 の対応関係にあるが，実験操作によってその関係を壊した場合には「日和見的な」シナプス形成が行われる．シナプス前部・後部間での認識機構が，単一のシグナルではなく，多数のシグナルによって成立しており，かつそれらのシグナル間で補償的な関係や優劣関係が存在すると考えれば，シナプス形成の起きる環境によってそのしくみが排他的にみえる場合も寛容にみえる場合も存在する，という実験結果が説明できる．

特定の神経細胞が相互に認識をしてシナプス形成が起きるとすると，たとえばヒトの脳に存在する 1000 億個の神経細胞がどのようにしてその 1 万倍のシナプスを特異的につくることができるのか，という疑問が湧く．1 個 1 個のシナプスに対応してすべて異なる分子がはたらく，という考え方には無理がある

にしても，免疫グロブリン分子のような多様性をもつ分子が標的認識にはたらいている可能性は高い（4.3.1 項および図 4.28，4.29 参照）．脳に発現する既知の細胞間認識分子でそのような多様性をもつものとしては neurexin, DSCAM（ダウン症候群関連細胞接着分子），protocadherin の 3 つが挙げられる．これらのうち，後述するように neurexin についてはシナプスでの発現が確認されており，またシナプス誘導活性をもつことも示されている．DSCAM はショウジョウバエにおける実験では樹状突起の自己排除的な形態形成に寄与していることが明らかにされており，protocadherin についてはその一種である CNR 分子のシナプス集積が示されている．このような多様性をもつ標的認識分子群の組み合わせがシナプス特異性を保障している可能性が高い．最終的なシナプス前部と後部の接触が起きる前に，シナプスの特異性が成立することも考えられる．とくに軸索が長距離伸展して標的に到達する場合には，軸索伸展の過程自体がシナプス形成の特異性をある程度決定していることになる．さらにこのような認識分子発現の時間的な制御が特異性に関与している可能性も存在する．

　シナプス形成の初期過程に関与する膜分子を同定する手法として，候補分子を非神経細胞の膜表面に発現させて，細胞との接触により神経細胞側にシナプス様構造が誘導されるかどうかを評価する，という方法が開発された．こうして形成されるシナプス様構造は hemisynapse と呼ばれる．たとえば線維芽細胞に neuroligin と呼ばれる膜タンパク質分子を発現させると，接触する神経細胞はシナプス前部構造を形成する．逆に β-neurexin という分子を発現させた場合にはシナプス後部構造が形成される．neuroligin と β-neurexin は相互に結合する膜分子であり，それぞれがシナプス後部と前部に存在する．この 2 つの分子の相互作用が軸索と樹状突起の接触により始まることがシナプス形成の 1 つのきっかけとなっている可能性は高い．一方で neuroligin と β-neurexin の相互作用がシナプス形成の唯一のシグナルであるとは考えにくい．哺乳類では 4 種類の neuroligin 遺伝子が存在するが，そのうちで neuroligin4 は発達期の脳ではほとんど発現していない．残りの 3 つの neuroligin 遺伝子 (neuroligin1–3) をすべてノックアウトした場合でも，大脳皮質などにおけるシナプス形成はほぼ正常に進行する．neuroligin と β-neurexin 以外では SynCAM と呼ばれる分子も興奮性神経細胞間のシナプス形成を誘導することが報告されている．SynCAM を発現する非神経細胞上で海馬の神経細胞はシナプス前部構造を hemisynapse

として分化させる．neuroligin と β-neurexin によるシナプス認識が失われても，SynCAM による相互作用で正常のシナプス形成が進行するのかもしれない．あるいは，さらに別の膜表面分子が関与している可能性も存在する．このような複数の分子による多重保障の概念は，前述した"日和見的な"シナプス形成を分子レベルで議論する際にも重要であろう．

6.2.2 シナプス前部構造の分化

中枢神経シナプスの形成過程は，シナプス前部および後部に集積するタンパク質群が数多く同定されたことによってその理解が飛躍的に深まった．シナプス前部についてはシナプス小胞に局在するタンパク質のカタログ化および，その定量的な解析が行われている．また活性部位についても集積タンパク質が数多く同定されて（図 4.11, 4.12 参照），それらタンパク質の挙動についての細胞生物学的な知見が増加している．シナプス前部タンパク質の集積過程を蛍光イメージングにより解析した結果によると，シナプス前部と後部の接触が起きてから 1–2 時間という短時間のうちにシナプス小胞および活性部位の分子群の集積が観察される．さらに膜親和性の蛍光色素によって膜のリサイクリングを可視化した場合にも，シナプス前部での刺激依存的な開口放出とその後のエンドサイトーシスが観察され，このような新しいシナプス前部構造がすでに機能をもっていることが示された．開口放出に必須の分子である VAMP/synaptobrevin に GFP を融合したプローブを用いてシナプス前部構造の形成過程をタイムラプス観察した結果，VAMP 分子は軸索内でクラスターを形成して移動しており，このような輸送パケット内に VAMP 分子以外にもシナプス小胞のリサイクリングに必要な分子群（bassoon, piccolo, syntaxin, SNAP-25, カルシウムチャネルサブユニット α1a, N-cadherin など）を含んでいた．さらにこのような輸送パケットの振る舞いを観察すると，軸索と樹状突起が接触する部分で移動を中止して安定化する例が観察された．したがって，このようなシナプス前部の輸送パケットは新規のシナプス前部構造が急速に形成される際の核としてはたらくと考えられている．

6.2.3 シナプス後部構造の分化

シナプス後部に関してもシナプス前部と同様にその構成タンパク質とGFP融合タンパク質の蛍光イメージングが行われ，シナプス前部と後部の接触後やはり1–2時間という短時間でその構成分子の集積が起こることが明らかになった．シナプス部位での接触とシナプス前部・後部の分子集積を同じ実験系で調べた結果では，シナプス前部タンパク質の集積の方が後部タンパク質の集積よりも若干早い．シナプス後部のタンパク質集積もシナプス前部と同様の輸送パケットを介しているのであろうか．現時点ではこの問題には明確な解答がない．

シナプス後部構造が機能をもつためには，第1に神経伝達物質受容体が膜表面に集積する必要があり，第2にPSDの構成要素である足場タンパク質を中心とした分子群の局在が誘導されなければならない（図6.3；http://www.brain.riken.jp/jp/news/book01.html の動画参照）．シナプス後部の膜タンパク質であるNMDA受容体サブユニットNR1の蛍光イメージングの結果では，シナプス前部と同様の輸送パケットの存在が幼弱な大脳皮質由来の神経細胞において確認されている．同じグルタミン酸受容体でもAMPA受容体サブユニットGluR1の場合にはこのような輸送パケットへの組み込みが観察されない．幼弱なシナプスにおいてはAMPA受容体のシナプス後部における存在量が少ないという報告とこの観察結果はよく一致する．一方で海馬由来の神経細胞におい

足場タンパク質（Homer 分子）

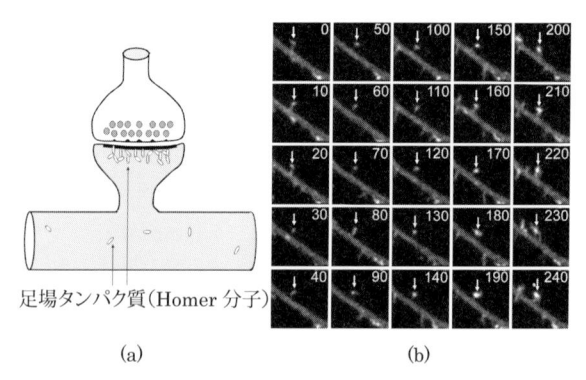

(a)   (b)

図 6.3 シナプス後部の足場タンパク質の動態

Homer 分子は代謝型グルタミン酸受容体と結合するシナプスの足場タンパク質の一種である (a)．この分子に蛍光タンパク質である GFP を融合した分子を培養海馬神経細胞に発現させ，10分間隔のタイムラプスイメージングを行った (b)．矢印は新しく Homer 分子が集積を始めたスパイン上のシナプス部位を示す．

て同じ NMDA 受容体サブユニット NR1，および PSD に局在する足場タンパク質である Shank2/ProSAP1 や PSD-95 の蛍光イメージングを行った結果では，これらの分子の幼弱シナプスへの集積過程は段階的ではなく，むしろ連続的に起こることが観察されている．PSD タンパク質のシナプス後部への組み込み過程についても，輸送パケットの存在を示唆する報告が近年なされており，これらの報告間での分子動態の食い違いは説明できていない．

6.3 シナプスのリモデリング

6.3.1 シナプスの維持

いったん形成されたシナプスが維持されることで，神経回路は安定化して長期的な情報の蓄積が可能になる．それでは単一シナプスの寿命はどの程度の長さなのであろうか．シナプスの寿命をシナプス後部タンパク質である PSD-95 の局在を指標として調べると，培養海馬神経細胞においては 1 日あたり約 20% のシナプスが失われ，それとほぼ同じ数のシナプスが新しく形成されることで一定のシナプス密度が保たれている．培養系でのシナプスは生体内でのシナプスと比較すれば不安定であり，成熟した脳内でのシナプスの寿命はもっと長いことが予想される．生体内でのシナプス安定性を解析するには，生きた動物の脳内におけるシナプス形態をタイムラプス観察する必要がある．二光子顕微鏡を利用すると，組織深部への到達性の高い近赤外の波長で蛍光タンパク質である GFP を励起することができる．また Thy-1 遺伝子の神経特異的プロモーター配列を利用して GFP をトランスジェニックマウスに発現させると，少数の細胞に GFP を発現したマウス系統を得ることができる．このような研究手法により，大脳皮質の第 V 層に細胞体の存在する GFP 陽性錐体細胞の樹状突起表面上のスパインの動態が，脳表面から $100\,\mu m$ 以内（皮質第 I 層に相当する）の領域で二光子顕微鏡により詳細に解析されている（図 6.4）．

複数の研究室からのデータが，生後 4 ヵ月以上経ったマウスの体性感覚野，視覚野のスパインに関しては，その 60–90% が 3 週間以上維持される安定な構造であることを示している．またこのようなスパイン構造の安定性は発達依存的に制御されている．生後 1 ヵ月のマウスと 4 ヵ月のマウスを比較すると，若いマウスの方がスパインの寿命が短い．生後 1 ヵ月のマウスに存在するスパイ

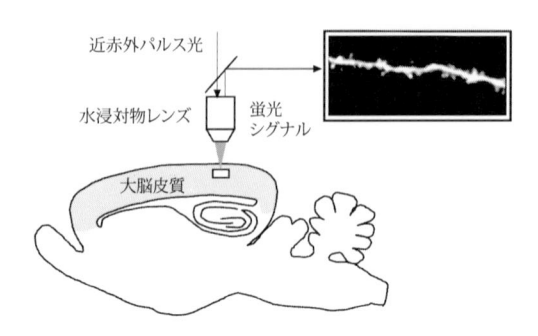

図 6.4 二光子顕微鏡による大脳皮質神経細胞のスパイン観察
近赤外光の組織深部への高い到達性を利用して，大脳皮質表面からの蛍光励起によって脳内のスパイン構造を可視化することが可能となった．このような手法を用いて脳内のシナプスの寿命を推定することができる．

ンを1ヵ月後にもう一度観察するとその20％が消失するが，生後4ヵ月以上のマウスでは1ヵ月間に消失するスパインは5％程度に低下する．このような生体内でのスパインの寿命についてのデータの解釈には2つの可能性がある．1つの考え方は，大人になっても少数のスパインは形成・消失を繰り返すという面を重視して，記憶・学習に代表されるような成熟神経回路の機能変化においては新規のスパイン形成が重要な役割を果たしているとするものである．一方で大部分のスパインは安定化されて数ヵ月から1年以上維持されているという点を強調すれば，成熟した神経回路の機能変化において重要なのは既存のシナプスにおける伝達効率の変化であるということになる．

この対立した2つの考え方のどちらが本来の脳内での変化を反映しているのかは現時点では不明である．二光子顕微鏡による生体内のスパインの可視化という実験手技には，動物の手術方法の改善など方法論的に解決しなければならない問題点が残っており，今後のさらなる技術的進歩と方法論の厳密な検証が必要とされている．

6.3.2 シナプスにおける分子動態

いったん形成されたシナプスにおいて，個々の分子のターンオーバーはどの程度の速さで起き，その速度はシナプスの機能と関連しているのであろうか．シナプス内部での分子のターンオーバーを定量するために，蛍光消退法（fluorescence recovery after photobleaching: FRAP）と呼ばれる手法が使われる．単一シ

ナプスに強いレーザー光を局所照射することでシナプスタンパク質の蛍光を不可逆的に消失させ，新しいタンパク質の組み込み速度を蛍光強度の回復として評価する手法である．この手法を用いて PSD タンパク質のターンオーバーを観察すると，シナプスの寿命に比較して個々のタンパク質の置き換わりの速度がはるかに速く，数時間でほとんどのタンパク質が完全に置き換わってしまうことがわかった（http://www.brain.riken.jp/jp/news/book01/html 動画参照）．シナプス局所での速い分子交換は PSD タンパク質だけでなく，AMPA 受容体や NMDA 受容体のような膜タンパク質の場合にも起こっていることが報告されている．このような速い分子のターンオーバーはシナプス機能を変化させる際には便利なシステムであるが，一方でシナプスにおける伝達効率を一定に維持するためには特別な安定化機構が別に存在する必要がある．現時点では，この安定化機構の分子実体はまったく不明である．可能性としては，未知の非常に安定性の高い分子がシナプスに局在する場合と，動的なフィードバック機構が存在してシナプスあたりの分子数が安定化されている場合の 2 つが考えられる．

シナプス分子の動態を解析するには，蛍光活性化法を用いることもできる．近年さまざまな光活性化が可能な蛍光タンパク質が開発されており，これらの分子とシナプス分子のキメラを神経細胞に発現することで，FRAP とは逆にもともとシナプスに存在していた分子がどの程度の速さで外に出て行くのか，また出て行った分子がその後どのような運命をたどるのかが直接可視化できる．興味深いことに，シナプスから脱落した分子は，近傍のシナプスにふたたび取り込まれ，このような複数のシナプスでの分子の「共有」が樹状突起の局所で起きていることが明らかになった．あるシナプスが大きくなり，そのシナプスが取り込む PSD タンパク質の量が増えることで，近傍のシナプスでの PSD タンパク質の取り込みが競合的に阻害されるのであれば，神経回路の形成過程でなぜ特定のシナプスが生き残り，他のシナプスが除去されるのか，という問題に対する分子レベルでの解答の 1 つになる可能性がある．シナプスの除去については次の項で詳しく論じる．

個々の PSD タンパク質のターンオーバーの速度と，神経細胞がそのシナプスの機能を変化させるために PSD タンパク質の集積量を変化させる程度の間には相関がある．PSD-95 は FRAP で測定した場合に分子交換速度が非常に遅い分子であるが，海馬神経細胞のグルタミン酸受容体を刺激した場合や自発的

な発火を増強させた場合にこの分子のシナプスでの存在量はほとんど変化しない．一方でFRAPにより見積もった分子交換速度がきわめて速いHomerと呼ばれるPSDタンパク質は，刺激依存的にその局在を大きく変化させる．したがって，PSDタンパク質の動態は分子種によって異なり，定常状態での動態が大きい分子ほどシナプスのリモデリングの際にもその局在を大きく変化させていると考えられる．

6.3.3 シナプスの除去

形成されたシナプスはそのまま長期間維持される場合もあるが，多くの動物で発達期にはかなりの数のシナプスが除去されることが知られている．6.3.1項で述べたように，マウス大脳皮質のスパインのイメージングの結果は，生後1ヵ月のマウス大脳皮質に存在するスパインはその1ヵ月後には20%が消失することを示している．形態学的にシナプス密度を定量した実験においても，哺乳類の脳の多くの部位でシナプス密度は発達のある時期以降に減少することが報告されている．このようなシナプスの除去にはどのような生理的意義があるのだろうか．

発生のある時期に2個以上の細胞に由来する軸索が単一の細胞にシナプスを形成しており，それが発生の進行に従い除去されて軸索の本数が減っていく場合には，シナプス除去の解析は比較的容易である．このような例としてよく知られているのが脊椎動物の神経筋接合部（脊髄の運動ニューロンの軸索と骨格筋細胞の間で形成されるコリン作動性のシナプス）である．生後発達初期に1個の骨格筋細胞は複数の運動神経細胞の軸索とシナプスを形成しているが，生後数週間の間に軸索のうちの1本だけが生き残る（図6.5）．このシナプス除去の過程には運動神経細胞の興奮や神経筋接合部でのシナプス伝達が必要であることが薬理学的な阻害実験から示されている．さらに神経筋接合部の伝達物質であるアセチルコリンの合成酵素（コリンアセチルトランスフェラーゼ）の遺伝子操作を行うことによって複数のシナプス入力のうちの一部からの伝達物質放出を減弱させる操作を行うと，その軸索は他の軸索と比較して有意に除去されやすいことが報告されている．したがって神経筋接合部でのシナプス除去は，複数のシナプス間で活動性の違いによる競合が発生し，より弱いものが脱落していく過程であると考えられる．

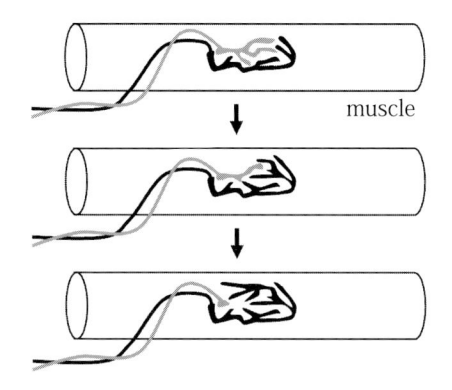

図 6.5 神経筋接合部におけるシナプス除去
生後早期のマウスの神経筋接合部を観察すると複数の運動神経細胞軸索が骨格筋とシナプスを形成している．このような神経の多重支配は生後 2–3 週までにシナプス間の競合によって失われる．

　脊椎動物の中枢神経系におけるシナプスで単一のシナプス後部側細胞への複数の軸索投射が最終的に 1 対 1 の対応関係になるような例としては，小脳のプルキンエ細胞に投射する登上線維が挙げられる．生後発達初期にはプルキンエ細胞は複数の登上線維とシナプスを形成するが，生後数週間の間に 1 本の登上線維のみが残り，他の登上線維由来のシナプスは除去される（7.3.2 項参照）．登上線維の除去過程で，各々の登上線維シナプスにはすでにシナプス伝達効率の高いものと低いものという優劣が形成されており，神経筋接合部の場合と同様にこのような活動性の違いがシナプス除去を引き起こしていると考えられる．
　シナプス除去の結果として軸索と標的細胞間の 1 対 1 の対応関係が形成されない場合には，シナプス除去過程の解析は困難であるが，ある領域への入力線維が明確に分類でき，かつシナプス後部側の細胞構築が特定のパターンを形成する場合にはマクロ的なシナプス結合パターンの変化としてシナプス除去の過程を観察することができる．このような例としては視覚に関連した神経回路が挙げられる．大脳皮質の視覚野には眼優位性カラムと呼ばれる構造が形成され，右眼と左眼から外側膝状体を介して大脳皮質に到達する入力線維は帯状の領域に互い違いにシナプス結合を形成する．片方の眼を遮蔽することでこのようなカラム状の軸索投射は失われて遮蔽眼に由来する入力軸索は退縮し，機能的なシナプス結合も失われる．このような実験操作から，正常な状態では左右の眼か

らの感覚入力が拮抗しているためにほぼ等しい大きさのカラム構造が順番に配列した構造が形成されると考えられる．カラム構造の成立を単純な神経活動の強弱に依存したシナプス除去で説明することは難しい．そのようなシナプスに限局した機構だけでは，シナプス後部側の細胞がランダムに左右の眼からの投射を受けるような皮質構造を想定することも可能であり，むしろ軸索の分岐過程がその軸索の活動およびシナプス後部側の細胞の状態によって制御される必要がある．このような軸索分岐自体の活動依存的な制御は，実際に両生類の視蓋と呼ばれる哺乳類の皮質視覚野に相当する脳部位において観察されている．

6.3.4 シナプスの成長

　形成されたシナプスはやがて除去される場合もあるが，逆に成長してその構造や機能が発達する場合もある．前項で紹介した神経筋接合部や小脳プルキンエ細胞のシナプスにおいても，シナプス除去後に残った1本の軸索は形態を発達させ，機能が増強する．

　シナプスの成長過程をもっとも明瞭に観察できる系としてはショウジョウバエ幼生の神経筋接合部が挙げられる．脊髄動物の神経筋接合部とは異なり，ショウジョウバエの場合にはシナプス発達の早期から軸索と筋の対応関係は1対1であり，シナプス除去は起こらない．ショウジョウバエ幼生の神経筋接合部は非常に大きなシナプスを形成し，1個のシナプスに100個ほどのボタン状の構造が最終的に形成される．1個のボタンは円盤状のPSDをもち，また数個の活性部位が存在する．幼生の発達を数日間追跡すると，同一のシナプスの構造が数倍の大きさになり，ボタンの数も数倍に増加する．さらにこのようなシナプス後部に存在するグルタミン酸受容体の動態をGFP分子との融合分子を作成して経時観察すると，シナプス構造の発達は個々のPSDが島状に新しく付加されることによって起きていた．この巨大なシナプスの発達過程では，新しいPSDの付加のみならず，いったん形成されたPSD構造のシナプス前部との解離とそれに引き続くシナプスの部分的な消失も起きている．ショウジョウバエの神経筋接合部は解析の容易なモデルシナプスであるが，そのサイズが哺乳類中枢神経系のシナプスと比較して非常に大きく，1個のシナプスと呼ぶよりも，多数のボタンシナプスの集合として捉えた方がよいかもしれない．その場合には複数のボタンシナプス間でのシナプス形成と除去がうまく制御されているた

めに，全体としての巨大シナプスの形態形成が進行すると考えられる．

哺乳類の中枢神経系のシナプスにおいて，その形態と機能の発達はどのように起きるのであろうか．大脳皮質や海馬などのグルタミン酸作動性のシナプスにおいて，神経回路の発達に伴ってその分子･構築に変化が起きる例は数多く知られている．たとえばグルタミン酸受容体自体にしても，AMPA 受容体サブユニットのうち GluR4 と GluR1 については発達に伴いそのシナプス伝達における役割を置き換えるという報告がある．また NMDA 受容体サブユニットの NR2B と NR2A に関しても，発達依存的な発現スイッチが起きることが報告されている．PSD を構成する足場タンパク質に関しても発達依存的な発現変動があり，PSD-95 の発現は発達後期に増加するが類似分子である SAP102 の発現は発達早期に高く，その後減少する．

このようなシナプスタンパク質の置き換わりに加えて，1 個のシナプスに局在する分子数もシナプスの成熟に従って変化する．シナプス発達に伴い量が減少する分子としてはシナプス接着にはたらく cadherin がある．cadherin 分子は早い時期にはシナプスの接着部位全面に分布するがシナプスが成熟するにつれてその局在量が減少し，かつ PSD と活性部位の中心部から排除されてシナプス周囲に局在するようになる．逆にシナプス発達に従って量が増加する分子の代表例は AMPA 受容体である．免疫電子顕微鏡による解析から，海馬の興奮性シナプスでは発達早期には NMDA 受容体の免疫反応は示すが AMPA 受容体のシグナルをもたないシナプスが多く存在し，このようなシナプスは海馬の発達に従い減少する．発達早期に存在する AMPA 受容体をもたず NMDA 受容体だけを発現するシナプスは，静止膜電位付近では NMDA 受容体を介しての陽イオン透過が Mg^{2+} によりブロックされているために，ほとんどシナプス電流に寄与せず，サイレントシナプス (silent synapse) という名前がつけられた（7.2.3 項 (a) 参照）．発達依存的にサイレントシナプスに AMPA 受容体が組み込まれていくことでシナプスの機能発現が起きるという考え方が広く受け入れられている．PSD タンパク質に関しても，神経細胞の成熟に従い単一シナプスあたりの存在量が増加することが報告されており（図 6.6），哺乳類の中枢神経系のシナプスに存在するグルタミン酸を介した情報伝達に関与する分子の集積はシナプス発達に伴って一般的に増加すると考えられる．

大脳皮質や海馬の錐体細胞に形成されるグルタミン酸作動性のシナプスでは，

(1) 定量的全反射顕微鏡イメージング
による蛍光比の算出＝1:3700

GFP 1 分子　　　　直径 100 nm の
　　　　　　　　　蛍光ビーズ

(2) 蛍光比の算出＝1:0.1 ならば PSD
の GFP 分子数を 3700×0.1 と推定

直径 100 nm の　　GFP 融合足場タンパク
蛍光ビーズ　　　　質発現シナプス後部

(3) 抗足場タンパク質抗体による
内在性分子との比率の測定

GFP 融合足場タンパク　　内在性足場タンパク質
質発現シナプス後部

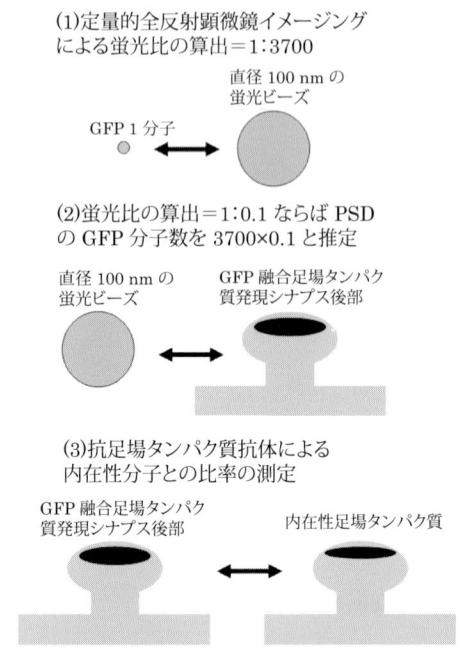

図 **6.6**　単一シナプスに存在する PSD タンパク質の分子数の推定
　　まず高感度の蛍光顕微鏡を使用することで，微小蛍光ビーズの蛍光量
が GFP 何分子の蛍光量に相当するのかを算出する (1). 次にこの微小
蛍光ビーズを「ものさし」として利用して，培養神経細胞の単一シナプ
スに局在する GFP 融合 PSD タンパク質の数を推定する (2). 最後に
PSD タンパク質特異的抗体の染色により，外来性の GFP 融合タンパク
質と内在性のタンパク質の比率を求める (3). 結果として内在性のタン
パク質の絶対数が算出できる.

シナプス後部にスパイン構造が形成される．スパインの形態はシナプスの発達に相関しており，とくにスパイン頭部の形成，さらにその頭部の大きさの増大はシナプス機能の増強を反映していることを示す実験データが集積している．二光子顕微鏡による caged glutamate 分子の光活性化の手法を用いて，単一スパインにおける AMPA 受容体を介したシナプス電流を測定すると，明瞭な頭部をもったスパインにおける機能的 AMPA 受容体量はより多く，かつスパイン頭部の大きさと機能的 AMPA 受容体量には正の相関があった．さらにシナプス伝達効率を増強する最も一般的な手法である LTP を誘導すると，シナプス電流の増加とスパイン頭部の大きさの増加が同期して引き起こされた．このような実験データはスパイン頭部の大きさがシナプス機能と密接な関係にあり，発

達に依存したシナプス機能の増強はスパイン頭部の形態変化を伴う可能性を示唆する．二光子顕微鏡による個体レベルでの蛍光イメージングでも，発達早期のマウス大脳皮質の樹状突起表面に多くのフィロポディアが観察され，このようなフィロポディアは発達に伴い減少して生後2ヵ月ではほぼスパインのみになるとされている．スパイン体積の増加とシナプス安定性の関連を生体内で示すことが今後の重要な課題である．

6.3.5 シナプスの付加と除去のバランス

生後4ヵ月以上経ったマウスの体性感覚野，視覚野のスパインに関しては，その60-90%が3週間以上維持される安定な構造であることをすでに紹介した．この実験データは逆に10-40%のスパインはこの期間に失われ，一方ではほぼ同じ数のスパイン形成が起きることで全体としてのスパイン密度が一定に保たれていることを示している．このようなシナプスの付加と除去の間のバランスはどのようにして保たれているのであろうか．

培養神経細胞においてその電気的活動を抑制すると，数日間でシナプス電流の増大が観察される．これはシナプス後部側の細胞がシナプスに局在するAMPA受容体の数を増加させたことで引き起こされた現象であり，逆にGABA受容体の阻害剤によって神経回路の活動を亢進させると，シナプスに局在するAMPA受容体の数が減少する．すなわち神経細胞の興奮性を操作すると，以前の状態を維持しようとする方向にシナプス伝達の効率が変化することになる．このようなシナプス可塑性を homeostatic plasticity と呼び，LTPのような個別のシナプスにはたらく可塑性とは区別される．シナプスの付加と除去の間のバランスの制御が，homeostatic plasticity と同様の機構により行われている可能性が存在する．実際に海馬の神経細胞の培養系において1個の神経細胞に由来する複数の樹状突起上のPSDの密度を数日間にわたって計測すると，1個の細胞に由来する樹状突起ではPSD密度の増減に高い相関が存在する．このような相関は同じ培養標本上の別の細胞の樹状突起間では観察されないので，ある神経細胞につくられるシナプスの総数が多くなりすぎると，その数を減らして自らの発火を抑制するシステムが備わっていると考えられる．

このような細胞全体にはたらくシナプス形成・除去のシグナルはどのような分子によって伝わるのであろうか．前述したように，シナプス後部タンパク質

はシナプス間で何度も利用されており，局所的には隣接したシナプスが限られた分子を奪い合っている可能性が存在する．シナプス後部構造の形成の鍵となる分子が細胞質内で低濃度に保たれており，この分子を競合することでシナプス後部の数が制御されていれば，この分子の細胞質内濃度を調節することでシナプスの総数を制御できる可能性がある．別の可能性としては鍵となるシナプス後部分子の分解速度を調節することで，シナプスの総数が制御されているのかもしれない．海馬神経細胞の活動を亢進あるいは抑制することで，PSDタンパク質の局在量が分子種特異的に制御され，この制御にはユビキチン・プロテアソーム系が関与していることが報告されている．このようなタンパク質分解システムは細胞全体のシナプス数を制御するのに適した制御系であると考えられる．ショウジョウバエの神経筋接合部の発達を制御する遺伝子をスクリーニングした場合にも，ユビキチン・プロテアソーム系に関連した遺伝子が同定されており，動物種を越えてタンパク質を選択的に分解するシステムがシナプスのリモデリングを制御している可能性がある．

6.4 まとめ

シナプスの形成とそのリモデリングは神経回路網が機能を発現するうえで最も重要な過程であり，その分子的な記述は神経科学における中心的な課題である．これまでの分子生物学・細胞生物学的な研究によって，シナプス構造を誘導する活性のある膜分子が複数同定されたことは，シナプス形成の初期過程を解析するうえできわめて重要である．シナプスの標的特異性を考えるうえでは多様性をもつ膜表面分子が重要であり，そのような候補分子も同定・解析が進みつつある．今後の課題としては，このような分子自体の「鍵と鍵穴」を利用した認識機構と，それ以外のしくみ（軸索投射の多様性や神経活動による標的細胞の認識）がどのように組み合わされて神経回路網の適切な形成が起きるのかを，それぞれの投射経路について解析することが挙げられる．

シナプス形成の初期過程に続いてさまざまなシナプス機能分子の集積が起きる．この過程は現象論としてはその理解が進んだが，分子集積の核となる分子間相互作用は依然として明らかにされていない．シナプス局所において分子間相互作用を可視化する手法の開発が重要であろう．シナプス形成とリモデリン

グの過程は生体内での神経回路の機能発現と結び付けて理解する必要がある．そのためには個体レベルでのイメージング技術の現時点での技術的問題を解決し，生理的な条件下でのシナプスの寿命についてのコンセンサスを得ることがまず必要である．そのような基礎データに立脚して，シナプスの新たな形成や除去が記憶や学習といった脳の機能変化とどのように関連しているのかが将来的には明らかになるであろう．

コラム1　シナプス1個あたりに分子は何個存在するか——2つのまったく異なるアプローチの出した共通の答え

1個のシナプスに特定の分子が何個存在するのか，という問いは素朴だが正確に答えることは難しい疑問である．分子数を知ることは，とくにPSDの分子構築を理解するうえで重要である．PSDの足場タンパク質は，その基本骨格を形成する分子と考えられているが，そのシナプスあたりの数がもし数個であったら，とても骨組みをつくることはできないであろう．PSDは直径が数百nmの円板状の構造であり，その足場をつくるには数百個から数千個の分子が必要そうである．

筆者らの研究室ではこの問題に，蛍光タンパク質であるGFPを「ものさし」として利用した分子数の測定法を開発してアプローチした（図6.6）．アイディアはきわめて単純で，まずGFP 1分子の蛍光量を全反射顕微鏡を用いて測定し，直径100 nmの蛍光ビーズのもつ蛍光量が，GFP何分子に相当するのかを次に決める．この蛍光ビーズを蛍光量の「ものさし」として利用して，次に1個のシナプスに集積しているGFPを融合させた足場タンパク質の数を求めることができた．さらに内在性の足場タンパク質と外来性のGFP融合足場タンパク質の量比を求めて，最終的には内在性の足場タンパク質が1個のシナプスあたり何分子存在するかを推定した．PSD-95というよく研究されている足場タンパク質についてはPSDあたり200–300個の分子が局在することがわかった．

この研究と同時期にアメリカのグループがまったく異なるアイディアを基にして足場タンパク質の分子数の推定を行っていた．彼らは生化学的にPSDを精製し，電子顕微鏡を用いて1個のPSDの総質量をまず求めた．次に精製PSD標本に対して定量的な免疫ブロッティング法を適用し，総タンパク質中のPSD-95の比率を測定した．彼らの結果では1個のPSDの質量はおよそ1000メガダルトンであり，PSD-95はそのうちの約2.3%の質量を占めていた．この質量から，PSDあたりの分子数を計算すると300個という値になった．まったく異なるアプローチでありながら，ほぼ同じ分子数が最終的な値として出てきた点は，方法論の信頼性を検証するという意味でも重要である．

2つの手法はそれぞれ長所と短所がある．まずGFPを用いた方法は，生きた細胞でも測定ができる，平均値だけでなく，シナプスごとのばらつきや発達に伴う変化なども追跡できるという点がメリットである．一方でこの手法は，1個の分子を測定するため

にGFP融合タンパク質を作成し，またよい抗体が必要であるなど，準備に必要な労力は大きい．他方で精製PSDを用いる方法は，いったんPSD全体の質量が出てしまえば，後は免疫ブロッティングによって相対的な質量を出せばよいので，多くのタンパク質の数を一度に測定できるという長所がある．しかしPSDを精製する際に弱い結合をしている分子が脱落してしまう，PSDが由来する細胞についての情報が得られない（スパイン形態との対応など）といった問題点が存在する．したがって今後もこの2つの測定法を併用していくことが分子数の定量にとっては重要であろう．

　足場タンパク質がPSDあたり300個前後存在するというデータは，PSDの分子構築をモデル化していくうえできわめて重要である．他の分子についてもその数を定量し，他のどのような分子と直接相互作用をしているのかを決定していくことで，シナプスの形成と維持のしくみがさらに明確になるであろう．

コラム2　脳の中でシナプスはどのような速さで形成・消失するか

　本文でも紹介したように，成熟した脳の中でのシナプスの寿命については二光子顕微鏡を用いた in vivo イメージングの手法による検討が現在さかんに行われている．生後4ヵ月以上のマウスの大脳皮質についてこの手法でスパインの寿命を測定することで，その60-90%が3週間以上維持される安定な構造であることがわかった．

　複数の研究室でマウス大脳皮質のスパインの寿命の測定が行われているが，そのデータは定量的には必ずしも一致していない．測定値に差が生じるのにはさまざまな可能性があるが，最も検討の必要があるパラメーターはマウスの頭蓋骨の処理方法である．より光学的な特性を挙げて深部の観察を容易にする目的で，骨の一部分を完全に除去してカバーガラスを接着して観察する手法が開発された．一方で骨を薄く削ることでその表面から観察を行う方法も存在する．前者の手法を用いている研究室のデータではスパインの寿命は短めに推定され，シナプスの置換が頻繁に起きていることになる．後者の手法を用いた場合には短時間で消失するスパインの比率はきわめて少なくなり，大部分の大脳皮質のシナプスは長期間安定に保持されるという結論に至る．現時点でどちらの手法が生理的なシナプスの寿命をより反映しているのかを結論することはできないが，頭蓋骨を完全に除去する操作を行うと，脳内のアストログリアやミクログリアなどの細胞の活性化が引き起こされることが明らかになった．このようなグリア細胞の機能変化がシナプスの機能や形態の制御に密接に結び付いていることが近年明らかになりつつあり，スパインの形成・消失が活性化されたグリア細胞の影響によって人為的に引き起こされた現象である可能性も検討する必要がある．

　脳内のシナプス動態を二光子顕微鏡などの新しい顕微鏡技術を用いて解析することは，動物の脳内で生理的に起きている現象を直接検出できる手法として非常に魅力的である

が，一方で手術操作などによって起きる人為的な変化が得られた結果にどの程度の影響を及ぼしているのか，慎重な検討が今後必要であろう．

参考文献

[1] Ahmari SE, Buchanan J, Smith SJ (2000) Assembly of presynaptic active zones from cytoplasmic transport packets. *Nat Neurosci* **3**: 445–451.

[2] Biederer T, Sara Y, Mozhayeva M, Atasoy D, Liu X, Kavalali ET, Sudhof TC (2002) SynCAM, a synaptic adhesion molecule that drives synapse assembly. *Science* **297**: 1525–1531.

[3] Buffelli M, Burgess RW, Feng G, Lobe CG, Lichtman JW, Sanes JR (2003) Genetic evidence that relative synaptic efficacy biases the outcome of synaptic competition. *Nature* **424**: 430–434.

[4] Craig AM, Graf ER, Linhoff MW (2006) How to build a central synapse: Clues from cell culture. *Trends Neurosci* **29**: 8–20.

[5] Goda Y, Davis GW (2003) Mechanisms of synapse assembly and disassembly. *Neuron* **40**: 243–264.

[6] Grutzendler J, Kasthuri N, Gan WB (2002) Long-term dendritic spine stability in the adult cortex. *Nature* **420**: 812–816.

[7] Hashimoto K, Kano M (2005) Postnatal development and synapse elimination of climbing fiber to Purkinje cell projection in the cerebellum. *Neurosci Res* **53**: 221–228.

[8] Kennedy MB, Beale HC, Carlisle HJ, Washburn LR (2005) Integration of biochemical signalling in spines. *Nat Rev Neurosci* **6**: 423–434.

[9] Kim E, Sheng M (2004) PDZ domain proteins of synapses. *Nat Rev Neurosci* **5**: 771–781.

[10] Matsuzaki M, Honkura N, Ellis-Davies GC, Kasai H (2004) Structural basis of long-term potentiation in single dendritic spines. *Nature* **429**: 761–766.

[11] Okabe S (2007) Molecular anatomy of the postsynaptic density. *Mol Cell Neurosci* **34**: 503–518.

[12] Okabe S, Kim HD, Miwa A, Kuriu T, Okado H (1999) Continual remodeling of postsynaptic density and its regulation by synaptic activity. *Nat Neurosci* **2**: 804–811.

[13] Scheiffele P, Fan J, Choih J, Fetter R, Serafini T (2000) Neuroligin expressed in

nonneuronal cells triggers presynaptic development in contacting axons. *Cell* **101**: 657–669.

[14] Trachtenberg JT, Chen BE, Knott GW, Feng G, Sanes JR, Welker E, Svoboda K (2002) Long-term *in vivo* imaging of experience-dependent synaptic plasticity in adult cortex. *Nature* **420**: 788–794.

第**7**章

シナプス可塑性
──記憶・学習の分子細胞メカニズム

7.1 大脳皮質における可塑性

　大脳皮質は，広義には海馬等の旧（原）皮質 (archicortex) や嗅結節などの古皮質 (paleocortex) をも含むが，ここでは新皮質 (neocortex) のみを大脳皮質と呼ぶこととする．大脳新皮質はヒトでとくによく発達し，脳溝を伸展すると新聞紙大にもなるという．新皮質は，Brodmann の分類で代表されるように，異なった機能をもつ多くの領域に分けられるが，情報処理に関与する神経回路やその可塑性は，刺激条件の実験的操作の容易さなどから主に第一次視覚野（17野）で古くから研究が進み，多くの知見が蓄積してきた．最近では，げっ歯類で発達している体性感覚野のヒゲ領域（バレル野）や聴覚野における研究も進んできたが，本節では，古くより最も活発に研究されてきた視覚野におけるシナプス可塑性とその分子メカニズムについて述べる．

7.1.1 両眼反応性の可塑性とシナプス長期増強，長期抑圧
　大脳皮質視覚野におけるシナプス可塑性の実証的研究は，古く 1960 年代に Hubel と Wiesel が子ネコの片目を一定期間閉じると皮質ニューロンはその遮蔽した目に反応しなくなることを発見した研究に始まる．彼らは，この可塑性は臨界期（感受性期）と呼ばれる生後発達の一時期によくみられること，両眼反応性の変化の基礎には視覚野の眼優位コラムと呼ばれる回路構造の変化があることを見いだした (Wiesel, 1982)．この両眼反応性の入力依存的変化（視覚野の両眼視可塑性と呼ばれる）の発見は，発達脳の可塑性の代表例として，その後多数の研究がなされる契機となった．

このような神経回路網の機能や構造の可塑性の素過程として，入力に応じてその伝達効率を変えるシナプスの存在が想定されたが，海馬で発見されたシナプス長期増強 (long-term potentiation: LTP) や長期抑圧 (long-term depression: LTD) (7.2 節参照) が，実際に視覚野でも記録されたことから，LTP や LTD が神経回路網変化の最初のステップであるとの仮説が提唱された (Tsumoto, 1992; Kirkwood et al., 1996). しかし，このLTPやLTDといったシナプス可塑性は，上述の両眼視可塑性とはメカニズムが異なるという報告もあり (Hensch, 2005), LTP や LTD が両眼視可塑性の素過程であるかどうかは，いまだ意見の一致をみていない．

本節では，両眼視可塑性の素過程であるかどうかは別問題として，視覚野におけるLTPやLTDとその分子・細胞レベルでのメカニズムに関する知見を紹介する．

7.1.2 シナプスの長期増強と長期抑圧

(a) 同シナプス性長期増強 (homosynaptic LTP)

LTP は，ウサギ海馬歯状回において，入力路に 100 Hz の高頻度刺激を短時間（多くの場合 1 秒間）与えるとその後シナプスの伝達効率が持続的に増強する現象として，Bliss と Lømo によって 1973 年に発見された (Bliss & Lømo, 1973)（次節参照）．視覚野では，視神経を 2 Hz で連続刺激するとその後，同じ視神経テスト刺激に対する視覚野の反応が長期増大する現象として 1979 年に最初に報告された (Tsumoto & Suda, 1979；図 7.1)．さらに，その後，視覚野スライス標本において記録部位直下の白質を 2 Hz で長時間刺激すると視覚野シナプスで反応の長期持続的増大が起こることが確認された (Komatsu et al., 1981). この LTP は高頻度入力を受けたシナプスに生じるので同シナプス性 LTP と呼ばれるが，そのメカニズムはシナプスが興奮性なのか抑制性なのか，あるいはどの型のニューロンに終止するのかによって異なることが最近明らかとなってきた．この点は後に詳しく述べる．

(b) 同シナプス性長期抑圧 (homosynaptic LTD)

1990 年代初頭，筆者らはシナプス後細胞の Ca^{2+} 増加を阻止しておくと LTP を起こす求心路刺激で同シナプス性 LTD が生じることを見いだした (Kimura et al., 1990). 一方，Bear らは，海馬で 2 Hz の低頻度刺激を長時間（15 分）

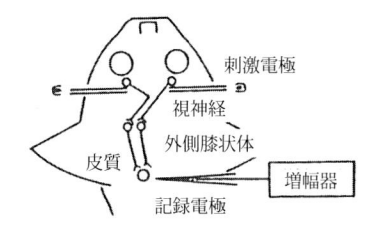

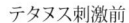

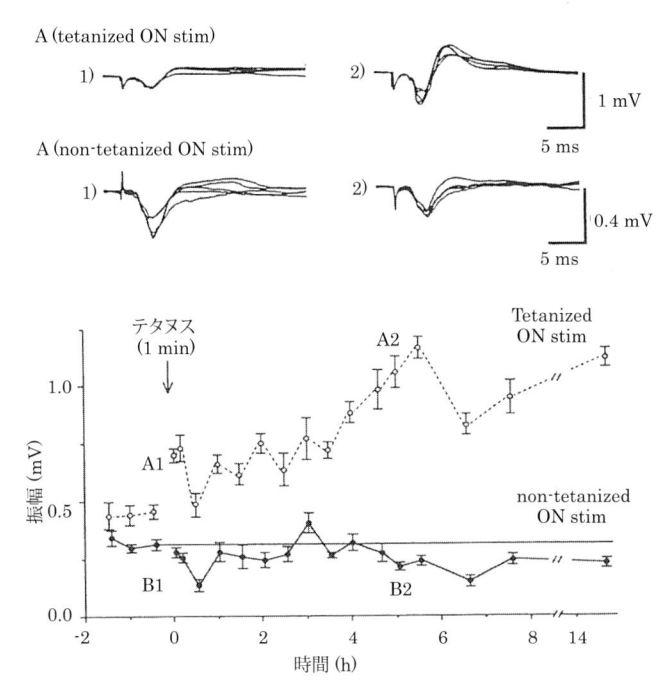

7.1 大脳皮質における可塑性　205

図 7.1 子ネコの一側視神経テタヌス刺激によって誘発された同シナプス性長期増強と異シナプス性長期抑圧 (Tamura et al., 1992 より改変).
上段は刺激電極と記録電極の配置を示す．中段左列はテタヌス刺激前の各視神経テスト刺激に対する視覚野の誘発反応の例，右列はテタヌス刺激後 5 時間の反応の例を示す．ON stim は視神経 (optic nerve) テスト刺激の略．下段はテタヌス刺激を与えた側 (白丸)，および反対側 (黒丸) の視神経テスト刺激に対する反応の大きさの時間経過を示す．グラフ中の A1, A2, B1, B2 は中段に同じ記号で示した反応を記録した時点を示す．

与えるとそのシナプスに LTD が生じることを見いだしたが (Dudek & Bear, 1992)，その後視覚野スライス標本でも同様の現象を報告した (Kirkwood et al.,

1993).この同シナプス性 LTD は,スライス標本であれば容易に誘発することができるので,メカニズム解明をめざす研究がその後進展することとなった(Tsumoto, 1993).ただ,2 Hz,15 分といった規則的な低頻度入力が長時間持続することは生理的には起こりにくいことであるので,この低頻度連続刺激による同シナプス性 LTD の生理的意義に関しては懐疑的な見方もある.事実,スライス標本ではなく,*in vivo* の視覚野では求心路に 2 Hz,15 分の刺激を与えても同シナプス性 LTD は生じないとの報告もあり (Jiang et al., 2003),スライス標本における同シナプス性 LTD はシナプス受容体等の消耗による,一種のアーチファクト現象であるといった見方もある.

(c) 同シナプス性 LTP と LTD の統合的理解を試みるモデル

上述したように,視覚野のスライス標本で LTP も LTD も起こせることから,増強,抑圧といった両方向のシナプス可塑性は連続的な現象であり,その中間に可塑性を欠落する変換点が存在するという仮説が Bienenstock, Munro と Cooper によって提唱された (Bienenstock et al., 1982).この仮説は提唱者の頭文字をとって BMC モデルと呼ばれている.その後,このモデルをラット視覚野のスライス標本で実証したとする実験結果も報告されている (Kirkwood et al., 1996).

図 7.2(a)–(c) はその結果の一部で,白丸は正常飼育ラット皮質 II/III 層のシナプス反応の変化を示したものである.刺激の頻度を変えると,程度の違う LTP や LTD が生じるという.さらに,暗闇で飼育し視覚入力を遮断した場合には黒丸で示すように LTP の程度が変わる.以上の結果を刺激頻度に対してプロットすると図 7.2(d) のようになった.この図に示すように,抑圧から増強への変換点は,正常飼育条件では 10 Hz 近傍にあったが,暗闇飼育で入力を減らすと 2 Hz 近傍にシフトした.この結果は,抑圧から増強への変換点は固定的なものではなく,それ以前の履歴によって変動し,シナプス入力が多かった場合は LTD が,少なかった場合は LTP が起きやすくなるという浮動変換点モデルに発展した (図 7.2(e)).このモデルはシナプスの伝達効率が LTP によって発散し極大に達すること,あるいは LTD によってゼロに達し伝達が遮断されてしまうことを防ぎ,シナプス伝達を安定化する機構を説明しようとするものである.また,このように,過去の履歴によってシナプス可塑性の方向や程度を変える性質をメタ可塑性 (metaplasticity) と呼ぶ場合がある.

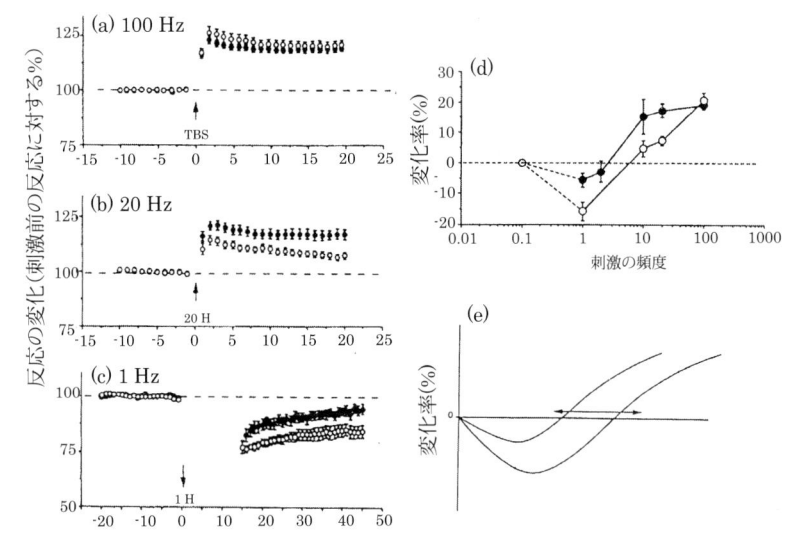

図 7.2 刺激の頻度と反応変化との関係およびその関係への視覚体験の影響

白丸は正常飼育ラット,黒丸は暗闇飼育ラットから得られたデータ.(a) 100 Hz, 4 秒のバースト刺激を θ 波の頻度 (5 Hz) で与えた場合.(b) 20 Hz, 6 秒の刺激を与えた場合.(c) 1 Hz, 15 分の刺激を与えた場合.(d) 刺激の頻度と変化率との関係.白丸は正常飼育ラット,黒丸は暗闇飼育ラット.(e) LTP と LTD の変換点の浮動仮説 ((a)–(d) は Kirkwood et al., 1996;(e) は Bear, 1995).

図 7.2(e) に示したモデルでは,しかしながら,シナプス伝達効率変化を起こす入力の持続時間を考慮していない.たとえば,LTP は 1 秒という短時間の高頻度入力によって生じるのに対して LTD は 15 分もの長時間の低頻度入力を要する.上述したように,*in vivo* の生理的状態で 2 Hz, 15 分といった刺激が同シナプス性 LTD を起こすかどうかは確認されていないので,BMC モデルが実際の脳内ではたらいているかどうかは,いまだ確定していない.

(d) 異シナプス性長期抑圧 (heterosynaptic LTD)

1979 年に筆者らは幼若ネコで一側視神経を連続刺激したところ,他の視神経テスト刺激に対する大脳皮質視覚野の誘発反応が長期抑圧されることを見いだした (Tsumoto & Suda, 1979;図 7.1 参照).この LTD は刺激を受けていないシナプスに生じるため異シナプス性 LTD と呼ばれる.異シナプス性 LTD は海馬でも報告されている (Abraham & Goddard, 1983).最近,幼若マウス視覚野スライス標本でも,II/III 層錐体細胞で興奮性シナプス反応の異シナプス性 LTD が生じることが見いだされた (Huang et al., 2008).ただ,この異シナ

プス性 LTD には年齢依存性があり，生後 7–20 日では生じるが，35–41 日を過ぎるとほとんど生じなくなるという．この異シナプス性 LTD のメカニズムに関しては後に詳しく述べる．

(e) Spike timing-dependent plasticity

ラット海馬では，海馬傍回から歯状回へ収束する 2 つの投射路を弱刺激と強刺激の順で刺激すると，弱刺激を与えたシナプスの長期増強が生じるが，逆の順番に刺激すると長期抑圧が生ずることが報告されている (Levy & Steward, 1983). この報告は，その後，海馬 CA1 領域に続いて，バレル皮質と呼ばれる大脳新皮質ひげ領域 (Egger et al., 1999) や視覚野 (Sjöström et al., 2001) でも確認された．この型のシナプス可塑性では 2 つの入力の順序と時間間隔が重要で，図 7.3 のような関係が提唱されている (Zhang et al., 1998). ただし，このようなシナプス可塑性は神経細胞培養標本やオタマジャクシ網膜—視蓋投射系で見いだされたものであり，生理的状態の in vivo 哺乳類大脳皮質で実際に生じるかどうかは，今後さらに検証する必要がある．

7.1.3 シナプス長期増強のメカニズム

(a) シナプスの型や回路内の位置によって異なる LTP のメカニズム

大脳新皮質のシナプスは単純化すれば，興奮性細胞である錐体細胞に終わる興奮性シナプス (図 7.4(a)) と抑制性シナプス (図 7.4(b))，および抑制性細胞である γ-aminobutyric acid(GABA) ニューロンに終わる興奮性シナプス (図 7.4(c)) と抑制性シナプス (図 7.4(d))，の 4 種に分けられる．視覚野におけるシナプス可塑性研究は，従来，記録のしやすさ等から II/III 層および V 層の錐体細胞に終わる興奮性シナプスにおいて研究が進展し，海馬 CA1 領域における長期増強と同じメカニズムであるとの見解が有力であった．しかし，最近になってそのメカニズムは以下のように，シナプスの型や皮質回路内の位置によって異なることが明らかとなってきた．

(b) 錐体細胞興奮性シナプスにおける LTP と NMDA 受容体の関与

前述したように，数の多さや細胞体の大きさなどから現在までの研究の多くは錐体細胞に終わる興奮性シナプスにおいてなされてきた．このシナプスの LTP にはグルタミン酸受容体のなかでも N-methyl-D-aspartate 型受容体 (NMDA 受容体) が関与していることが古くより報告され (Artola & Singer,

7.1 大脳皮質における可塑性

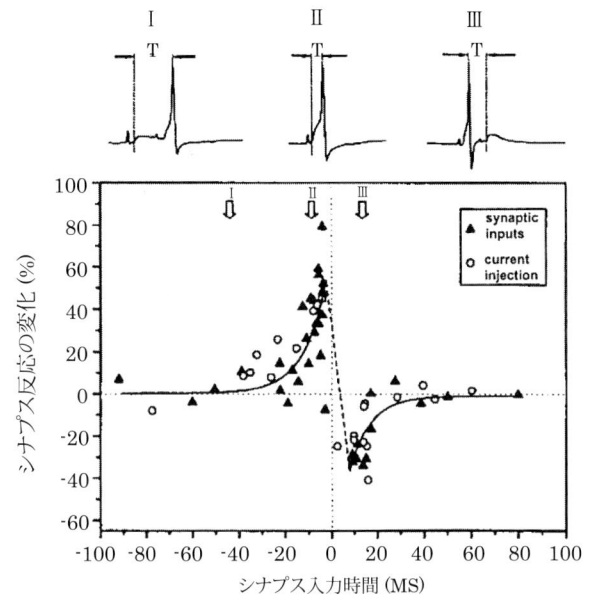

図 7.3 シナプス入力—活動電位間の時間間隔とシナプス反応変化との関係 (Zhang et al., 1998)

下段のグラフは，シナプス入力と活動電位の組み合わせ刺激を横軸の間隔で 1 Hz，20 秒間繰り返した後に生じたシナプス反応の変化．▲ は強いシナプス入力によって活動電位を起こした場合，○ は脱分極電流によって活動電位を起こした場合の計測値．上段の波形は，グラフ内で矢印で示した時点での波形．T は時間間隔．

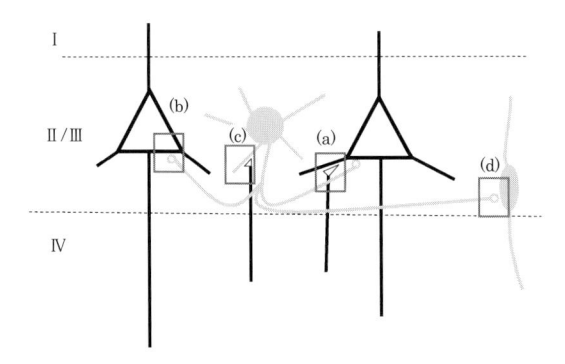

図 7.4 大脳皮質視覚野 II/III 層における 4 種のシナプス

三角は錐体細胞，灰白の円および楕円は GABA 性の抑制性細胞を示す．小三角は興奮性シナプス前終末，小円は抑制性シナプス前終末を示す．I, II/III, IV は大脳皮質視覚野のそれぞれの層を示す．

1987; Kimura et al., 1989), その関与メカニズムとしては海馬 CA1 領域におけるメカニズムと類似のメカニズムが提唱されてきた (図 7.9 参照). NMDA 受容体は通常は Mg^{2+} によってブロックされているが, このブロックは一定閾値以上の脱分極が続くと解除されてしまう (4.1.3 項 (b) の (3) および図 4.15 参照). したがって, 連合入力や高頻度入力によって脱分極が生じると Mg^{2+} ブロックがはずれ, NMDA 受容体チャネルより Ca^{2+} が流入することになる. このシナプス後部で増加した Ca^{2+} が伝達効率の長期持続的変化を起こす種々の生化学的過程, たとえばカルシウム・カルモデュリン依存性タンパク質リン酸化酵素 II (calcium/calmodulin-dependent protein kinase II: CaMKII) の活性化, を進めることになる (5.1.4 項および図 5.4 参照).

一方, 幼若ネコあるいはラットの視覚野スライス標本で 2 Hz, 15 分の刺激で起こした LTP には NMDA 受容体は直接関与せず, 電位依存性 Ca^{2+} チャネル, とくに低閾値型の Ca^{2+} チャネルが関与しているとの報告もある (Komatsu, 1994). 前述の NMDA 受容体依存性の LTP との違いは刺激条件の違いによるのかもしれないが, in vivo の生理的状態で起こした LTP が NMDA 受容体を介するものか, 低閾値型の電位依存性 Ca^{2+} チャネルを介するものかは, 今後さらに検討されるべき課題と思われる.

(c) 抑制性細胞への興奮性シナプスにおける LTP と代謝型グルタミン酸受容体の関与

筆者らは, 最近, GABA ニューロンに終わる興奮性シナプス (図 7.4(c)) でも, 入力路の θ-バースト刺激で同シナプス性 LTP が誘発されることを見いだした (Sarihi et al., 2008). ただし, この LTP 誘発には NMDA 受容体は関与せず代謝型グルタミン酸受容体 (metabotropic glutamate receptor: mGluR) と呼ばれる G タンパク質共役型受容体が関与している. mGluR は, ホスホリパーゼ C (phospholipase C: PLC) を活性化する Group I, アデニル酸シクラーゼ (adenylate cyclase) 活性を抑える Group II などに分けられるが, このシナプスの LTP では Group I のなかでも 5 型の mGluR5 が関与する. mGluR5 の活性化はイノシトール三リン酸 (inositol-triphosphate: IP_3) を産生し, この IP_3 は小胞体のカルシウムストアから Ca^{2+} を動員して, この Ca^{2+} が LTP に至る変化を起こすと考えられる (図 7.5). この Ca^{2+} は CaMKII やカルシニューリン (calcineurin) などを活性化することから, その後は上述の NMDA 受容体を

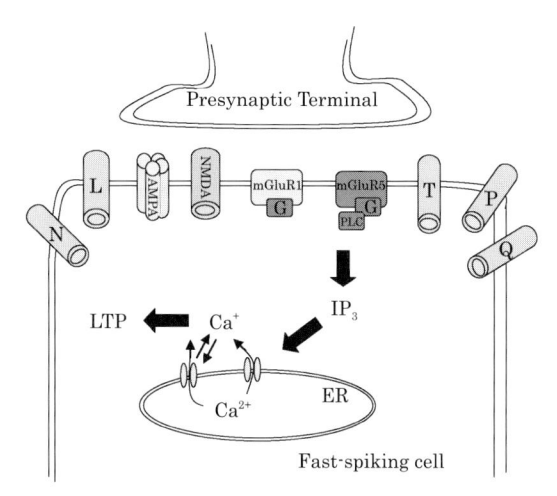

図 7.5 Fast-spiking タイプの GABA ニューロンへの興奮性シナプスにおける LTP の誘発メカニズム (Sarihi et al., 2008)

NMDA：NMDA 型グルタミン酸受容体, AMPA：α-amino-3-hydroxy-5-methyl-4-isoxazol propionate 型グルタミン酸受容体, L, N, P, Q, T：各タイプの電位依存性カルシウムチャネル, PLC：ホスホリパーゼ C, mGluR：代謝型グルタミン酸受容体, G：guanosine 5′-triphosphate-bidning protein, ER：小胞体, IP_3：イノシトール三リン酸.

介する経路と同じかもしれないが，その実態はいまだ明らかでない．

(d) 錐体細胞抑制性シナプスにおける NMDA 受容体を介さない LTP

1980 年代までは，海馬や新皮質では，GABA を伝達物質とする抑制性シナプスは，興奮性シナプスに比して，可塑性に乏しいと想定されていた．1990 年代になって小松らは，GABA 作動性の抑制性シナプスでも高頻度刺激によって LTP を生ずることを見いだした (Komatsu & Iwakiri, 1993)．この LTP には入力特異性や連合性など錐体細胞への興奮性シナプスにおける LTP と共通の性質もあるが，NMDA 受容体が関与しない点で明らかに異なった．その後の研究によって，この型のシナプスにおける LTP にはシナプス後の IP_3 によるカルシウムストアからの Ca^{2+} 動員，およびシナプス前の電位依存性 Ca^{2+} チャネルからの Ca^{2+} 流入やノルアドレナリン等が起こす adrenylate cyclase の活性化による adenosine 3′, 5′-cyclic monophosphate(cAMP) 増加が関与することが示唆された (Yamada et al., 2006)．小松らは，さらに，抑制性シナプスでも同シナプス性 LTD が生じること，この LTD は NMDA 受容体の活性化を介することを報告している (Komatsu & Iwakiri, 1993).

7.1.4 代表的なシナプス間隙メッセンジャー

(a) シナプス間隙メッセンジャー

錐体細胞への興奮性シナプスの LTP にシナプス前の変化が伴うかどうかは確定していないが，前述したように，GABA シナプスにおける LTP や異シナプス性 LTD にはシナプス前の変化が連動している．このように，シナプス後部における変化がシナプス前部の変化につながることを説明するために，シナプス後部から前部へ移動する逆行性メッセンジャーの存在が想定された．さらに最近になって，シナプス間隙を逆行性ではなく，シナプス後から放出されシナプス後の受容体へ，あるいはシナプス前から放出され同じシナプス前の受容体 (autoreceptor とも呼ばれる) に作用するという新しいタイプのメッセンジャーが存在するとの仮説も提唱されている．

したがって，古くより想定されてきた古典的神経伝達物質以外に，シナプス間隙をいろいろな方向に動くメッセンジャーがシナプス可塑性を調節している可能性があり，それらを総称して，ここではシナプス間隙メッセンジャーと呼ぶ．本項では，現在まで提唱されたシナプス間隙メッセンジャーのなかで代表的なものだけを紹介する．

(b) アラキドン酸代謝関連物質

Bliss らは，海馬で，アラキドン酸あるいはその代謝産物が逆行性メッセンジャーであるとの仮説を提唱した (Bliss & Collingridge, 1993)．アラキドン酸はカルシウム感受性のホスホリパーゼ A_2 (phospholipase A_2: PLA_2) によって細胞膜のリン脂質から産生される（図 7.6, 5.1.4 項 (d) 参照）．アラキドン酸は細胞膜を通過できるが不安定であり，遠くへは拡散できないという．このアラキドン酸が LTP に関与することを示すデータとしてアラキドン酸の産生や代謝を抑制する薬物が LTP の誘発を阻害することや，アラキドン酸自体が LTP 誘発を促進するという報告がある (Bliss & Collingridge, 1993)．しかし，視覚野での最近の研究から，LTP への促進的作用はアラキドン酸自体の作用ではなく，その代謝産物である prostaglandin E_2(PGE_2) によることが判明した (Akaneya & Tsumoto, 2006)．しかもこの作用はシナプス後から拡散した PGE_2 が同じシナプス後にある受容体 EP2 に作用し，さらに cAMP と A キナーゼ (protein kinase A: PKA) の系を賦活して生じることが示された（図 7.6）．

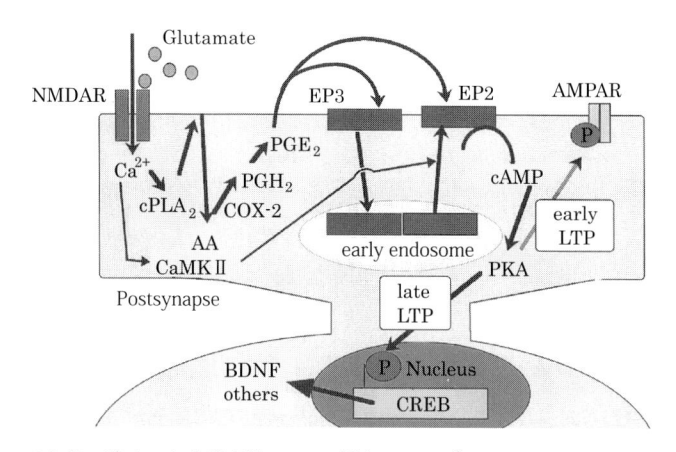

図 7.6 アラキドン酸 (AA) 代謝産物の LTP 関与メカニズム (Akaneya & Tsumoto, 2006)
AA は cytosolic phospholipase A_2(cPLA$_2$) によって膜脂質から生じ, cyclooxygenase-2(COX-2) によって中間代謝産物を経て prostaglandin E_2(PGE$_2$) となる. PGE$_2$ はシナプス後部から放出され, 同じシナプス後部にある受容体 EP2 および EP3 に結合する. EP2 は cAMP を産生し, PKA を活性化する. PKA は初期 LTP に関与するとともに CREB(cAMP response element-binding protein) をリン酸化し後期 LTP にも関与する.

(c) 神経栄養因子

神経成長因子 (nerve growth factor: NGF) は 1940 年代後半に発見され, ある種の末梢神経の突起伸展などに関与することが知られていた (4.2 節参照). 1980 年代末になってその遺伝子ファミリーである脳由来神経栄養因子 (brain-derived neurotrophic factor: BDNF) などが発見され, 脳内の神経細胞の分化, 成長に関与することが示された. さらに 1990 年代に入り, これらが海馬や大脳皮質のシナプスにおいて急激に伝達効率を変える作用のあることが明らかとなった (Levine & Barde, 1996). たとえば, ラット海馬のスライス標本で, BDNF が長期増強様のシナプス伝達効率増加を起こすことが報告された. さらに, シナプス前部からの伝達物質放出を促進することも示唆された. また, BDNF 遺伝子をノックアウトしたマウスでは海馬で LTP が起こらなくなることも報告されている (4.2.6 項 (b) および表 4.5 参照).

最近, 筆者らは, 幼若ラット視覚野の切片標本で比較的高濃度の BDNF が長期増強様現象を起こすこと, 低濃度ではテタヌス刺激によって誘発される LTP の程度を増大させることを見いだした (Akaneya et al., 1997). また, 低濃度の BDNF は, 15 分の低頻度連続刺激によって誘発される同シナプス性 LTD を阻止することも発見した (Kinoshita et al., 1999). さらに, BDNF の受容体

のはたらきを阻止する薬物を投与するとテタヌス刺激を与えても LTP が起こらなくなること，および低頻度刺激によって通常よりも強い LTD が生じることをも見いだした．これらの結果は内因性の BDNF が LTP や LTD に関与していることを示している．最近，BDNF は軸索を順行性に移送され活動に応じてシナプス前部から放出されることが明らかとなった (Kohara et al., 2001) ので，BDNF は逆行性メッセンジャーではなく，シナプス前から放出されて同じシナプス前に作用するシナプス前—シナプス前メッセンジャーとしても作用している可能性が示唆された．

(d) 内因性カンナビノイド

2001 年に狩野らを含めて 3 グループが，それ以前に小脳や海馬で観察されていたシナプス後細胞脱分極のシナプス前伝達物質放出抑制現象は，内因性カンナビノイド (endogenous cannabinoid: eCB) の逆行性メッセンジャーとしての作用であることをはじめて明らかにした (Ohno-Shosaku et al., 2001; Kreitzer & Regehr, 2001; Wilson & Nicoll, 2001) (7.3.3 項 (c) および図 13.3 参照)．その後，eCB の逆行性メッセンジャーとしての作用は大脳新皮質でも確認された (Trettel & Levine, 2003)．eCB の産生経路は主に 2 つあると考えられている．1 つはシナプス後膜 mGluR を介して PLC を賦活，ジアシルグリセロール (diacylglycerol: DAG) を産生し，さらにジアシルグリセロールリパーゼ (diacylglycerol lipase: DGL) の活性化によって生じる経路（図 7.7）とシナプス後部で増加した Ca^{2+} が関与する経路である．最近，後述するように，この 2 つの経路には相互作用があることが発見された．

eCB を介する作用に関する初期の報告では，eCB の伝達物質放出抑制は 1 分以内の一過性のものであった．最近になって，eCB には長期的な作用もあり LTD にも関与していることが明らかとなってきた．海馬では，シナプス後部で産生された eCB が入力源でない他の抑制性軸索終末からの GABA の放出を長期持続的に抑えるという異シナプス性長期抑圧作用を示すことが報告されている (Chevaleyre & Castillo, 2003)．また，視覚野では Spike timing-dependent plasticity の depression 部分（timing-dependent LTD と呼ぶ場合がある）に eCB が関与していることが示唆されている (Sjöström et al., 2003)．それでは，短期の depression と長期の LTD に関与するメカニズムの相違は何であろうか？ Sjöström らはシナプス前部の NMDA 受容体の活性化が抑圧の長期化

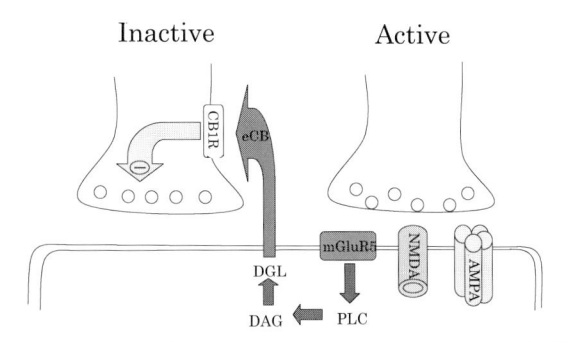

図 7.7　内因性カンナビノイド (endocannabinoid: eCB) の異シナプス性 LTD 関与メカニズム (Huang et al., 2008)
Ca^{2+} が eCB の産生や放出を起こす経路は省略されている．DAG：diacylglycerol, DGL：diacylglycerol lipase, CB1R：cannabinoid receptor type 1. 他は図 7.5 参照．

に関与していると想定している (Sjöström et al., 2003)．一方，狩野らは Ca^{2+} 増大が mGluR を介する経路を促進することを見いだし，このシナプス後部で増大した Ca^{2+} の PLC 活性化促進作用が連合性 LTD や前述した Spike timing-dependent plasticity の基礎にあるとの説を提唱している (Hashimotodani et al., 2007)．大脳皮質視覚野では，幼若な時期に異シナプス性 LTD を起こすことができるが，図 7.7 に示すように，この異シナプス性 LTD にも eCB が関与していることを示唆する結果が最近見いだされた (Huang et al., 2008)．

7.1.5　今後の課題

大脳視覚野における LTP は，初期の研究で，NMDA 受容体を介して生ずることが明らかとなったが，その後の研究でこれは主に錐体細胞に終わる興奮性シナプスに当てはまるメカニズムであり，抑制性シナプスや GABA ニューロンに終わる興奮性シナプスではそうではないことが判明した．つまり，後者のシナプスでは，NMDA 受容体の関与しないメカニズムによって LTP が生ずる．また，NMDA 受容体を介して生じる LTP には，幼若期に起こりやすく成熟期には起こりにくいという年齢依存性が報告されているが，NMDA 受容体の関与しない LTP では必ずしも年齢依存性がないことも明らかとなった．

視覚野 II/III 層の神経回路では図 7.4(d) で示したような GABA ニューロンに終わる抑制性シナプスが存在するが，このタイプのシナプスにおいて LTP が生ずるかどうか，生ずるとすればどのようなメカニズムによるのかはいまだ明

らかでない．また，II/III層以外の種々のシナプスにおいても同様な疑問が残されている．今後，これら残された問題の解明が必要である．しかし，それ以上に本質的に重要なことは，大脳皮質では神経回路における位置によって誘発条件やメカニズムの異なるLTPやLTDが存在することを考慮して，回路網全体の動作が入力によってどのように可塑的に変化するかをシステムレベルで解明し，LTPやLTDの生理的意義を明らかにすることであろう．

7.2 海馬における可塑性

海馬はある種の記憶の中枢だと考えられており，ここでのシナプス伝達は種々の機構により複雑な調節を受けることが知られている．なかでも，興奮性シナプス伝達の長期増強は，その特性が個体レベルでの記憶の特性と類似する点が多いことから，記憶形成の細胞レベルでの基礎過程であると考えられている．ここでは，海馬におけるシナプス伝達の基本特性から，長期増強に代表されるような長期可塑性，さらには，短期的な可塑性について詳しく述べ，それに関与する細胞内シグナル伝達系についても，現時点で解明されているものについて概説する．海馬におけるシナプス伝達はきわめて動的に調節され，しかも，ある場合には，その変化が長期間固定されるという特性をもっており，これが海馬における記憶形成に重要な役割を果たしていると考えられている．しかし，これらの分子・細胞レベルでの現象が，個体レベルの高次脳機能において実際にどのような役割を果たしているかについては，いまだに不明の点が多く，今後の研究で解明されていくことを期待したい．

7.2.1 記憶形成における海馬の役割

事実や出来事に関する記憶は陳述記憶と総称され，その形成には海馬が必須であることが知られている (Milner et al., 1998)．たとえば，治療目的で両側の海馬を含む内側側頭葉を切除された人では，短期的な記憶はまったく正常だが，短期記憶を長期的な記憶に変換できなくなってしまう．具体的には，電話番号などを一時的に覚えておくことは可能であるが，少しでも注意がそれてしまうと，一瞬にしてそれを忘れてしまう．それに対して，手術よりも一定期間前に起こった出来事や記憶した事実に関しては，ほぼ問題なく想起することが

できる．たとえば，自分の家族の顔や自宅の電話番号，病院から家への帰り方などは，問題なく思い出すことができる．しかし，手術の前1,2年程度の記憶は障害されていることが多く，長期的な記憶でも手術を受けた時期に近い比較的不安定な記憶は，海馬に大きな損傷を受けると消失するということになる．このように，手術前1,2年の記憶は，一定期間，海馬に蓄積されると考えられるが，そのなかでも重要なものが，おそらく大脳皮質の連合野へと移され，安定な長期記憶として貯蔵されると考えられている．

ラットやマウスなどの実験動物においても，海馬がある種の記憶形成に必須であることが報告されている．初期の重要な報告としては，Morris らの水迷路を用いた学習試験に関する研究がある (Morris et al., 1982)．この研究では，両側の海馬を吸引破壊したラットは，場所を覚える能力に著しい障害が出ることを明らかにしている．つまり，不透明の水を張った円筒形のプールにラットを放ち，水面下の目に見えない台の位置を覚えるというテストにおいて，海馬が破壊されていない対照のラットは試行を繰り返すと台の位置を記憶することができるが，両側の海馬を破壊したラットは台のある場所をほとんど覚えることができないのである．

7.2.2　海馬におけるシナプス伝達

このように海馬には，事実や出来事，場所などに関する情報が一時的に蓄えられるが，海馬内のシナプスで起こった何らかの変化が長期間持続することがその細胞レベルでの機構であると考えられている．海馬の興奮性シナプス伝達は，比較的単純な神経回路より成り立っており，大脳皮質からの入力情報を海馬内の神経回路で処理し，それをふたたび大脳皮質に送り返すという構造になっている（図 7.8）．まず，内嗅皮質からの入力線維である貫通線維が歯状回の顆粒細胞にシナプス結合（貫通線維―顆粒細胞シナプス）する．次に，顆粒細胞の軸索である苔状線維が CA3 領域の錐体細胞の近位部にシナプス結合（苔状線維シナプス）する．さらに，CA3 錐体細胞の軸索である Schaffer 側枝が CA1 領域の錐体細胞にシナプス結合（CA1 シナプス）し，最終的に CA1 領域の錐体細胞が内嗅皮質の別の層に出力を送っている．実際には，これら以外のシナプス結合も存在するが，ここではそれらに関する記述は省略する．

貫通線維―顆粒細胞シナプス，苔状線維シナプス，CA1 シナプスのいずれの

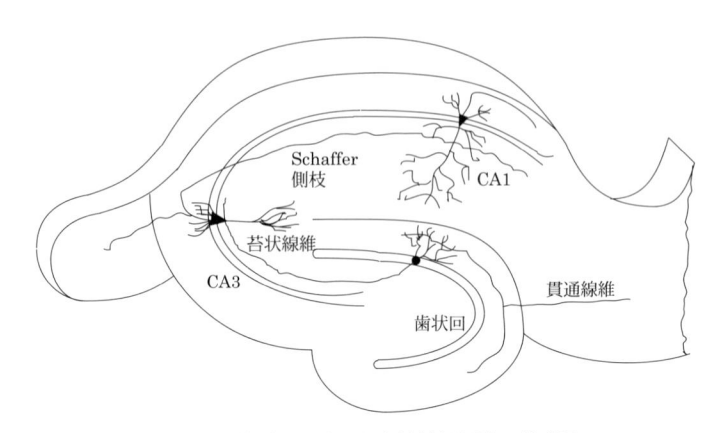

図 7.8 海馬における興奮性神経回路の模式図

海馬スライス標本の模式図．内嗅皮質から貫通線維が入り，歯状回の顆粒細胞にシナプス結合する．次に，顆粒細胞の軸索である苔状線維が CA3 領域の錐体細胞にシナプス結合する．さらに，CA3 領域の錐体細胞の軸索である Schaffer 側枝が CA1 領域の錐体細胞にシナプス結合する．最終的に，CA1 領域錐体細胞の軸索が内嗅皮質でシナプス結合する．

タイプのシナプスにおいても，神経伝達物質はグルタミン酸である．シナプス前終末に活動電位が到達して放出されるグルタミン酸は，シナプス後細胞のスパイン上に存在するグルタミン酸受容体に結合して，シナプス後細胞の活動を調節する (Ozawa et al., 1998)．グルタミン酸受容体は，イオン透過型受容体と代謝型受容体の 2 つに大きく分類される．イオン透過型グルタミン酸受容体 (ionotropic glutamate receptor) は，受容体内にイオンチャネルを有し，グルタミン酸が結合すると受容体タンパク質が構造変化を起こし，イオンチャネルを介して，電気化学勾配に従ったイオンの流入・流出を引き起こすタイプである (4.1.3 項 (b) の (1), (2), (3) 参照)．一方，後者は，受容体にグルタミン酸が結合すると，細胞内の G タンパク質とセカンドメッセンジャーを介して細胞内生化学過程が調節され，シナプス後細胞の興奮性などを間接的に制御するタイプである (4.1.3 項 (d), 5.1.3 項参照)．代謝型グルタミン酸受容体 (metabotropic glutamate receptor: mGluR) も神経機能においては重要な役割を果たすことが明らかとなっているが，その詳細については 5.1 節に譲ることにして，ここではイオン透過型グルタミン酸受容体の機能について詳しく述べる．

海馬における興奮性シナプス伝達は，イオン透過型受容体である AMPA 受容体と NMDA 受容体により媒介されている (図 7.9)．これら以外にも，イオン透

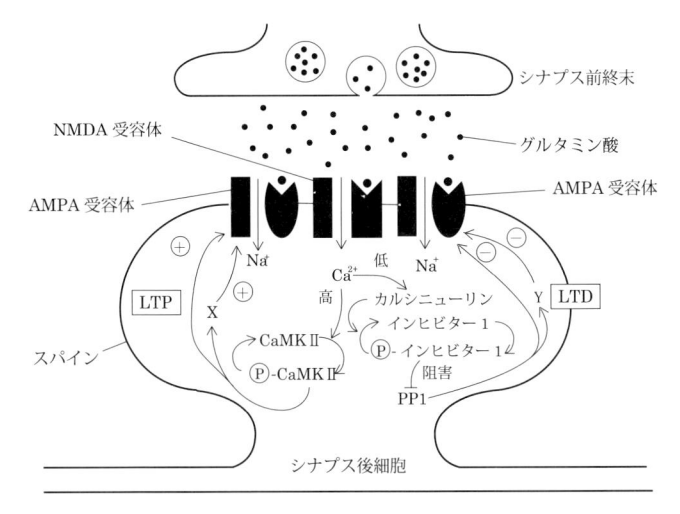

図 7.9 海馬 CA1 領域における LTP と LTD

NMDA 受容体の強い活性化によりスパイン内の Ca^{2+} 濃度が高くなると，CaMKII が活性化されて，直接的に，あるいは，何らかの分子 (X) を介して AMPA 受容体により媒介されるシナプス応答を長期的に増大させる (LTP)．一方，NMDA 受容体が弱く活性化される場合には，スパイン内の Ca^{2+} 濃度がわずかに上昇し，Ca^{2+} 感受性の高いカルシニューリンが活性化されて，インヒビター 1 を脱リン酸化する．これにより，リン酸化型のインヒビター 1 により阻害されていた PP1 が活性化され，直接的に，あるいは，何らかの分子 (Y) を介して AMPA 受容体シナプス応答を長期的に低下させる (LTD)．

過型受容体としてカイニン酸受容体が存在するが，この受容体は特殊なシナプスにのみ発現しているため，ここでは取り上げない．シナプス前終末からグルタミン酸がシナプス間隙に放出され，拡散によりシナプス後部のスパイン上に存在する AMPA 受容体に結合すると，AMPA 受容体内のイオンチャネルが開口し，一価の陽イオンが透過する (図 7.9)．AMPA 受容体は，主に，Na^+ と K^+ を透過するが，静止膜電位付近では，電気化学勾配に従って，主に Na^+ が細胞内に流入する (4.1.3 項 (b) の (1) および図 4.14 参照)．このような AMPA 受容体の一時的な開口に対応して，シナプス後細胞に一過性の脱分極が起こるが，これを興奮性シナプス後電位 (excitatory postsynaptic potential: EPSP) と呼ぶ．一方，NMDA 受容体もスパイン上に存在するが，その開口機構は AMPA 受容体とはかなり異なる．つまり，AMPA 受容体の場合は，グルタミン酸が結合するだけでチャネルが開口しシナプス応答を誘発するが，NMDA 受容体の場合は，グルタミン酸の結合だけではイオンを透過しない．これは，静止膜電位付近では，NMDA 受容体のチャネルを細胞外の Mg^{2+} が閉塞する (Mg^{2+} ブ

ロック) ためであるが，シナプス後細胞が脱分極する場合には，この Mg^{2+} ブロックが解除され，イオンが透過できるようになる (4.1.3 項 (b) の (3) および図 4.15 参照)．この特性が，後で述べるシナプス可塑性の誘導において重要な役割を果たす．NMDA 受容体が開口し，イオンが透過する際には，AMPA 受容体とは異なり，一価の陽イオンだけではなく，Ca^{2+} も透過するのが特徴である．NMDA 受容体チャネルを介して流入する Ca^{2+} が，後述のように，シナプス後細胞に存在する Ca^{2+} 依存性のシグナル伝達分子を調節してシナプス可塑性を誘導する．

7.2.3 海馬におけるシナプス可塑性

海馬におけるシナプス伝達の可塑性は，シナプスの種類によってその特性がかなり異なることが知られている．ここでは，そのなかでも最もよく調べられている CA1 シナプスおよび苔状線維シナプスにおけるシナプス可塑性を中心に解説する．これらの興奮性シナプス以外でも，貫通線維―顆粒細胞シナプスで可塑性がみられることが報告されており，また，介在ニューロンが形成する抑制性シナプスにおいても可塑性が観察されているが，いまだに議論の多い点があるため，ここでは取り上げない．

シナプスにおいて，その活性化頻度により，シナプス伝達効率が長期的に変化する現象をシナプス可塑性と呼ぶ．一般的に，100 Hz 程度の高頻度でシナプスが活性化する場合には，シナプス伝達が増強する方向に変化し，逆に，1 Hz 程度の低頻度で持続的に活性化する場合には，シナプス伝達が抑圧される方向に変化する．前者をシナプス伝達の長期増強 (long-term potentiation: LTP) と呼び，後者を長期抑圧 (long-term depression: LTD) と呼ぶ．実験的には，これらの変化が 1 時間以上にわたって持続する場合に LTP，および，LTD と呼ぶことが多く，長期可塑性と総称する．一方，ミリ秒から分オーダーで持続する短期可塑性も存在し，誘導方法や持続時間によって，2 発刺激促通 (paired-pulse facilitation: PPF)，テタヌス後増強 (post-tetanic potentiation: PTP)，短期増強 (short-term potentiation: STP) などと呼ばれる．

(a) CA1 シナプスにおける LTP

海馬 CA1 シナプスは，中枢神経系の興奮性シナプスでみられる典型的な構造をとっている (図 7.9)．すなわち，シナプス後細胞の樹状突起から出ている棘

状の突起であるスパインにグルタミン酸受容体が局在し，シナプス前終末から放出されるグルタミン酸によりシナプス後細胞のグルタミン酸受容体が活性化される．前述のように，シナプス後細胞が静止膜電位付近の細胞内電位のときには，グルタミン酸がシナプス間隙に放出されると，AMPA 受容体と NMDA 受容体のいずれにも結合するが，AMPA 受容体のみがイオンを透過し，NMDA 受容体を介した電流は誘発されない．しかし，シナプスが高頻度で活性化する場合には，AMPA 受容体による EPSP が加算され，シナプス後細胞がかなり強く脱分極するため，NMDA 受容体も同時に活性化するようになる．通常状態では，細胞内の Ca^{2+} 濃度は種々の機構によりきわめて低く抑えられているため，NMDA 受容体チャネルが開口すると，電気化学勾配に従って大量の Ca^{2+} が細胞内に流入することになる．

　神経細胞内には，多くの種類のシグナル伝達分子が存在し，そのなかには，細胞内の Ca^{2+} 濃度上昇により活性化されるものがある．代表的なものとしては，カルシウム・カルモデュリン依存性タンパク質リン酸化酵素 II (calcium/calmodulin-dependent protein kinase II: CaMKII) やプロテインキナーゼ C (protein kinase C: PKC) などがあるが，いずれも CA1 シナプスでの LTP の誘導・発現に関与しているとされている (Malinow et al., 1989; Malenka et al., 1989)．とくに，CaMKII はカルシウム・カルモデュリンによりいったん活性化されると，本来の基質とともに CaMKII 自身がリン酸化されること（自己リン酸化）により，Ca^{2+} 濃度の一過性の上昇が元に戻った後も，ある程度の酵素活性を維持できるという特性を有しているため，変化を持続させるのに適したシグナル伝達分子だといえる．スパイン内には CaMKII が高密度で存在しているため，NMDA 受容体を介して流入した Ca^{2+} により CaMKII が強く活性化されると考えられる．実際，海馬スライスで，LTP が誘導されるような高頻度刺激を与えると，シナプス後細胞の CaMKII が自己リン酸化されることが報告されている (Irvine et al., 2006)．逆に，活性化型の CaMKII を CA1 錐体細胞内に導入すると，LTP 様の増強がみられることも報告されており (Lledo et al., 1995)，CaMKII は CA1 領域の LTP の誘導・発現に本質的に寄与していると考えられている．遺伝子改変マウスを用いた研究としては，αCaMKII を欠損するノックアウトマウスでは，細胞外電位記録による LTP が消失していることが報告されているが (Silva et al., 1992b)，のちの研究では，LTP は野生型

よりは小さいものの誘導できることが報告されている (Hinds et al., 1999). また, αCaMKII の自己リン酸化が起こらないような変異を導入したノックインマウスでも LTP が誘導できないことが報告されている (Giese et al., 1998).

LTP の誘導に関与する分子群については, その詳細がかなり明らかになってきたが, それらが最終的にどのような変化を引き起こして長期的なシナプス伝達効率の増大につながるかについては, いまだに不明の点が多い. CA1 シナプスにおける LTP の発現機構としては, シナプス前終末からの神経伝達物質放出確率が増大することにより LTP が発現するという説 (Malinow & Tsien, 1990 ; Bekkers & Stevens, 1990) があったが, 現在では, LTP はシナプス後細胞での神経伝達物質の感受性増大により発現しているというのが定説となっている (Manabe et al., 1992 ; Manabe & Nicoll, 1994 ; Lynch, 2004).

CA1 での LTP がシナプス前終末で発現しているという誤った報告がなされた原因の1つとして, サイレントシナプスの存在が挙げられる. その存在は, LTP の量子解析の論文 (Manabe et al., 1993) ですでに予言されており, そこでは, 活性のあるシナプスが加わること (the recruitment of additional active synapses) によっても, これまでのシナプス前仮説を説明できるとして議論を終えている. サイレントシナプスの実体は, シナプスとしての構造は有しているが, スパインに活性化可能な AMPA 受容体の存在しないシナプスで, 膜電位を脱分極させた場合には, NMDA 受容体の Mg^{2+} ブロックが解除され, NMDA 受容体により媒介されるシナプス応答のみが観察される (Isaac et al., 1995 ; Liao et al., 1995). このような状態のシナプスで NMDA 受容体を活性化させて LTP を誘導すると, これまで記録できなかった AMPA 受容体により媒介されるシナプス応答が観察できるようになる. これは, すでにスパイン上に存在しているがイオンを透過できない AMPA 受容体が透過できるようになるか, あるいは, 活性のある AMPA 受容体が新たにシナプス後膜に挿入されるかにより, サイレントシナプスから活性のあるアクティブシナプスに変換したことによると考えられる.

現在では, LTP の発現機構としては, 後者の新たな AMPA 受容体がシナプス部位に挿入されるという説が有力だと考えられている (Lledo et al., 1998 ; Shi et al., 1999). その際, シナプス後膜に AMPA 受容体を含んだ脂質二重膜が挿入されると考えられるため, スパインが増大すると予想されるが, 実際, 2

光子レーザー顕微鏡を用いた観察で，LTP の誘導・発現に伴うスパインの増大が報告されている (Matsuzaki et al., 2004)．活性のある AMPA 受容体がシナプス後膜に挿入され，それが長期にわたって持続するという現象は，これまでの量子解析ではシナプス前での変化と解釈されるが，実際には明らかにシナプス後での現象である．

> **コラム 1　神経ペプチドであるノシセプチンによる LTP の制御**
>
> すでに述べたとおり，海馬 CA1 領域での LTP の誘導には，シナプス後細胞の NMDA 受容体の活性化が必須であり，それにより AMPA 受容体による正常シナプス伝達が長期的な増強を示す．NMDA 受容体を中心とする LTP 誘導の主要経路については多くの知見が集まり確固としたものとなりつつあるが，シナプスに存在するそれら以外の機能分子が LTP の誘導を調節し，間接的にシナプス可塑性や個体での高次脳機能を制御していることも明らかになりつつある．私たちは，これまでに，神経ペプチドであるノシセプチンが LTP の誘導を抑制的に調節していることを明らかにしてきたが (Manabe et al., 1998；Bongsebandhu-phubhakdi & Manabe, 2007)，ここでは，その内容を概説したい．
>
> これらの研究では，まず，マウスの海馬スライス標本を用いた電気生理学的実験を行い，ノシセプチンとその受容体によるシナプス可塑性の誘導調節機構を検討した．ノシセプチン自体をスライスに投与した場合には，LTP には影響がみられなかったが，ノシセプチン受容体の特異的アンタゴニストを投与した場合には，LTP が増大した．したがって，内在性のノシセプチンが LTP の誘導を抑制していると考えられた．さらに，薬理学的な解析から，内在性のノシセプチンが神経活動依存的に介在ニューロンより放出され，内向き整流性カリウムチャネルを開口させることが明らかとなった．以上の結果から，LTP を誘導するための高頻度刺激中に介在ニューロンから放出されるノシセプチンが錐体細胞の興奮性を抑制することによって LTP の誘導が抑制されることが示唆された．一方，ノシセプチン受容体を欠損する遺伝子改変マウスでは，LTP が増大するとともに，海馬が関与する学習・記憶能力が亢進していることが明らかとなった．したがって，ノシセプチンは，海馬でのシナプス可塑性の誘導調節に重要な役割を果たす神経ペプチドであることが明らかとなった．

(b) CA1 シナプスにおける LTD

CA1 シナプスにおいては，1 Hz 程度の持続した低頻度刺激により，シナプス伝達効率が長期的に低下することが知られている (Dudek & Bear, 1992)．これまでの多くの報告から判断すると，CA1 シナプスでの LTD は，幼若な動物

から得られたスライスで最も誘導されやすいと考えられる．CA1 シナプスでの LTP は前述のように NMDA 受容体依存的に誘導されるが，LTD についても NMDA 受容体依存的であることがわかっている（図 7.9）．なお，特殊な条件では，NMDA 受容体非依存性で，mGluR 依存性の LTD が誘導されるとの報告 (Bortolotto et al., 1999) もあるが，このタイプの LTD については，ここではふれない．NMDA 受容体依存性の LTD については，通常，5 Hz 以下の比較的低頻度の刺激を 10 あるいは 15 分程度持続して与えると誘導される．この程度の低頻度刺激では，細胞外電位記録などでは明らかな NMDA 受容体依存性の成分を検出することは難しいが，ごくわずかに NMDA 受容体が活性化し，それに伴って流入するわずかな Ca^{2+} が LTD の誘導に関与していると考えられている．LTP の誘導には CaMKII が関与することはすでに述べたが，LTD の場合は，CaMKII よりも Ca^{2+} 感受性が高いとされるカルシニューリン（タンパク質脱リン酸化酵素 2B(PP2B) とも呼ばれる）がシナプス後細胞でのわずかな Ca^{2+} 濃度上昇により選択的に活性化され，インヒビター 1 を脱リン酸化し，その結果，リン酸化型のインヒビター 1 が抑制していたタンパク質脱リン酸化酵素 1(PP1) が活性化されることにより，LTD が誘導・発現すると考えられている (Mulkey et al., 1994)．LTD の発現機構については，LTP の場合と同様，シナプス後細胞での神経伝達物質に対する感受性の持続的な低下であろうとされている (Oliet et al., 1996)．したがって，共通した特性を有する LTP と LTD の存在により，CA1 シナプスでは，両方向性のシナプス伝達の動的な調節が可能となっている．

(c) 苔状線維シナプスにおける LTP

苔状線維シナプスは，CA1 シナプスとは異なった形態的特徴を有している．すなわち，CA3 錐体細胞の樹状突起上のスパインを取り囲むような形でかなり巨大なシナプス前終末が結合している．CA1 シナプスでは，シナプス前終末の神経伝達物質放出部位は 1 ヵ所で，1 回の放出でシナプス小胞 1 個分の神経伝達物質がシナプス間隙に放出されるとされているが，苔状線維シナプスでは，放出部位が複数あり，シナプス単位でみると，1 回の放出で複数個のシナプス小胞の神経伝達物質が放出されることもあると考えられている．また，神経伝達物質の放出確率については，CA1 シナプスでは比較的高い値をとると考えられているが，苔状線維シナプスではかなり低い値をとるとされている．

苔状線維シナプスの正常シナプス伝達の特性は，CA1 シナプスのそれとは大きく異なる．苔状線維シナプスの同定法としてよく用いられるものとして，シナプス伝達の 2 発刺激促通（paired-pulse facilitation: PPF；後述の説明を参照）とグループ 2 の mGluR のアゴニスト（DCG-IV など）に対する感受性がある．PPF は CA1 シナプスでは通常の条件で 1.5 倍以内であるのに対し，苔状線維シナプスでは，2 倍以上の促通を示す（Zalutsky & Nicoll, 1990）．また，DCG-IV（1 μM 程度）の投与により，シナプス伝達が 90％以上抑制されるが（Kamiya et al., 1996），CA1 シナプスでは，この濃度ではほとんど効果がない．さらに，CA1 シナプスではほとんどみられない現象として，刺激頻度をわずかに増加させるだけで，きわめて大きな促通（frequency facilitation; Kobayashi et al., 1996）を示すという点も苔状線維シナプスの特徴である．

　苔状線維シナプスでの LTP の誘導・発現機構は，CA1 シナプスとはまったく異なっていることが知られている．100 Hz/1 s の高頻度刺激（テタヌス）を与えると，その直後は，シナプス伝達が 8–10 倍程度に増強される．その後，比較的急速に増強が減少してくるが，テタヌス後 60 分程度でも，シナプス伝達増強が持続する．しかし，CA1 シナプスとは異なり，テタヌス時に NMDA 受容体のアンタゴニスト（D-APV など）が存在してもテタヌス直後の増強と LTP のいずれもがまったく影響を受けない（Zalutsky & Nicoll, 1990）．つまり，苔状線維シナプスでは，NMDA 受容体非依存性の LTP が誘導される．また，CA1 シナプス LTP と大きく異なる特徴として，苔状線維シナプス LTP の誘導は刺激強度に依存しない．つまり，きわめて弱い刺激であっても刺激頻度が十分高ければ，それだけで LTP が誘導され，CA1 シナプスでみられる協同性（cooperativity）は認められない．また，CA1 シナプスでは，強い刺激の経路が高頻度で刺激されると，LTP を引き起こせないような弱い刺激の経路でも，強い刺激の経路と同時に刺激される場合には LTP が誘導される，いわゆる連合性（associativity）が認められるが，苔状線維シナプス LTP ではそのような特性もない．一方，高頻度刺激されたシナプスのみが LTP を示す，いわゆる入力特異性（specificity）はいずれのシナプスにおいても認められる．

　苔状線維 LTP 誘導のための第 1 ステップは，シナプス前終末への大量の Ca^{2+} の流入である（図 7.10）．流入した Ca^{2+} は，シナプス前膜に存在する Ca^{2+} 依存性のアデニル酸シクラーゼ（adenylate cyclase）を活性化し，それにより生成

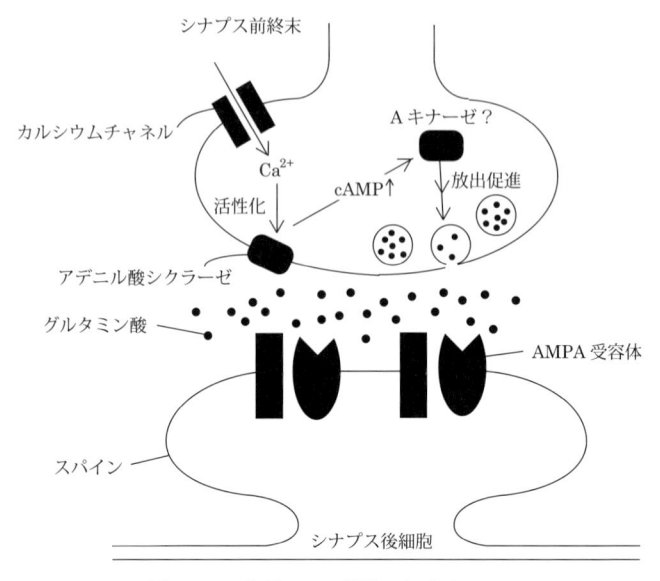

図 7.10 海馬 CA3 領域における LTP
シナプス前終末が高頻度で活性化されるとシナプス前膜に存在する電位依存性 Ca^{2+} チャネルが強く活性化され，終末内の Ca^{2+} 濃度が急激に高いレベルまで上昇し，アデニル酸シクラーゼを活性化して cAMP 濃度が上昇する．これにより，おそらくは，A キナーゼが活性化されて，何らかの機構によりシナプス小胞からのグルタミン酸の放出確率が長期的に増加する．

されるサイクリック AMP (cyclic AMP: cAMP) がシナプス前終末内のプロテインキナーゼ A (protein kinase A: PKA) を活性化することによって，神経伝達物質放出過程が長期的に促進される (Weisskopf et al., 1994) というのが，現在，最も有力とされている説である．すなわち，CA1 シナプスとはまったく異なり，苔状線維シナプスでの LTP は，シナプス前終末からの神経伝達物質の放出確率が長期的に増大することにより発現していると考えられている．しかし，PKA の関与に関しては多少矛盾する報告もあるため，今後さらに詳細に誘導・発現機構を検討する必要がある．

(d) 苔状線維シナプスにおける LTD

苔状線維シナプスにおいても，持続した低頻度刺激により，シナプス伝達の LTD が誘導できることが知られている．CA1 シナプスでの可塑性と比べると，誘導のための刺激頻度依存性は低頻度側にややずれているが (5 Hz では，CA1 シナプスでは LTD，苔状線維シナプスでは LTP となる)，苔状線維シナプス

においても 1 Hz 程度の刺激を 15 分間続けると LTD が誘導される (Kobayashi et al., 1996). 苔状線維 LTP と同様に，ここでの LTD は NMDA 受容体やシナプス後細胞の活動には依存しないが，mGluR のアンタゴニストにより LTD の誘導が阻止されることがわかっている．シナプス後細胞での活動は LTD の誘導には関与していないため，シナプス前終末に存在する mGluR が関与していると考えられる．

　苔状線維シナプスにおけるシナプス伝達は，グループ 2 の mGluR のアゴニストにより強く抑制されることはすでに述べたが，実際，苔状線維のシナプス前終末には，グループ 2 の mGluR である mGluR2 と mGluR3 が発現している (Yokoi et al., 1996). 苔状線維 LTD の誘導には，これらの mGluR が関与していると予想されるが，実際，mGluR2 を欠損したノックアウトマウスでは mGluR のアゴニストの効果が著しく減弱しているとともに，LTD が顕著に障害されていることが明らかとなっている (Yokoi et al., 1996). シナプス前終末の mGluR 活性化以降の経路については，まだ確定はしていないが，PKA (Tzounopoulos et al., 1998) や CaMKII (Kobayashi et al., 1999) の関与が示唆されている．これらの報告から，苔状線維シナプスでは，CA1 シナプスとはまったく異なり，LTD の誘導，発現のいずれもが，シナプス前終末内で起きていると考えられる．

(e) 2 発刺激促通 (PPF)

　神経伝達物質の放出は，シナプス前終末に到達した活動電位により電位依存性の Ca^{2+} チャネル（N 型や P/Q 型など）が活性化され，シナプス前終末に Ca^{2+} が流入することによって引き起こされる（4.1.2 項 (b), (c), (d) 参照）．流入した Ca^{2+} が，シナプス前終末内の機能タンパク質を制御してシナプス小胞とシナプス前膜との融合を引き起こすことにより，シナプス小胞内の神経伝達物質が放出される．流入した Ca^{2+} は，種々の機構により細胞外に汲み出されたり，細胞内小器官に取り込まれたりすることにより，その濃度が急激に低下して元のレベルに戻る．この Ca^{2+} 濃度上昇は，一般的な中枢シナプスの場合，数十 ms から数百 ms 持続するが，Ca^{2+} 濃度が元のレベルに戻る前に次の活動電位が到達してふたたび Ca^{2+} チャネルが開口して Ca^{2+} が流入すると，Ca^{2+} 濃度の最大レベルがより高くなるために，2 回目の刺激により誘発されるシナプス応答が増大する．このように，短期間のうちにシナプスが連続して 2 回活性化され

るときに，2回目のシナプス応答が増大する現象を PPF と呼ぶ．この機構は，いわゆる残存カルシウム仮説 (Katz & Miledi, 1968) と呼ばれ，わずかな Ca^{2+} 濃度の違いによってもシナプス伝達は大きく影響を受けるという特性があるために，残存した Ca^{2+} と新たに流入した Ca^{2+} とが協調して PPF を誘導する．

しかし，これにはいくつかの例外もあり，その分子レベルでの機構についてはいまだに不明の点も多い．たとえば，小脳の登上線維 (climbing fiber) シナプスや海馬歯状回の内側貫通線維 (medial perforant path) シナプスなどでは，CA1 シナプスで PPF が観察されるような条件でも促通はみられず，2 発刺激抑圧 (paired-pulse depression: PPD) が誘導される．このような違いがみられるのは，一般的には，正常状態でのシナプス伝達の神経伝達物質放出確率がシナプスの種類により異なるためだと考えられている．つまり，CA1 シナプスや苔状線維シナプスでは，神経伝達物質放出確率が比較的低く，登上線維シナプスや歯状回内側貫通線維では，神経伝達物質放出確率が比較的高いと考えられている．実際，PPF と PPD の性質を詳しく解析した研究 (Manabe et al., 1993) では，PPF が神経伝達物質放出確率を変化させる操作により変化するが，シナプス後細胞での神経伝達物質に対する感受性を変化させる操作では PPF は変化しないことが報告されている．さらに，この研究では，CA1 シナプスでの LTP に伴う PPF の解析も行っているが，LTP を誘導しても PPF に変化がみられないことから，CA1 シナプスの LTP がシナプス後細胞で発現していることを示している．ただし，確かに神経伝達物質放出確率が変化すると PPF は変化するが，PPF が変化する場合に必ずシナプス前での変化があるかどうかについては，まだ確実なことはわかっていない．おそらく，それぞれの種類のシナプスのシナプス前終末にどのような機能分子が発現しているかによって，神経伝達物質の放出様式や 2 発刺激に対する応答が決まるのではないかと推測されるが，その詳細については，今後の研究で明らかになるであろう．

(f) テタヌス後増強 (PTP)

CA1 シナプスで 100 Hz 程度のテタヌスを与えると LTP が誘導されることは広く知られているが，テタヌス後には複数のシナプス可塑性が異なる時間経過で誘導されていることもわかっている．その1つとして，シナプス前終末で誘導される PTP が知られている．実験的には，NMDA 受容体依存性のシナプス後細胞における LTP や短期増強（後述）などのシナプス可塑性を阻害すると

直接的に観察することができる．D-APV のような NMDA 受容体阻害剤存在下でテタヌスを与えると，数分程度持続するシナプス伝達の増強が観察される．CA1 シナプスでは，通常の条件では 1.5 倍以下の増強を示す．

PTP がシナプス前終末で誘導・発現していることを示す報告として，PTP 発現時に PPF が変化するかどうかを海馬歯状回において検討した論文がある (McNaughton, 1982)．この研究では，高頻度刺激後にシナプス伝達増強が起こるのに伴って，PPF が小さくなることを見いだしており，PTP が神経伝達物質放出確率の短期的な増大により維持されていることが示されている．PTP はシナプス前終末に大量の Ca^{2+} が流入することがきっかけになって誘導されると考えられているが，Ca^{2+} 上昇は長くても数秒程度しか持続しないので，PTP がどのような機構で数分間持続するかについては，いまだにほとんど解明されていない．ある報告では，PKC が関与することが示されているが (Brager et al., 2003)，その詳細については今後さらに検討する必要がある．

(g) 短期増強 (STP)

CA1 シナプスにおいては，LTP を引き起こさない程度の弱いテタヌスにより，NMDA 受容体依存性の短期的なシナプス伝達の増強，すなわち STP が誘導できることが知られている．たとえば，条件によっては，100 Hz であっても 50 ms 程度の短いテタヌスであれば LTP は誘導されず，約 10 から 20 分間程度持続する STP が誘導される．あるいは，20 Hz 程度で 1 s 刺激した場合にも，STP のみが誘導されることがある．つまり，コンディショニングの刺激頻度や時間に応じて，LTP は誘導されないが，STP が誘導される場合があるということである．これには，PTP に類似の増強も混在しているため，STP を正確に定量するためには，実験後に D-APV のような NMDA 受容体のアンタゴニストを加えて STP をブロックし，残ったシナプス前性の増強成分を差し引く必要がある．一方，シナプス刺激ではなく，シナプス後細胞に繰り返し脱分極パルスを与えると，やはり一過性のシナプス伝達増強が誘導されるが，これも STP の一種と考えられる (Kullmann et al., 1992)．これは，脱分極パルスにより活性化されるシナプス後細胞の L 型 Ca^{2+} チャネルを介して流入する Ca^{2+} により誘導されると考えられている．ただし，モルモットでは STP になることが知られているが，他の動物種では LTP になることも報告されている．

STP がどのような機構により誘導・発現するかについては，いまだに不明の

点が多い．シナプス刺激による STP の誘導が NMDA 受容体依存的であることから，LTP と同様の機構で発現するのか，あるいは，LTP とはまったく異なった細胞内機構により発現するのかについては，今のところ定説はない．シナプス刺激により誘導される STP および脱分極パルスにより誘導される STP はいずれも LTP と相互作用しないことが報告されているが (Pananceau et al, 1998; Kullmann et al., 1992)，脱分極パルスによる STP と NMDA 投与による STP は異なる機構によって誘導されるということも報告されている (Chen et al., 1998). STP の誘導・発現機構については，今後さらなる検討が必要である．

7.2.4 今後の課題

海馬における短期的および長期的可塑性の分子・細胞機構について述べてきたが，これらの最も基礎的な過程についてはかなり明らかになってきた (Lynch, 2004)．しかし，これらのシナプス可塑性が，個体レベルでの高次脳機能においてどのような役割を果たしているかについてはほとんど解明されていないといっても過言ではない．つまり，動物個体が記憶している，まさにそのときに脳内でどのような分子・細胞レベルでの変化が起きているかについては，ほとんど明らかになっていない．確かに，最近の遺伝子改変マウスを用いた機能解析によれば，LTP が障害されているマウスでは，ある種の記憶・学習能力の障害がみられるという報告が多数あるが (Silva et al., 1992a; Sakimura et al., 1995)，これはあくまでも LTP と記憶・学習能力に何らかの相関関係がありそうであるということを示しているだけであり，これらが単なる並行した無関係の現象である可能性は否定できない．実際，LTP が増大するにもかかわらず，記憶・学習能力に障害がみられる遺伝子改変マウスの報告も存在する (Migaud et al., 1998; Niisato et al., 2005)．今後は，LTP などのシナプス可塑性が高次脳機能において真に重要な役割を果たしていることを直接的に証明できるような（あるいは否定できるような）研究を強力に遂行する必要があるであろう．

7.3 小脳におけるシナプス可塑性

シナプス可塑性 (synaptic plasticity) とは，神経活動依存的にシナプス伝達

効率が変化する性質であり，学習・記憶を支える生物学的メカニズムと考えられている．小脳 (cerebellum) はシナプス可塑性を研究する者にとって魅力的なモデルである．小脳回路は小脳皮質 (cerebellar cortex) と小脳深部核群 (deep cerebellar nuclei) から構成される（図 7.11(a)）．小脳皮質は数種類のニューロンから成る基本回路が金太郎飴状に繰り返された構造をとる（図 7.11(b), (c)）．また小脳皮質―深部核間の投射パターンも比較的単純である（図 7.11(c)）．そのため特定のシナプスに焦点を絞って機能を解析できる．また小脳は運動学習に関わる脳部位であることから，行動学的にシナプス可塑性の生理的意義を追究しやすい．小脳の中でもシナプスによって多様な可塑性がみられる．本項ではそれらのうち代表的なものを紹介するとともに，その分子メカニズムや行動レベルの意義を概説する．

7.3.1 小脳におけるシナプス可塑性の機能学的研究

John Eccles をはじめとする多くの研究者によって明らかにされた小脳機能回路に基づき，1970 年前後に David Marr と James Albus がそれぞれ独立に小脳皮質の長期可塑性を前提とした (plasticity assumption) ネットワーク理論を発表し，さらに伊藤正男が同様の可塑性を前提として小脳片葉による前庭動眼反射（7.3.9 項 (c) 参照）の調整を説明するモデルを提唱した．1980 年代に入ると伊藤正男らが上記前提に対応するシナプス可塑性を発見した．当時はウサギなどの比較的大形の哺乳動物から *in vivo* で単一ニューロン活動や電場電位を記録する実験が主流であった．しかし桜井正樹が小脳皮質をスライスした標本 (cerebellar slice) においてシナプス可塑性を再現することに成功し，1990 年代に Arthur Konnerth らが小脳スライスにパッチ・クランプ法 (patch-clamp technique) を適用する技術を確立すると，*in situ* における研究がさかんになった．小脳スライスにおいては顕微鏡下で特定のシナプス前ニューロン (presynaptic neuron) の線維に電気パルス刺激を与えて活動電位を発生させ，そのシナプス前終末 (presynaptic terminal) から伝達物質を放出させることができる．またシナプス後ニューロン (postsynaptic neuron) に記録電極を当てて伝達物質に対する反応を測定することができる．反応は電流固定下（膜電位が自由に変化できる測定条件）では興奮性あるいは抑制性シナプス後電位 (excitatory/inhibitory postsynaptic potential: EPSP/IPSP) として，電位固定下（シナプス後ニュー

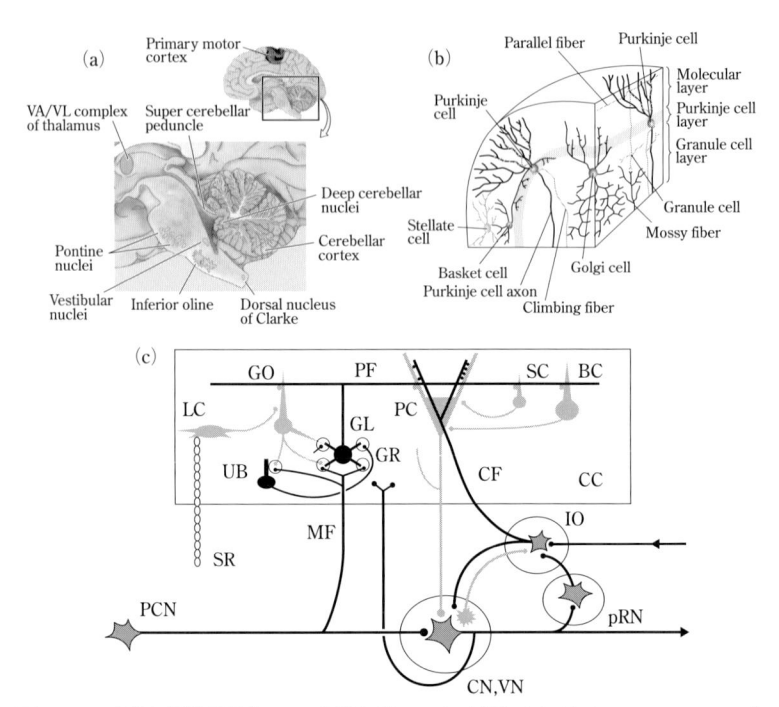

図 7.11 小脳と関連脳部位 (a),小脳皮質の 3 次元構造 (b) (ともに Purves, 2004),小脳回路 (c) (Ito, 2006)

実線：グルタミン作動性ニューロン,アミ線：GABA 作動性ニューロン.PCN：小脳前ニューロン,MF：苔状線維,CC：小脳皮質,GR：顆粒細胞,GL：糸球体,PF：平行線維,GO：ゴルジ細胞,IO：下オリーブ核,CF：登上線維,SC：星状細胞,BC：籠細胞,PC：プルキンエ細胞,CV：小脳深部核,VN：前庭神経核,pRN：(小細胞) 赤核.なお本文では触れないが,SR：セロトニン作動性線維,LC：ルガロ細胞,UB：unipolar brush cell なども描かれている.

ロンの膜電位を一定レベルに固定する測定条件）では興奮性あるいは抑制性シナプス後電流 (excitatory/inhibitory postsynaptic current: EPSC/IPSC) として記録される．一方，単離培養系 (dissociated culture) において形態的に同定された小脳ニューロンにパッチ・クランプ法を適用し，シナプス可塑性を検討することも行われるようになった．スライスや培養系では試薬の投与や，遺伝子改変マウスからの標本作製が容易である．これら実験技術を駆使しながら小脳におけるシナプス可塑性の分子メカニズムの機能解析が進められている．

一方，小脳や関連脳部位の機能を破壊や薬理的方法によって阻害して，運動/運動学習への影響を行動学的に調べる in vivo 研究も精力的に行われてきた．近

年はシナプス可塑性の鍵となる分子を遺伝学的に操作した動物を用いて，小脳スライスなどで得た知見の意義を行動学的に検討することもさかんである．

7.3.2 小脳のシナプス

小脳は苔状線維 (mossy fiber: MF) と登上線維 (climbing fiber: CF) の興奮性入力を受ける（図 7.11(c)；Ito, 2006）．MF は脊髄や脳幹に起始するニューロンの軸索で，全身からの感覚情報 (sensory information) や上位中枢からの運動指令 (motor command) を担っている．MF は小脳皮質の顆粒細胞 (granule cell: GC) に興奮性（グルタミン酸作動性）シナプス (excitatory/glutamatergic synapse) を形成する．GC は T 字型に分岐した軸索（平行線維：parallel fiber: PF）を分子層 (molecular layer) 中で側方に広げる．プルキンエ細胞 (Purkinje cell: PC) は分子層中にほぼ矢状面に沿って巨大な樹状突起を広げる．1 つ 1 つの PC は十数万本もの PF から興奮性シナプス入力を受ける．PC は小脳皮質唯一の出力ニューロンである．PC は感覚情報と運動指令を統合し，その結果を抑制性（GABA 作動性）シナプス (inhibitory/GABAergic synapse) を介して小脳深部核ニューロン (DCNN) や前庭神経核ニューロン (vestibular nuclear neuron) に伝える．

PF は介在ニューロン (interneuron: IN) にも興奮性シナプスを形成している．IN にはゴルジ細胞 (Golgi cell)，星状細胞 (stellate cell: SC)，籠細胞 (basket cell: BC) がある．MF のシナプス前終末はゴルジ細胞から抑制性シナプス入力を受ける．PF→ゴルジ細胞→MF のフィードバック抑制 (feedback inhibition) は GC の興奮性を減弱させ，その結果，PF からの伝達物質放出を減弱させる．SC や BC は PC に抑制性シナプスを形成する．PF が興奮すると PC に EPSP が発生するが，同じ PF は SC や BC を介して PC にやや遅れて IPSP を発生させる．PF→SC/BC→PC のフィードフォワード抑制 (feedforward inhibition) は EPSP の持続時間を短くする．このように IN は PF のシナプス入力が PC の情報処理に影響しうるタイム・ウインドウを短縮し，小脳皮質が逐次的な情報処理を行うことを可能にしている．

個々の PC にはただ 1 本の CF に由来する多数の興奮性シナプスが形成されている．CF は下オリーブ核ニューロン (inferior olive neuron) の軸索である．CF は企図された運動と実行された運動の誤差に関する情報 (error signal) を

担っており，その強力なシナプス入力はシナプス可塑性を誘導するトリガーとなる．

DCNN は MF と CF からの興奮性シナプス入力と PC からの抑制性シナプス入力を統合し，その結果を直接赤核 (red nucleus) へ出力するとともに，視床 (thalamus) を介して一次運動野 (primary motor cortex)/運動前野 (premotor cortex) に送る．小脳はこれら脳部位による下行性運動系 (descending motor system) の制御に影響を及ぼし，運動の協調 (motor coordination) や運動の正確さ (motor accuracy) に寄与すると考えられる．

PC の上流にあるシナプスの可塑性は感覚情報と運動指令の PC への伝わり方を変える．また PC および DCNN に入力するシナプスの可塑性は感覚情報と運動指令の統合のされ方を変える．小脳におけるシナプス可塑性はこのようにして一層の運動の協調を図るとともに，運動をより正確なものにすると考えられる．

7.3.3 PF-PC シナプスの可塑性

PF-PC シナプスにおいては短期/長期，増強/抑圧などさまざまな様式の可塑性が記述されている．以下それらを概説するが，とりわけ分析の進んでいる PF-PC シナプスの長期抑圧（long-term depression: LTD）については分子メカニズムを詳しく説明する．

(a) PF-PC シナプスの PPF(paired-pulse facilitation)

PF にごく短い間隔 (10–500 ms) で 2 発の電気パルス刺激 (paired pulses) を与えたとき，2 発目の刺激によって誘発された PF-PC EPSC が 1 発目の刺激による PF-PC EPSC に比して大きくなる（図 7.12(a)；Atluri & Regehr, 1996）．一般に，このようなプロトコールによってホモシナプス性（homosynaptic, あるシナプスの活動がそれ自身に作用すること）に誘導されるごく短期（数十 ms–数 s）の増強を PPF と呼ぶ．

シナプス前終末では活動電位が発生すると VGCC (voltage-gated Ca^{2+} channel: 電位依存性 Ca^{2+} チャネル) を通じて Ca^{2+} が流入する (4.1.2 項 (b), (c), (d) 参照)．PF-PC シナプスの場合，1 発目の刺激で流入した Ca^{2+} によって何らかのシグナル分子（たとえば，calmodulin や synaptotagmin III）が活性化され，これが 2 発目の刺激による伝達物質放出の促進につながると考えられて

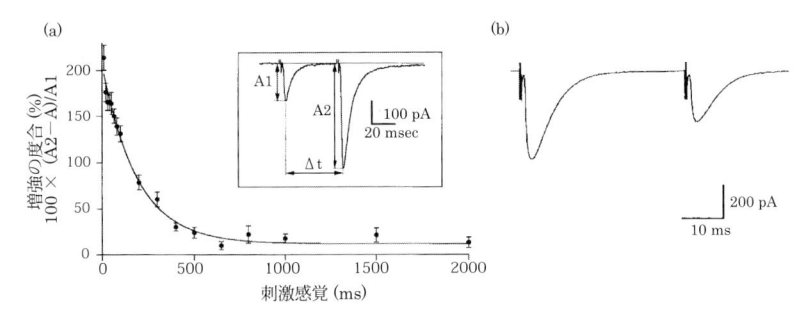

図 7.12 PPF (paired-pulse facilitation) と PPD (paired-pulse depression)
(a) PF-PC EPSC の PPF. グラフは刺激間隔を変えたとき, 2 発の PF 刺激によって誘発された EPSC (枠中の波形) の振幅の比がどのように変化するかを示している (Atluri & Regehr, 1996). (b) CF-PC EPSC の PPD (Hashimoto & Kano, 1998).

いる.

PPF はシナプス前放出メカニズムの変調をモニターするための生理学的指標として利用されている.

(b) PF-PC シナプスの短期増強 (short-term potentiation: STP)

PF に周期的なバースト刺激 (たとえば 50 Hz, 5 発を 90 回繰り返す) を与えると, ホモシナプス性に PF-PC EPSP が約 15 min にわたり増強される (Goto et al., 2006). この STP はシナプス前メカニズムの変調に起因すると考えられる. in vivo で感覚刺激を与えたとき, GC は 50–100 Hz で発火する. したがって, この STP は生理的条件下で誘導されうると考えられる.

(c) PF-PC シナプスの短期抑圧 (short-term depression: STD)——内因性カンナビノイド (endocannabinoid) を介する逆行性抑圧

小脳や海馬のいくつかのニューロンでは, 1 s–数 s の強い脱分極刺激を与えると, シナプス前ニューロンからの興奮性/抑制性伝達物質の放出が 10–20 s にわたって抑制される (depolarization-induced suppression of excitation/inhibitionk: DSE/DSI)(Chevaleyre et al., 2006; Hashimotodani et al., 2007). 小脳では PF-PC シナプスや CF-PC シナプスにおいて DSE が観察される (Kreitzer & Regehr, 2001; Maejima et al., 2005). 脱分極したシナプス後ニューロンでは VGCC を通じて Ca^{2+} イオンが流入し, 内因性カンナビノイドが産生される (図 7.13(a)). 内因性カンナビノイドとは体内で産生される大麻主成分類似物質である. 内因性カンナビノイドは細胞膜を透過して拡散し, 逆行性にシナプ

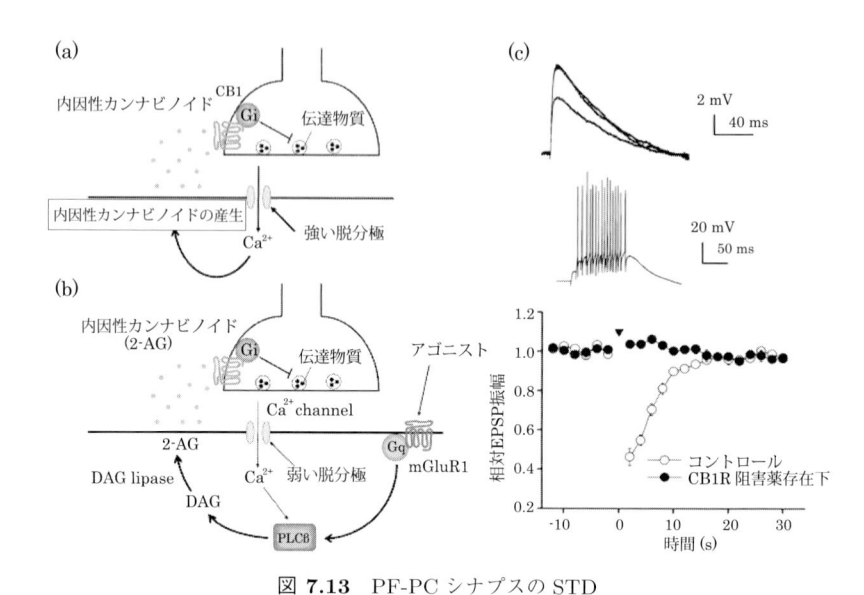

図 7.13 PF-PC シナプスの STD

(a) DSE とそのメカニズム．(b) (c) PF を高頻度刺激すると ((c) のグラフの 0 s の時点)，DSE と共通するメカニズム (b) によって PF-PC EPSP の STD が誘導される（グラフの白丸）．(c) の波形は PF-PC EPSP（刺激誘導刺激の直前，2 s 後，30 s 後の EPSP の重ね描き）と誘導刺激中の活動電位．CB1R 阻害薬を投与しておくと STD が誘導されなくなる（グラフの黒丸）．((a), (b) は Ohno et al., 2005; (c) は Maejima et al., 2005)

ス前終末の CB1 カンナビノイド受容体（CB1 cannabinoid receptor: CB1R）と結合する．CB1R は $G_{i/o}$ タンパクを活性化する．$G_{i/o}$ タンパク・シグナル系は VGCC を通じた Ca^{2+} 流入を減少させることによってシナプス前放出を抑制する．

電流固定下で PF を高頻度刺激すると（約 100 Hz，10 発），ホモシナプス性に 10–20 s にわたり PF-PC EPSP が抑圧される（図 7.13(c)；Maejima et al., 2005）．誘導中には PC の樹状突起でシナプス入力部位に限局して Ca^{2+} スパイクを伴う強い脱分極が生じている（Rancz & Hausser, 2006）．PF が放出したグルタミン酸は PC の 1 型代謝型グルタミン酸受容体（type-1 metabotropic glutamate receptor: mGluR1；G タンパク共役型受容体の一種）に結合する（図 7.13(b)）．mGluR1 によって活性化された $G_{q/11}$ タンパクは VGCC を通じて流入した Ca^{2+} と協力して PLC (phospholipase C) $\beta 4$ を活性化する (Maejima et al., 2005)．これが 2-AG (2-arachidonoylglycerol) を含む内因性カンナビノ

イドの産生・放出につながり，DSE と共通のメカニズムを介して PF からのグルタミン酸放出を抑制すると考えられる．

この内因性カンナビノイド依存的 STD は，PF のフィードバック抑制機構としてはたらいて PF-PC EPSP が PC を過度に興奮させるのを防止したり，持続時間が短いことからリアルタイムの情報処理に関与したりすることが考えられる．

(d) PF-PC シナプスの長期増強（long-term potentiation: LTP）

PF-PC シナプスを刺激することによりホモシナプス性に PF-PC EPSC の LTP が誘導される．刺激頻度によってメカニズムの異なる 2 種類の LTP が誘導される．

PF を低頻度で長時間刺激すると (1 Hz, 300 s)，PF-PC EPSC が 50 min 以上にわたり増強される（図 7.14(a); Lev-Ram et al., 2002）．この LTP はシナプス後ニューロンの変調によるものと考えられている（図 7.14(b)）．PC の $[Ca^{2+}]_i$（細胞内 Ca^{2+} 濃度）上昇を抑えると増強の度合いが増す．cAMP, cGMP, PKC (protein kinase C) に依存しないが，PF で活動依存的に産生される NO（一酸化窒素）を必要とする．NO が PC に作用すると小胞輸送関連タンパク質 (N-ethylmaleimide-sensitive factor: NSF) 依存的に AMPA タイプ・イオン・チャネル型グルタミン酸受容体 (AMPA-type ionotropic glutamate receptor: AMPAR) のシナプス後膜への移行が促進され（7.3.3 項 (e) の (2) 参照），シナプス後ニューロンのグルタミン酸感受性が亢進すると考えられる (Kakegawa & Yuzaki, 2005).

一方，PF をやや高い頻度で刺激すると（4–10 Hz, 100–120 発），シナプス前メカニズムの変調に起因する PF-PC EPSC の LTP（50 min 以上）が誘導される (Lev-Ram et al., 2002; Qiu & Knopfel, 2007; Salin et al., 1996；図 7.14(a))．この LTP は cAMP 増加を必要とする（図 7.14(c)）．cAMP によって活性化された PKA (protein kinase A) が RIM1α（シナプス小胞の制御に関わるタンパク）をリン酸化することによりシナプス前放出を促進している可能性がある (Castillo et al., 2002)．cAMP の増加の一因として，誘導時に VGCC を通じて PF に流入した Ca^{2+} によって I 型 Ca^{2+}/カルモデュリン感受性アデニリル・シクラーゼ (Ca^{2+}/calmodulin-sensitive adenylate cyclase I, cAMP 産生酵素）が活性化されることが考えられる (Salin et al., 1996)．NO

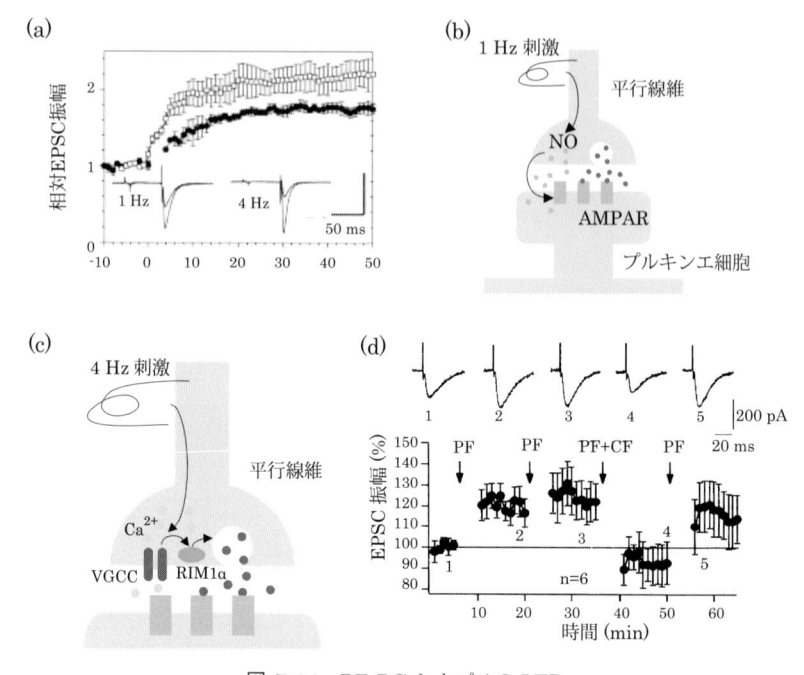

図 7.14 PF-PC シナプスの LTP

(a) PF を 1 Hz（黒丸）および 4 Hz（白四角）で刺激（0 min の時点）したときに誘導される PF-PC EPSC の LTP. 波形は LTP 誘導前後の EPSC の重ね描き (Lev-Ram et al., 2002). (b), (c) 1 Hz 刺激 (b) および 4 Hz 刺激 (c) による LTP の誘導メカニズム. (d) 1 Hz の PF 刺激によって誘導される LTP と，PF と CF の同期刺激によって誘導される小脳 LTD（図 7.15 参照）は互いの効果を逆転する．波形はグラフに番号で示された時点における PF-PC EPSC (Coesmans et al., 2004).

依存性に関しては矛盾した報告がある．PF 以外の細胞要素に発現した NMDA タイプ・イオンチャネル型グルタミン酸受容体 (*N*-methyl-*D*-aspartate-type ionotropic glutamate receptor: NMDAR) の活性化が必要とする報告もある (Qiu & Knopfel, 2007).

いずれの LTP も GC の自発活動（感覚刺激がない状態で 10–50 Hz，ある状態で 50–100 Hz）によって十分誘導されうる．低頻度刺激で誘導される PF-PC シナプスの LTP と LTD（7.3.3 項 (e)）は互いの効果を逆転することから (Coesmans et al., 2004; Lev-Ram et al., 2003；図 7.14(d))，それぞれ運動学習とその消去に寄与する可能性がある．

(e) PF-PC シナプスの LTD

(1) 小脳 LTD とは

1 つの PC に入力する CF とある一群の PF を同期して繰り返し刺激すると (1–4 Hz, 100–600 発), その後数 hr 以上にわたって PF-PC EPSP/EPSC が抑圧される (Ito, 2002; 図 7.15(a), (b)). この異種のシナプス入力を連合 (association) する LTD は伊藤正男らによって発見され, 小脳長期抑圧 (cerebellar long-term depression) と命名された. 小脳 LTD は入力特異的 (input-specific) で, 誘導時に興奮しなかった PF の PF-PC シナプスの伝達効率には影響を与えない. したがって小脳 LTD は特定の PF 入力の重み付けを変更し, PC における感覚情報や運動指令の統合の仕方を修正すると考えられる. また運動誤差情報を担う CF 入力がきっかけとなって誘導されることから, 小脳 LTD は運動学習の生理的機序として重要視されている.

(2) 小脳 LTD の分子メカニズム

小脳 LTD の分子メカニズムに関しては膨大な数の論文が発表されている. 以下, それらのエッセンスを紹介する (紙幅の都合により引用情報を割愛; オリジナル論文については Ito (2002) および田端・狩野 (2007) を参照). PF は PC の樹状突起棘にシナプスを形成する (図 7.16). 樹状突起棘には PF-PC EPSP の大部分を仲介する AMPAR とともに mGluR1 が発現している. mGluR1-KO マウス (mGluR1-knockout mouse, 遺伝子改変により全身で mGluR1 が発現しないようにしたマウス) から作製したスライス標本では小脳 LTD が起こらない. 一方, mGluR1-rescue マウス (遺伝子改変により PC 特異的に mGluR1 が発現するようにしたマウス) のスライス標本では小脳 LTD が起こる. これらの事実は PC の mGluR1 が小脳 LTD で中心的な役割を果していることを示している.

プルキンエ細胞の樹状突起棘には mGluR1 とともに B 型 GABA 受容体 (GABA$_B$R; G$_{i/o}$ タンパク質共役型受容体の一種) が発現している. これら受容体は複合体を形成していると考えられ, リガンド (脳髄液中に蓄積した GABA および Ca^{2+} や近傍の抑制性シナプスから漏出した GABA) を受容した GABA$_B$R は G$_{i/o}$ タンパク質依存的および非依存的に mGluR1 のグルタミン酸応答性を増強する (Hirono et al., 2001; Tabata et al., 2004). この増強作用は小脳 LTD の誘導を促進することが示唆されている (Tabata et al., 2004;

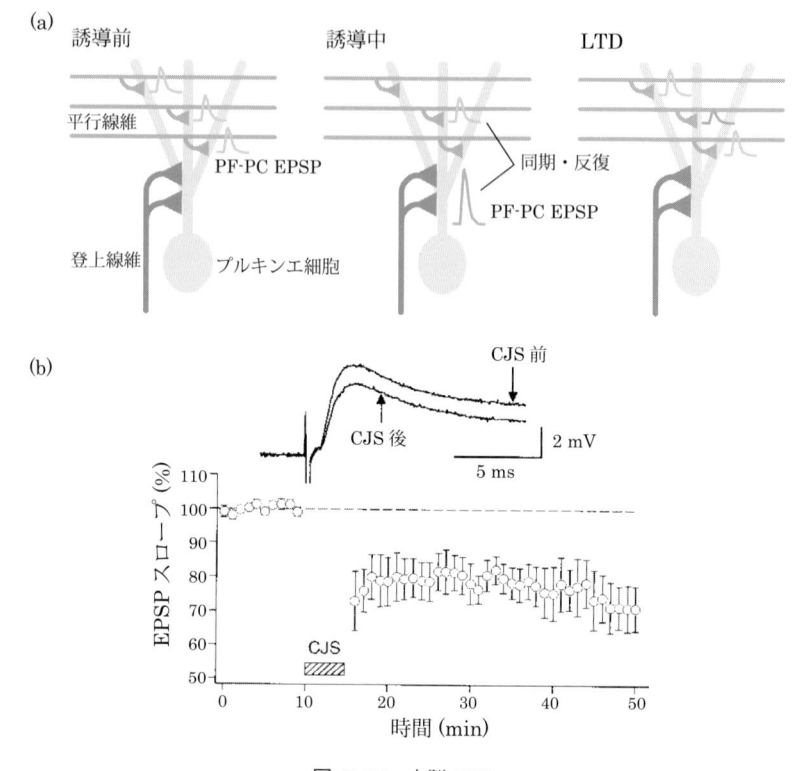

図 7.15 小脳 LTD

(a) PC は多数の PF からシナプス入力を受ける（誘導前）．CF からのシナプス入力とある一群の PF からのシナプス入力が同期して繰り返し発生すると（誘導中），当該 PF の EPSP のみが選択的かつ持続的に減弱する（田端・狩野，2007）．
(b) PF と CF の組み合わせ刺激 (conjunctive stimuli: CJS) によって誘導された小脳 LTD．この図では PC から PF-PC EPSP を記録し，その立ち上がりのスロープを EPSP の大きさの指標として用いている (Ichise et al., 2000)．

Kamikubo et al., 2007).

PF から放出されたグルタミン酸を受容した mGluR1 は $G_{q/11}$ タンパクを活性化する．$G_{q/11}$ タンパクは PLC を活性化する．PLC は細胞膜を構成するリン脂質を分解して DAG (diacylglycerol) と IP_3 (inositol 1,4,5-trisphosphate: イノシトール三リン酸) を産生する．IP_3 は細胞内 Ca^{2+} ストア（小胞体）の表面に存在する IP_3 受容体 (IP_3 receptor: IP_3R，リガンド感受性 Ca^{2+} チャネル) を開口させ，ストアの Ca^{2+} を細胞質へ拡散させる (5.1.4 項 (c) 参照)．

CF から放出されたグルタミン酸は PC の AMPAR を活性化する．CF は PC

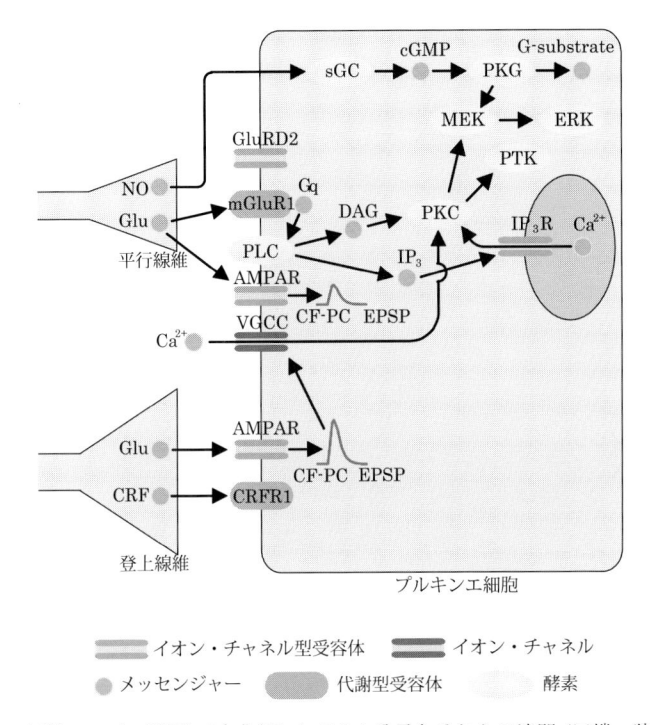

図 7.16　小脳 LTD に必要な "古典的" シグナル分子とそれらの連関 (田端・狩野, 2007)

に多数のシナプスを形成している．そのため PC に活動電位を伴う強い脱分極が発生し，VGCC が開口する．VGCC を通じて細胞外から流入した Ca^{2+} は，細胞内ストアからの Ca^{2+} や DAG と協力して，PKC を活性化する．PC の細胞質に存在する非受容器型チロシン・キナーゼ (non-receptor protein tyrosine kinase) は PKC シグナルの一部を仲介するか，補助していると考えられる．

PF は活動依存的に NO を産生・放出する．NO は PC の細胞膜を透過して，細胞質にある sGC (soluble guanylyl cyclase: 可溶性グアニリル・シクラーゼ) を活性化し，cGMP を産生させる．cGMP は PKG (protein kinase G) を活性化する．LTD の誘導には増殖因子活性化キナーゼ・キナーゼ（mitogen-activated protein kinase kinase: MEK1/2）および MEK によってリン酸化される細胞外シグナル依存性キナーゼ（extracellular signal-regulated kinase: ERK1/2）が必要であるが，このカスケードは PKG や PKC によって活性化される可能性がある．

この他，小脳 LTD の誘導に必要であるが役割のよくわかっていない分子として次のようなものがある．下オリーブ核ニューロンは副腎皮質刺激ホルモン放出因子 (corticotropin-releasing factor) を産生しており，PC の CRF1 受容体 (CRF1 receptor) に結合すると考えられる．小脳では PC 特異的に発現する αCaMKII (α-calcium/calmodulin-dependent protein kinase II) が LTD 誘導時の $[Ca^{2+}]_i$ 上昇に伴って活性化する．2-AG を含む内因性カンナビノイドは CB1R に結合するが（7.3.3 項 (c) 参照），このシグナリングは NO 産生を促進しているかもしれない．Cbln1 は補体因子 C1q や腫瘍壊死因子 (tumor necrosis factor) のファミリーに属する小脳特異的糖タンパク質である．Cbln1 は GC で産生され，細胞外へ分泌される．

以上の複雑なシグナリングは最終的に PF-PC シナプス後膜における AMPAR 発現量の減少につながり，小脳 LTD を引き起こすと考えられている．AMPAR は GluR サブユニットの 4 量体である．GluR には 4 つのサブタイプがある．PC の AMPAR の大部分は GluR2 と GluR3 から構成されている．GluR2 の C 末端には PDZ (PSD-95/discs large/zona occludens-1) リガンドがあり，C 末端がリン酸化されていないときは，PDZ ドメインをもつ GRIP (glutamate receptor-interacting protein) と結合する（図 7.17(a)）．GRIP はシナプス後膜の PSD (postynaptic density: 足場タンパク質のネットワーク) につなぎ止めることによって，GluR2 を含む AMPAR の発現を安定化させると考えられる．

PC に発現する PP-2A(protein phophatase 2A) は GluR2 の C 末端を脱リン酸化し，AMPAR のシナプス後膜発現を促進する．一方，PKC や MEK はリン酸化を通じて AMPAR のエンドサイトーシス (endocytosis) を促進する．これら酵素は恒常的に弱い活性をもち，これら酵素による恒常的なリン酸化/脱リン酸化のバランスが AMPAR の発現量を規定していると考えられる（図 7.17(a), (b)）．

LTD 誘導刺激により強く活性化された PKC は GluR2 の PDZ リガンド (Ser880) をリン酸化し，GRIP から解離させる（図 7.17(b)）．小脳 LTD 誘導刺激は NO-PKG カスケードも活性化する．このカスケードは G-substrate を介して PP-2A を阻害し，GluR2 のリン酸化を促進する可能性がある（図 7.17(b)）．リン酸化された GluR2 は PDZ ドメインをもつ PICK1 (protein interacting

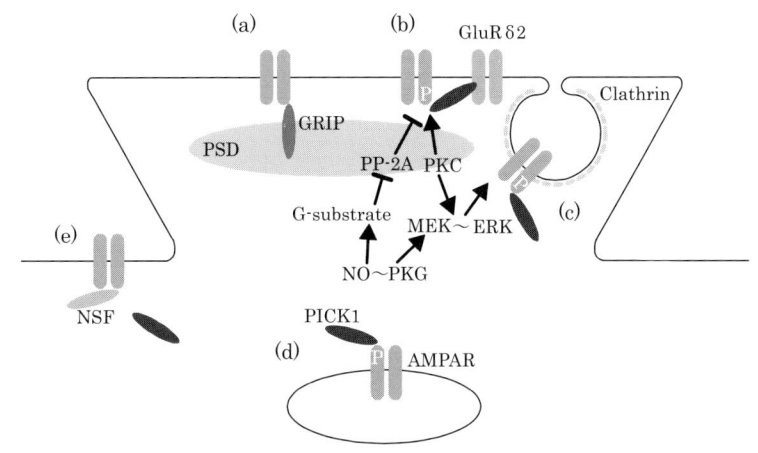

図 7.17 PF-PC シナプス後膜における仮説的な AMPAR の発現調整機構
(田端・狩野, 2007)

GluR2 を含む AMPAR の動態だけを描いている．GluR2 が GRIP と結合することにより，AMPAR が PSD につなぎ止められ，シナプス後膜における発現が安定化されている (a)．LTD 誘導に伴う細胞内シグナリングによって GluR2 が GRIP から解離し，PICK1 と結合することにより (b)，AMPAR のエンドサイトーシスが促進される (c)．一方，細胞内 (d) から膜表面 (e) に移行した AMPAR がさらにシナプス後膜 (a) へ移行し，また小脳 LTD 誘導時に細胞内回収されるための"優先権"を得るには，GluR2 と NSF との相互作用が必要である．

with C-kinase 1) と結合する（図 7.17(b)）（GluR2 に結合した PICK1 がリン酸化を促進する可能性もある）．PF-PC シナプス後膜には GluRδ2 が発現している．GluRδ2 はイオン・チャネル型グルタミン酸受容体ファミリーに属するが，そのリガンド感受性やイオン・チャネル機能は小脳 LTD に寄与しないと考えられている (Hirai et al., 2005; Kakegawa et al., 2007)．GluRδ2 はその細胞膜直近部位で PICK1 と結合し，複合体を形成する．GluRδ2 は PICK1 を介して AMPAR の発現を制御することで小脳 LTD に寄与している可能性がある（図 7.17(b)）．GluRδ2 自体がリン酸化されることも報告されている．AMPAR は clathrin 依存的エンドサイトーシスによって細胞内に回収される（図 7.17(c)）．NO-PKG カスケードは MEK1/2-ERK1/2 カスケードを介してエンドサイトーシスを促進する可能性もある．

PC は GluR2 以外にも PDZ リガンドをもつ GluR3 や GluR4c を発現している．ところがこれらサブユニットのみを発現した標本においては小脳 LTD が起こらない．小脳 LTD には PDZ リガンドの他に GluR2 に特有の NSF 結合部位も必要と考えられる．NSF は GluR2 から PICK1 を解離させる作用をも

つことが示唆されている．細胞内（図 7.17(d)）からシナプス周囲の細胞膜（図 7.17(e)）に移行した AMPAR はさらにシナプス後膜（図 7.17(a)）へ移行する．NSF はこの移行を促進する可能性がある．また NSF は AMPAR が小脳 LTD 誘導時に細胞内回収されるための"優先権"を付与している可能性がある．

7.3.4　CF-PC シナプスの可塑性

(a)　CF-PC シナプスの paired-pulse depression (PPD)

CF に 50 ms–3 s の間隔で 2 発の刺激を与えたとき，2 発目の刺激によって誘発された CF-PC EPSC は 1 発目の刺激によって誘発された CF-PC EPSC に比して小さくなる（図 7.12(b)；Hashimoto & Kano, 1998）．このようなホモシナプス性のごく短期の抑圧を PPD と呼ぶ．この PPD の主原因は PF からの伝達物質放出の減少である．PPD はシナプス前放出メカニズムの変調をモニターする生理学的指標として利用されている．

(b)　CF-PC シナプスの DSE

PC を強く脱分極することにより内因性カンナビノイド依存的な CF-PC EPSC の STD を誘導できる（7.3.3 項 (c) 参照）．

(c)　CF-PC シナプスの LTD

電流固定下（PC に活動電位が発生する状態）で CF を 5 Hz で 30 s にわたり刺激するとホモシナプス性に CF-PC EPSC が 40 min 以上にわたり抑圧される (Hansel & Linden, 2000)．この LTD には PC の $[Ca^{2+}]_i$ の上昇，mGluR1 および PKC の活性化が必要とされている．シナプス後膜のグルタミン酸感受性の変化が主原因と考えられる．CF-PC シナプスの LTD は小脳 LTD の誘導されやすさ (inducibility) を変える可能性がある．

7.3.5　IN-PC シナプスの可塑性

(a)　IN-PC シナプスの STP

CF を 2 Hz で 5 s にわたり刺激すると，ヘテロシナプス性 (heterosynaptic；あるシナプスの活動が異種のシナプスに作用すること) に 13 min にわたり IN-PC IPSC が増強される (Duguid & Smart, 2004)．CF シナプス入力により脱分極した PC では VGCC を通じて Ca^{2+} が流入する．この Ca^{2+} が PC からグルタミン酸を放出させ，逆行性に IN の NMDAR を活性化している可能性があ

る．NMDAR を通じて流入した Ca^{2+} は Ca^{2+}-induced Ca^{2+} release（Ca^{2+} が細胞内ストアからの Ca^{2+} 放出を促進する現象）により細胞質 Ca^{2+} 濃度を上昇させ（5.1.4 項 (c) 参照），シナプス前放出を促進すると考えられている．

(b) IN-PC シナプスの STD

ある PC に入力する CF を高頻度刺激すると（50 Hz, 10–40 発），同一の PC において BC-PC シナプス IPSC が 5–10 s にわたり抑圧される (Satake et al., 2000)．このヘテロシナプス性 STD は BC のシナプス前終末放出機構の変調に起因し，このメカニズムの上流には BC の AMPAR があると考えられている．高頻度刺激時には CF-PC シナプスからグルタミン酸が漏れ出し，これが近傍にある BC シナプス前終末の AMPAR を活性化すると考えられている (Satake et al., 2006)．

(c) IN-PC シナプスの LTP

CF を低頻度刺激すると（0.5 Hz, 5 発），ヘテロシナプス性に IN-PC IPSC が 1 hr 以上にわたり増強される（図 7.18(a)；Kano et al., 1992）．この LTP は RP (rebound potentiation) と呼ばれている．RP の直接的原因は PC の GABA 感受性の増大である．RP は CF 入力による PC の $[Ca^{2+}]_i$ 上昇を必要とする（図 7.18(b))．$[Ca^{2+}]_i$ 上昇が CaMKII を活性化し (Kano et al., 1996)，さらに CaMKII によるリン酸化が $GABA_A$ 受容体（$GABA_A$ receptor, イオンチャネル型受容体）の機能を亢進させている可能性がある (Kawaguchi & Hirano, 2002)．PKA 依存性も示唆されている．RP は CF-PC EPSP による PC の過度な興奮を防止するとともに，運動学習に関与することが考えられる．

なお CF 刺激中に IN を刺激して PC の $GABA_B$R を活性化すると，おそらく PKA の活性低下が起こり，RP が誘導されなくなる (Kawaguchi & Hirano, 2000；図 7.18(b))．

7.3.6 PF-IN シナプスの可塑性

(a) PF-IN シナプスの STD

PF-SC および PF-BC シナプスでは内因性カンナビノイド依存的な DSI（7.3.3 項 (c) 参照）が起こる．PF を高頻度刺激すると（50 Hz, 10 発），ホモシナプス性に PF-SC EPSC が 20 s にわたり抑圧される (Beierlein & Regehr, 2006)．この STD は 2-AG と CB1R による逆行性シグナリングを必要とする．2-AG

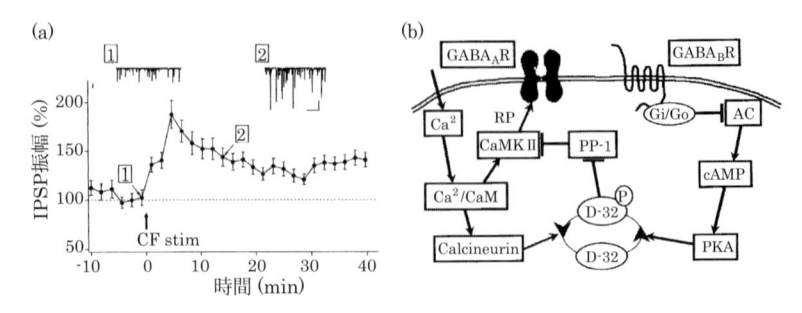

図 7.18 RP(rebound potentiation)

(a) CF の低頻度刺激 (CF stim) によりヘテロシナプス性に誘導される IN-PC IPSC の LTP. グラフの各点は自発性 IPSC（波形）の振幅の平均（2 min ごと）(Kano et al., 1992). (b) RP のメカニズム. 誘導刺激によって脱分極した PC には VGCC を通じて Ca^{2+} が流入し，これが $GABA_AR$ の機能亢進につながる．CF とともに IN を刺激すると，$GABA_BR$ が活性化され，RP が誘導されなくなる．CaM：calmodulin, PP-1：protein phosphatase-1, AC：adenylyl cyclase, D-32：DARPP-32 (Kawaguchi & Hirano, 2002).

の産生には SC の mGluR1 だけでなく NMDAR の活性化も必要である．

PF が高頻度で興奮している状態では PF-SC STD が誘導され，GC→SC→PC のフィードフォワード抑制（7.3.2 項参照）が一時的に緩和され，その結果，PF が担う感覚情報・運動指令が PC における情報統合に寄与できるタイム・ウインドウが延長されると考えられる．また PC におけるさまざまなシナプス可塑性が誘導されやすくなると考えられる．

(b) PF-SC シナプスの LTP/LTD

PF を低頻度刺激すると（2 Hz, 60 s），ホモシナプス性に PF-SC EPSC が 30 min 以上にわたり増強または抑圧される（それぞれ同じくらいの確率で観察される）(Rancillac & Crepel, 2004)．LTP には NO と group III mGluR の活性化が必要である．LTD には SC の group II mGluR の活性化が必要である．

PF への低頻度刺激（2 Hz, 60 s）と SC への脱分極刺激（0 mV）を組み合わせると，ほとんどのケースで PF-SC EPSC が 30 min 以上にわたり増強される (Rancillac & Crepel, 2004)．この LTP は cAMP に依存しないが，SC での $[Ca^{2+}]_i$ 上昇，NMDAR の活性化，NO を必要とする．CF は Scheibel 側枝を SC に投射する．したがって，PF と CF が同期して興奮すると小脳 LTD だけでなく PS-SC シナプスの LTP も誘導すると考えられ，この LTP は小脳 LTD とともに運動学習に寄与する可能性がある．

PFをやや高頻度で刺激すると (8 Hz, 15 s),半数のケースでホモシナプス性に PF-SC EPSC が 30 min 以上にわたり増強される(LTD は誘導されない)(Rancillac & Crepel, 2004). この LTP は cAMP 依存的である.

PFをさらに高頻度で刺激すると (30 Hz, 25 発を 0.33 Hz で 4 回繰り返す),PF-SC EPSC が 30 min 以上にわたり抑圧される (Soler-Llavina & Sabatini, 2006). SC は PC とは異なり, Ca^{2+} 透過性 AMPAR(4.1.3 項 (b) の (1) 参照)を発現している.この LTD は Ca^{2+} 透過性 AMPAR を通じた Ca^{2+} 流入および mGluR1 と CB1R のシグナリングを必要とするが,細胞内ストアからの Ca^{2+} 放出は必要としない.

なお PF を高頻度刺激したとき (50 Hz, 300 発),PF-SC シナプス後膜に発現する AMPAR の Ca^{2+} 透過性が 60 min 以上にわたり低下することが示されている (Liu & Cull-Candy, 2000). これはシナプス後膜において Ca^{2+} 透過性 AMPAR の細胞内回収が進むとともに Ca^{2+} 非透過性 AMPAR の発現が促進されるためと考えられている.

7.3.7　MF-DCNN シナプスの可塑性

(a)　MF-DCNN シナプスの LTP

遅延瞬目反射条件付け (7.3.9 項 (b) 参照) の刺激呈示中の神経活動を模した刺激をスライス標本に与えると(MF を高頻度で持続的に刺激するとともに,DCNN を短時間過分極させる;過分極は PC-DCNN IPSP に相当)(図 7.19(a), (b)),MF-DCNN EPSC が 20 min 以上にわたり増強される(図 7.19(c);Pugh & Raman, 2006). DCNN は過分極刺激が急になくなると過分極活性型陽イオン電流 (hyperpolarization-activated cation current: I_h) のはたらきで強く脱分極する (rebound depolarization: RD;図 7.19(b)). この LTP には,RD によって活性化された VGCC や MF が放出したグルタミン酸により活性化された NMDAR を通じて DCNN に Ca^{2+} が流入することが必要と考えられている.これらの知見は異種シナプスの連合によって誘導される可塑性が PC のみならず DCNN にも備わっていることを示唆している.

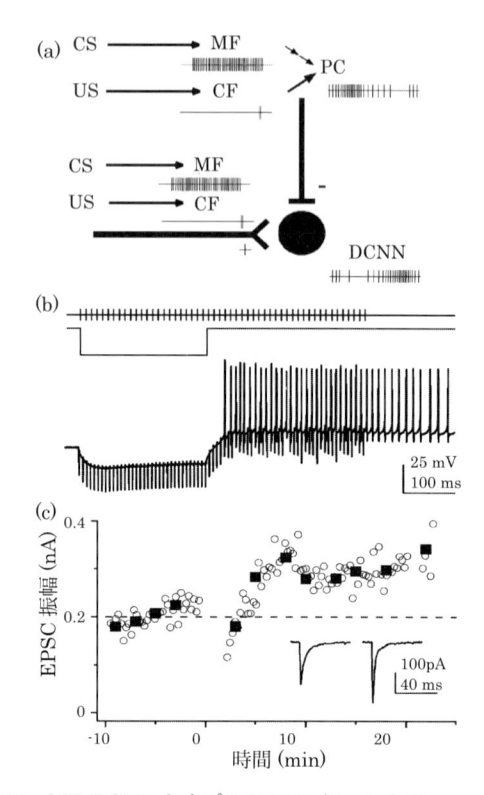

図 7.19 MF-DCNN シナプスの LTP (Pugh & Raman, 2006)
(a) 遅延瞬目条件付けの刺激（図 7.21 参照）呈示中に各線維/ニューロンが示す発火パターン．(b) スライス標本において，(a) の状況を再現するような刺激を与えたときの DCNN の電位応答．細胞外電極を通じて MF を高頻度で持続的に刺激し，パッチ・クランプ電極を通じて DCNN を短時間過分極させている（過分極刺激は PC-DCNN IPSP を模倣したもの）．過分極刺激終了後 RD が発生する．(c) 上記の刺激によって誘導された MF-DCNN EPSC の LTP．波形は誘導刺激前後の EPSC.

7.3.8 PC-DCNN シナプスの可塑性

(a) PC-DCNN シナプスの LTP

電流固定下で CF をバースト刺激すると（100 Hz，10 発を 2 Hz で 10 回繰り返す），ホモシナプス性に PC-DCNN IPSP が 20 min 以上にわたって増強される (Aizenman et al., 1998)．DCNN は 1 組の刺激ごとに持続的に過分極し，その直後 RD（前項参照）を発生する．RD によって 5 発以上の活動電位が発生すると VGCC を通じて十分な濃度の Ca^{2+} が流入し，LTP を引き起こ

すと考えられる．薬理的操作などにより発生する活動電位を減らすと，LTD が誘導されるようになる．

7.3.9 小脳シナプス可塑性の行動レベルの意義

小脳が損傷されると運動の協調や正確さ，運動学習などが損なわれる．行動学的研究ではこれらの症状に対する小脳の責任部位や小脳の関与の仕方が調べられてきた．さらに近年，運動以外の脳機能と小脳の関連性も注目されている．ここでは行動学的研究のうち，とくにシナプス可塑性の意義を追究したものに絞って概説する．

(a) 運動協調 (motor coordination)

一定速で歩行している正常なマウスは，左右の上肢/下肢をほぼ180度の位相差で動かす．mGluR1-KO マウス（7.3.3 項 (e) の (2) 参照）ではこのリズムが崩れる（図 7.20(a)）．mGluR1-rescue マウス（7.3.3 項 (e) の (2) 参照）では正常なリズムが回復する (Ichise et al., 2000)．

トレーニングを受けていないマウスを棒に乗せ回転させると，マウスは数 s

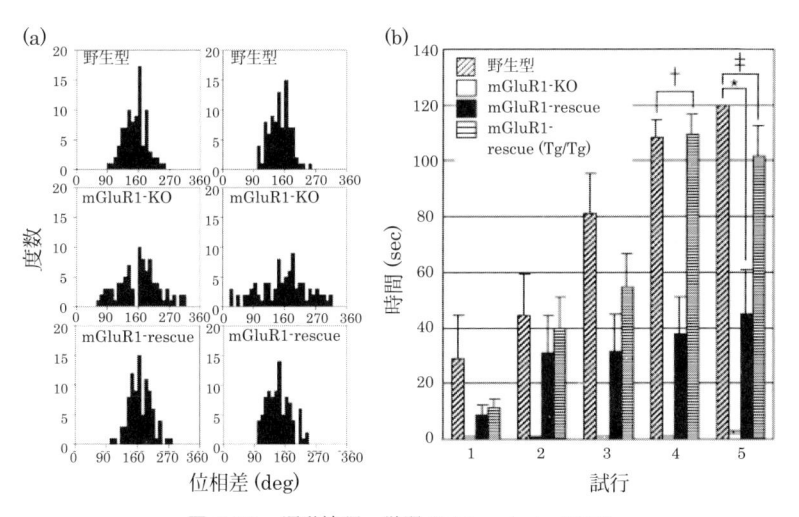

図 7.20 運動協調・学習 (Ichise et al., 2000)

(a) マウスを一定速度で歩行させたときの，上肢/下肢の左右の動きの位相差の度数分布．(b) Rota-rod 検査．グラフは各マウスが一定速度で回転する棒の上に乗っていられた時間を比較している．mGluR1-resuce Tg/Tg は mGluR1 を導入するためのトランスジーンをホモでもち，mGluR1 の発現量がとくに多い mGluR1-resuce マウス．

で落下する(rota-rod タスク).正常マウスは数日間トレーニングすると四肢をうまく動かして数 min にわたり棒に乗っていられるようになる(図 7.20(b)).mGluR1-KO マウスではトレーニングを積んでも成績が向上しないが,mGluR1-rescue マウスでは成績がある程度向上する(Ichise et al., 2000).これらの知見は小脳 LTD が運動協調やその学習に重要であることを示している.一方,GFAP (glial fibrillary acidic protein)-KO マウスや CB1R-KO マウスなど LTD が誘導されないにもかかわらず rota-rod タスクについては正常な成績を示す例もあるので,LTD と運動協調の関係の解明にはさらなる研究が必要である(Kishimoto & Kano, 2006; Shibuki et al., 1996).

(b) 遅延瞬目反射条件付け(delayed eye-blink conditioning)

眼瞼への電気ショックなどの無条件刺激(unconditioned stimulus: US)を呈示すると動物は無条件反応(unconditioned response: UR)として瞬目反応を示す(瞬目反射:eye-blink reflex)(図 7.21(a)).純音などの条件刺激(conditioned stimulus: CS)にやや遅れて開始される US を組み合わせて繰り返し呈示すると(遅延瞬目反射条件付け),CS と US を連合する学習が進み,やがて CS 単独呈示に対して条件反応(conditioned response: CR)としての瞬目反応がみられるようになる(図 7.21(b)).この学習は小脳依存的である.US と CS の情報はそれぞれ CF と PF によって PC に運ばれる(図 7.21(a)).遺伝子改変により小脳 LTD が誘導されないようにしたマウス(mGluR1-KO マウス,GFAP-KO マウス,小脳 PC 特異的に PKC 阻害ペプチドを強制発現させたマウスなど)では学習成績が低い(Aiba et al., 1994; De Zeeuw & Yeo, 2005; Shibuki et al., 1996;図 7.21(b)).したがって,小脳 LTD がこの学習に重要と考えられる.また CB1R をノックアウトしたマウスにおいて遅延瞬目反射条件付けが著しく障害されていることから,内因性カンナビノイド依存的な小脳シナプスの可塑性が学習に重要と考えられる(Kishimoto et al., 2002).

薬理学的・形態学的研究により,学習された記憶の保持には小脳深部核が関与することが示唆されている(De Zeeuw & Yeo, 2005).DCNN に対して遅延瞬目反射条件付けの期間中に受け取るシナプス入力を模した刺激を与えると,MF-DCNN EPSC の LTP が誘導される(7.3.8 項参照).また入力興奮性線維を高頻度刺激すると DCNN の興奮性が長期的に亢進することが報告されている(Aizenman & Linden, 2000).

(a)

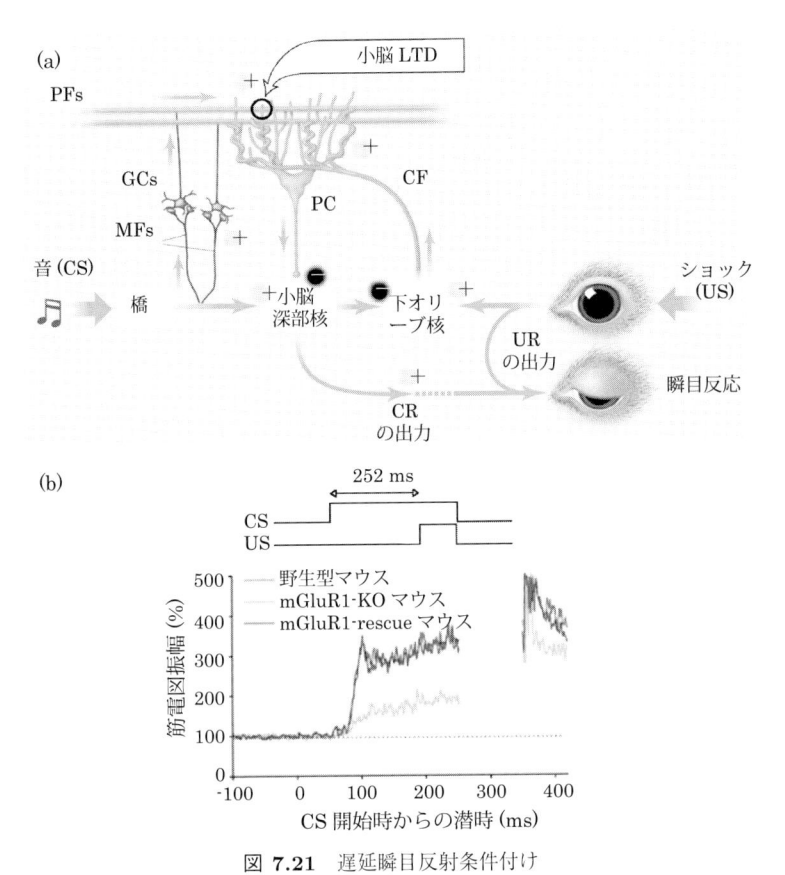

PFs

GCs

MFs

音 (CS)

小脳 LTD

PC

CF

＋小脳深部核

ドオリーブ核

UR の出力

ショック (US)

瞬目反応

CR の出力

(b)

252 ms

CS
US

500
400
300
200
100
0

筋電図振幅 (%)

― 野生型マウス
― mGluR1-KO マウス
― mGluR1-rescue マウス

-100 0 100 200 300 400
CS 開始時からの潜時 (ms)

図 **7.21** 遅延瞬目反射条件付け
(a) 遅延瞬目反射条件付けに関与する神経回路．＋，−：興奮性および抑制性シナプス伝達 (Kitazawa, 2002; Linden, 2003)．(b) 模式図に示したタイミングで CS と US を呈示するトレーニングを毎日繰り返し，7 日目に CS 単独呈示によって誘発された CR（瞬目反応）を検査したもの．ここでは CR を眼瞼の筋電図として評価している (Kishimoto et al., 2002)．

(c) VOR (vestibulo-ocular reflex: 前庭動眼反射) と OKR (optokinetic reflex: 視機性眼球反射) の順応 (adaptation)

VOR は頭部の動きによって見ている画像がぶれないよう，眼球を補償的に動かす反射である．動物に頭部の動きから予測されるより大きな/小さな眼球運動が必要となる画像を呈示すると (visual-vestibular mismatch task: 視覚—前庭不整合タスク)，最初は画像の動きに対する眼球運動の度合い（VOR ゲイン）が過度に小さい/大きいが，トレーニングを積むにつれて徐々に追随性が高

まる．

　頭部の運動に関する感覚情報は PF を介して小脳片葉 (cerebellar flocculus) の PC に伝えられる（図 7.22(a)）．一方，画像のぶれに関する情報は CF を介して PC に伝えられる．CF にトリガーされた小脳 LTD によって感覚情報の統合の仕方が変われば PC からの出力が変わり，その結果，前庭神経核ニューロンによる眼球運動の制御の仕方が変わると考えられる．視覚—前庭不整合課題のトレーニング直後に小脳片葉の活動を薬理学的に抑制するとトレーニングの効果が失われる．PKC 阻害ペプチドの遺伝子をマウスに導入して小脳 LTD の誘導を阻止すると，短期間 (1 hr) のトレーニングでは VOR ゲインの改善がみられなくなる (De Zeeuw & Yeo, 2005)．これらの知見は小脳片葉における小脳 LTD が VOR の学習の初期段階や短期記憶に重要であることを示している．

　一方，VOR や OKR（後述）の順応が進むと，前庭神経，前庭神経核ニューロン，PC から前庭神経核ニューロンへのシナプス伝達や，前庭神経核ニューロン自体の興奮性が変化することが示唆されている (Gitts & du Lac, 2006)．これらの知見から，前庭神経核におけるさまざまな様式の可塑性が VOR や OKR の長期記憶に重要と考えられる．

　OKR は静止している動物が視野全体の画像の動きに対して眼球を補償的に動かす反射である．OKR を支える神経回路は VOR の神経回路と重なり合っている（図 7.22(a)）．視機性情報は副視索 (accessory optic tract) によって伝えられる．固定した動物に画像の動きを呈示する課題を課すと，日を追って OKR ゲイン（画像の動きに対する眼球運動の追随性）が増す (Shutoh et al., 2006；図 7.22(b))．トレーニングを数日間繰り返してから小脳片葉の活動を薬理的に抑制すると，抑制当日のトレーニングの効果は失われるが，前日までのトレーニングの効果は残る（図 7.22(c)）．1 週間にわたりトレーニングを繰り返すと前庭神経—前庭神経核ニューロン間のシナプス伝達が増強される．小脳 LTD に必要な NO を合成する神経特異的酵素 (neural NO synthase) をノックアウトしたマウスでは 1 日–1 週間トレーニングしても OKR ゲインが大きくならない．これらの事実は小脳片葉における小脳 LTD が OKR の学習の初期段階や短期記憶に重要で，前庭神経核が長期記憶に重要であることを示している．

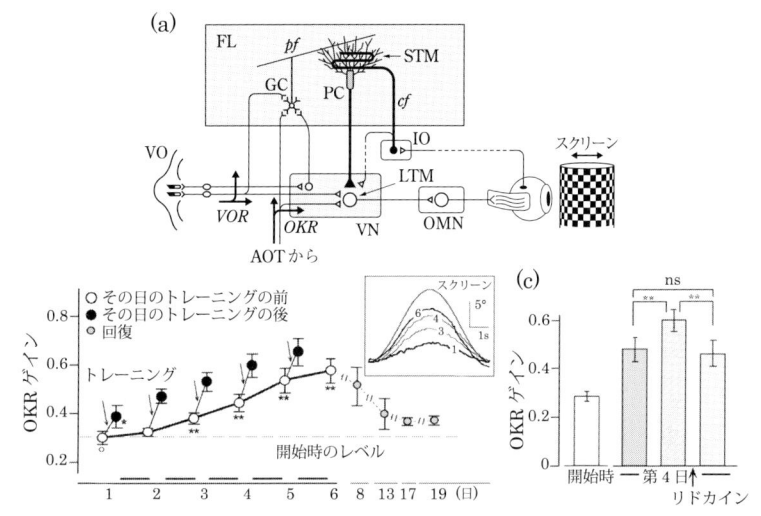

図 7.22 VOR（前庭動眼反射）と OKR（視機性眼球反射）の順応 (Shutoh et al., 2006)

(a) VOR と OKR に関与する神経回路. STM, LTM：VOR と OKR の短期/長期記憶の座となるシナプス. Fl：小脳片葉, GC：顆粒細胞, pf：平行線維, PC：プルキンエ細胞, cf：登上線維, IO：下オリーブ核, VO：前庭器官, VN：前庭神経核, AOT：副視索, OMN：動眼神経運動ニューロン, 矢印：VOR における頭部の動きに関する情報と OKR における視機性情報の流れ. (b) OKR ゲインはトレーニング（矢印）を毎日繰り返すことによって大きくなり（白丸と黒丸：それぞれの日のトレーニングの直前と直後の OKR ゲイン）, トレーニングを中止するとその効果が消失する（灰色丸）. 波形はスクリーンの動きに対する OKR による眼球運動（数字は検査日）. (c) 4 日目のトレーニングの直後に麻酔剤を小脳片葉に注入すると, その日のトレーニングの効果は消去されるが（右側 2 つの棒を比較せよ）, 前日までのトレーニングの効果は残る（左から 2 番目と 4 番目の棒を比較せよ）.

(d) 恐怖条件付け (fear-conditioning)

ラットなどの動物は床からの電気ショック (US) に対して立ちすくみ (freezing) 反応 (UR) を示す. 電気ショックと純音 (CS) を組み合わせて数回繰り返し呈示すると CS と US の連合学習が成立し, CS だけで立ちすくみ反応が誘発されるようになる. このような恐怖条件付けの記憶は数日間にわたり保持される.

従来, 恐怖条件付けでは扁桃体や海馬が重要な役割を果たしていることが知られていたが, 最近, 小脳皮質もその記憶保持に関与していることが示唆されている (Sacchetti et al., 2004). トレーニング終了後に小脳皮質の活動を薬理学的に抑制すると, CS 単独呈示によって誘発される立ちすくみ反応の合計時間が減少する. トレーニング終了 10 min 後および 24 hr 後の時点でスライス標本を作製して解析すると, PF-PC EPSC の増強がみられる. この増強は PF シ

ナプス前終末からのグルタミン酸放出の変化を伴わず，PC 膜表面に発現する AMPAR の増加に起因すると考えられる．

7.3.10 今後の課題

小脳におけるシナプス可塑性研究は PF-PC シナプスから始まったが，その後あらゆる小脳シナプスに可塑性が備わっていることが明らかになった．またシナプスによって誘導される可塑性の様式はさまざまで，メカニズムにも違いがある．いずれのシナプス可塑性についてもメカニズムの全容解明には至っておらず，行動レベルでの意義についても未解明の点が多い．今後の課題としては，分子メカニズムの解析を継続するとともに，その中で見つかった分子をニューロン特異的に遺伝子操作するなどしてシナプス可塑性の生理的意義を解明していくことが重要である．

参考文献

[1] Abraham WC and Goddard GV (1983) Asymmetric relations between homosynaptic long-term potentiation and heterosynaptic long-term depression. *Nature* **305**: 717–719.

[2] Aiba A, Kano M, Chen C, Stanton ME, Fox GD, Herrup K, Zwingman TA and Tonegawa S (1994) Deficient cerebellar long-term depression and impaired motor learning in mGluR1 mutant mice. *Cell* **79**: 377–388.

[3] Aizenman CD and Linden DJ (2000) Rapid, synaptically driven increases in the intrinsic excitability of cerebellar nuclear neurons. *Nat Neurosci* **3**: 109–111.

[4] Aizenman CD, Manis PB and Linden DJ (1998) Polarity of long-term synaptic gain change is related to postsynaptic spike firing at a cerebellar inhibitory synapse. *Neuron* **21**: 827–835.

[5] Akaneya Y and Tsumoto T (2006) Bidirectional trafficking of prostaglandin E2 receptors involved in long-term potentiation in rat visual cortex. *J Neurosci* **26**: 10209–10221.

[6] Akaneya Y, Tsumoto T, Kinoshita S and Hatanaka H (1997) Brain-derived neurotrophic factor enhances long-term potentiation in rat visual cortex. *J Neurosci* **17**: 6707–6716.

[7] Artola A and Singer W (1987) Long-term potentiation and NMDA receptors in rat visual cortex. *Nature* **330**: 649–652.

[8] Atluri PP and Regehr WG (1996) Determinants of the time course of facilitation at the granule cell to Purkinje cell synapse. *J Neurosci* **16**: 5661–5671.

[9] Bear MF (1995) Mechanism for a sliding synaptic modification threshold. *Neuron* **15**: 1–4.

[10] Beierlein M and Regehr WG (2006). Local interneurons regulate synaptic strength by retrograde release of endocannabinoids. *J Neurosci* **26**: 9935–9943.

[11] Bekkers JM and Stevens CF (1990) Presynaptic mechanism for long-term potentiation in the hippocampus. *Nature* **346**: 724–729.

[12] Bienenstock EL, Cooper LN and Munro PW (1982) Theory for the development of neuron selectivity: Orientation specificity and binocular interaction in visual cortex. *J Neurosci* **2**: 32–48.

[13] Bliss TVP and Collingridge GL (1993) A synaptic model of memory: long-term potentiaion in the hippocampus. *Nature* **361**: 31–39.

[14] Bliss TVP and Lømo T (1973) Long-lasting potentiation of synaptic transmission in the dentate area of the anaesthetized rabbit following stimulation of the perforant path. *J Physiol (Lond)* **232**: 331–356.

[15] Bongsebandhu-phubhakdi S and Manabe T (2007) The neuropeptide nociceptin is a synaptically released endogenous inhibitor of hippocampal long-term potentiation. *J Neurosci* **27**: 4850–4858.

[16] Bortolotto ZA, Fitzjohn SM and Collingridge GL (1999) Roles of metabotropic glutamate receptors in LTP and LTD in the hippocampus. *Cur Opin Neurobiol* **9**: 299–304.

[17] Brager DH, Cai X and Thompson SM (2003) Activity-dependent activation of presynaptic protein kinase C mediates post-tetanic potentiation. *Nature Neurosci* **6**: 551–552.

[18] Castillo PE, Schoch S, Schmitz F, Sudhof TC and Malenka RC (2002) RIM1alpha is required for presynaptic long-term potentiation. *Nature* **415**: 327–330.

[19] Chen H-X, Hanse E, Pananceau M and Gustafsson B (1998) Distinct expressions for synaptic potentiation induced by calcium through voltage-gated calcium and N-methyl-D-aspartate receptor channels in the hippocampal CA1 region. *Neuroscience* **86**: 415–422.

[20] Chevaleyre V, Takahashi KA and Castillo PE (2006) Endocannabinoid-mediated synaptic plasticity in the CNS. *Annu Rev Neurosci* **29**: 37–76.

[21] Chevaleyre V, Castillo PE (2003) Heterosynaptic LTD of hippocampal GABAergic synapses: a novel role of endocannainoids in regulating excitability. *Neuron* **38**: 461–472.

[22] Coesmans M, Weber JT, De Zeeuw CI and Hansel C (2004) Bidirectional parallel fiber plasticity in the cerebellum under climbing fiber control. *Neuron* **44**: 691–700.

[23] De Zeeuw CI and Yeo CH (2005) Time and tide in cerebellar memory formation. *Curr Opin Neurobiol* **15**: 667–674.

[24] Dudek SM, Bear MF (1992) Homosynaptic long-term depression in area CA1 of hippocampus and effects of N-methyl-D-aspartate receptor blockade. *Proc Natl Acad Sci USA* **89**: 4363–4367.

[25] Duguid IC and Smart TG (2004) Retrograde activation of presynaptic NMDA receptors enhances GABA release at cerebellar interneuron-Purkinje cell synapses. *Nat Neurosci* **7**: 525–533.

[26] Egger V, Feldmeyer D and Sakmann B (1999) Coincidence detection and changes of synaptic efficacy in spiny stellate neurons in rat barrel cortex. *Nat Neurosci* **2**: 1098–1105.

[27] Giese KP, Fedorov NB, Filipkowski RK and Silva AJ (1998) Autophosphorylation at Thr^{286} of the α calcium-calmodulin kinase II in LTP and learning. *Science* **279**: 870–873.

[28] Gittis AH and du Lac S (2006) Intrinsic and synaptic plasticity in the vestibular system. *Curr Opin Neurobiol* **16**: 385–390.

[29] Goto J, Inoue T, Kuruma A and Mikoshiba K (2006) Short-term potentiation at the parallel fiber-Purkinje cell synapse. *Neurosci Res* **55**: 28–33.

[30] Hansel C and Linden DJ (2000) Long-term depression of the cerebellar climbing fiber-Purkinje neuron synapse. *Neuron* **26**: 473–482.

[31] Hashimoto K and Kano M (1998) Presynaptic origin of paired-pulse depression at climbing fibre-Purkinje cell synapses in the rat cerebellum. *J Physiol* **506**: 391–405.

[32] Hashimotodani Y, Ohno-Shosaku T and Kano M (2007) Ca^{2+}-assisted receptor-driven endocannabinoid release: mechanisms that associate presynaptic and postsynaptic activities. *Cur Opin Neurobiol* **17**: 360–365.

[33] Hashimotodani Y, Ohno-Shosaku T and Kano M (2007) Endocannabinoids and synaptic function in the CNS. *Neuroscientist* **13**: 127–137.

[34] Hensch, TK (2005) Critical period plasticity in local cortical circuits. *Nature Rev Neurosci* **6**: 877–888.

[35] Hinds HL, Tonegawa S and Malinow R (1999) CA1 long-term potentiation is diminished but present in hippocampal slices from α-CaMKII mutant mice. *Learn Mem* **5**: 344–354.

[36] Hirai H, Miyazaki T, Kakegawa W, Matsuda S, Mishina M, Watanabe M and Yuzaki M (2005) Rescue of abnormal phenotypes of the delta2 glutamate receptor-null mice by mutant deta2 transgenes. *EMBO Reports* **6**: 90–95.

[37] Hirono M, Yoshioka T and Konishi S (2001) GABA(B) receptor activation enhances mGluR-mediated responses at cerebellar excitatory synapses. *Nat Neurosci* **4**: 1207–1216.

[38] Huang Y, Yasuda H, Sarihi A and Tsumoto, T (2008) Roles of endocannabinoids in heterosynaptic long-term depression of excitatory transmission in the visual cortex of young mice. submitted.

[39] Ichise T, Kano M, Hashimoto K, Yanagihara D, Nakao K, Shigemoto R, Katsuki M and Aiba A (2000) mGluR1 in cerebellar Purkinje cells essential for long-term depression, synapse elimination, and motor coordination. *Science* **288**: 1832–1835.

[40] Irvine EE, von Hertzen LSJ, Plattner F and Giese KP (2006) αCaMKII autophosphorylation: a fast track to memory. *Trends Neurosci* **29**: 459–465.

[41] Isaac JTR, Nicoll RA and Malenka RC (1995) Evidence for silent synapses: implications for the expression of LTP. *Neuron* **15**: 427–434.

[42] Ito M (2002) The molecular organization of cerebellar long-term depression. *Nat Rev Neurosci* **3**: 896–902.

[43] Ito M (2006) Cerebellar circuitry as a neuronal machine. *Prog Neurobiol* **78**: 272–303.

[44] Jiang B, Akaneya Y, Hata Y and Tsumoto T (2003) Long-term depression is not induced by low frequency stimulation in rat visual cortex in vivo: A possible preventing role of endogenous BDNF. *J Neurosci* **23**: 3761–3770.

[45] Kakegawa W, Kohda K and Yuzaki M (2007) The delta2 "ionotropic" glutamate receptor functions as a non-ionotropic receptor to control cerebellar synaptic plasticity *Journal of Physiology* **584**: 89–96.

[46] Kakegawa W and Yuzaki M (2005) A mechanism underlying AMPA receptor trafficking during cerebellar long-term potentiation. *Proc Natl Acad Sci USA* **102**: 17846–17851.

[47] Kamikubo Y, Tabata T, Kakizawa S, Kawakami D, Watanabe M, Ogura A, Iino M & Kano M (2007) Postsynaptic $GABA_B$ receptor signalling enhances LTD in mouse cerebellar Purkinje cell. *J Physiol.* **585**: 549–563.

[48] Kamiya H, Shinozaki H and Yamamoto C (1996) Activation of metabotropic glutamate receptor type 2/3 suppresses transmission at rat hippocampal mossy fibre synapses. *J Physiol* **493**: 447–455.

[49] Kano M, Rexhausen U, Dreessen J and Konnerth A (1992) Synaptic excitation produces a long-lasting rebound potentiation of inhibitory synaptic signals in cerebellar Purkinje cells. *Nature* **356**: 601–604.

[50] Kano M, Kano M-S, Fukunaga K, Konnerth A (1996) Ca^{2+}-induced rebound potentiation of γ-aminobutyric acid-mediated currents requires activation of Ca^{2+}/calmodulin-dependent kinase II. *Proc Natl Acad Sci USA* **93**: 13351–13356.

[51] Katz B and Miledi R (1968) The role of calcium in neuromuscular facilitation. *J*

Physiol **195**: 481–492.

[52] Kawaguchi S and Hirano T (2000) Suppression of inhibitory synaptic potentiation by presynaptic activity through postsynaptic GABA(B) receptors in a Purkinje neuron. *Neuron* **27**: 339–347.

[53] Kawaguchi S and Hirano T (2002) Signaling cascade regulating long-term potentiation of GABA(A) receptor responsiveness in cerebellar Purkinje neurons. *J Neurosci* **22**: 3969–3976.

[54] Kimura F, Nishigori A, Shirokawa T and Tsumoto T (1989) Long-term potentiation and N-methyl-D-asparate receptors in the visual cortex of young rats. *J. Physiol (Lond)* **414**: 125–144.

[55] Kimura F, Tsumoto T, Nishigori A and Yoshimura Y (1990) Long-term depression but not potentiation is induced in Ca^{2+}-chelated visual cortex neurons. *NeuroReport* **1**: 65–68.

[56] Kinoshita S, Yasuda H, Taniguchi N, Katoh-Semba R, Hatanaka H and Tsumoto T (1999) Brain-derived neurotrophic factor prevents low-frequency inputs from inducing long-term depression in the developing visual cortex. *J. Neurosci* **19**: 2122–2130.

[57] Kirkwood A, Dudek SM, Gold JT, Aizenman CD and Bear MF (1993) Common forms of synaptic plasticity in the hippocampus and neocortex *in vitro*. *Science* **260**: 1518–21.

[58] Kirkwood A, Rioult MG and Bear MF (1996) Experience-dependent modification of synaptic plasticity in visual cortex. *Nature* **381**: 526–528.

[59] Kishimoto Y, Fujimichi R, Araishi K, Kawahara S, Kano M, Aiba A and Kirino Y (2002) mGluR1 in cerebellar Purkinje cells is required for normal association of temporally contiguous stimuli in classical conditioning. *Eur J Neurosci* **16**: 2416–2424.

[60] Kishimoto Y and Kano M (2006) Endogenous cannabinoid signaling through the CB1 receptor is essential for cerebellum-dependent discrete motor learning. *J Neurosci* **26**: 8829–8837.

[61] Kitazawa S (2002) Neurobiology: Ready to unlearn. *Nature* **416**: 270–273 (2002).

[62] Kobayashi K, Manabe T and Takahashi T (1996) Presynaptic long-term depression at the hippocampal mossy fiber-CA3 synapse. *Science* **273**: 648–650.

[63] Kobayashi K, Manabe T and Takahashi T (1999) Calcium-dependent mechanisms involved in presynaptic long-term depression at the hippocampal mossy fibre-CA3 synapse. *Eur J Neurosci* **11**: 1633–1638.

[64] Kohara K, Kitamura A, Morishima M and Tsumoto T (2001) Activity-dependent transfer of brain-derived neurotrophic factor to postsynaptic neurons. *Science* **291**: 2419–2423.

[65] Komatsu Y (1994) Plasticity of excitatory synaptic transmission in kitten visual

cortex depends on voltage-dependent Ca^{2+} channels but not on NMDA receptors. *Neurosci Res* **20**: 209–212.

[66] Komatsu Y and Iwakiri M (1993) Long-term modification of inhibitory synaptic transmission in developing visual cortex. *NeuroReport* **4**: 907–910.

[67] Komatsu Y, Toyama K, Maeda J and Sakaguchi H (1981) Long-term potentiation investigated in a slice preparation of striate cortex of young kittens. *Neurosci Lett* **26**: 269–274.

[68] Kreitzer AC and Regehr WG (2001) Cerebellar depolarization-induced suppression of inhibition is mediated by endogenous cannabinoids. *J Neurosci* **21**: RC174.

[69] Kullmann DM, Perkel DJ, Manabe T and Nicoll RA (1992) Ca^{2+} entry via post-synaptic voltage-sensitive Ca^{2+} channels can transiently potentiate excitatory synaptic transmission in the hippocampus. *Neuron* **9**: 1175–1183.

[70] Levine GR and Barde Y-A (1996) Physiology of the Neurotrophins. *Annu. Rev. Neurosci* **19**: 289–317.

[71] Lev-Ram V, Mehta SB, Kleinfeld D and Tsien RY (2003) Reversing cerebellar long-term depression. *Proc Natl Acad Sci USA* **100**: 15989–15993.

[72] Lev-Ram V, Wong ST, Storm DR and Tsien RY (2002) A new form of cerebellar long-term potentiation is postsynaptic and depends on nitric oxide but not cAMP. *Proc Natl Acad Sci USA* **99**: 8389–8393.

[73] Levy WB and Steward O (1983) Temporal contiguity requirements for long-term associative potentiation/depression in the hippocampus. *Neuroscience* **8**: 791–797.

[74] Liao D, Hessler NA and Malinow R (1995) Activation of postsynaptically silent synapses during pairing-induced LTP in CA1 region of hippocampal slice. *Nature* **375**: 400–404.

[75] Linden DJ (2003) From molecules to memory in the cerebellum. *Science* **301**: 1682–1685.

[76] Liu SQ and Cull-Candy SG (2000) Synaptic activity at calcium-permeable AMPA receptors induces a switch in receptor subtype. *Nature* **405**: 454–458.

[77] Lledo P-M, Hjelmstad GO, Mukherji S, Soderling TR, Malenka RC and Nicoll RA (1995) Calcium/calmodulin-dependent kinase II and long-term potentiation enhance synaptic transmission by the same mechanism. *Proc Natl Acad Sci USA* **92**: 11175–11179.

[78] Lledo P-M, Zhang X, Südhof TC, Malenka RC and Nicoll RA (1998) Postsynaptic membrane fusion and long-term potentiation. *Science* **279**: 399–403.

[79] Lynch MA (2004) Long-term potentiation and memory. *Physiol Rev* **84**: 87–136.

[80] Maejima T, Oka S, Hashimotodani Y, Ohno-Shosaku T, Aiba A, Wu D, Waku K, Sugiura T and Kano M (2005) Synaptically driven endocannabinoid release re-

quires Ca2+-assisted metabotropic glutamate receptor subtype 1 to phospholipase Cbeta4 signaling cascade in the cerebellum. *J Neurosci* **25**: 6826–6835.

[81] Malenka RC, Kauer JA, Perkel DJ, Mauk MD, Kelly PT, Nicoll RA and Waxham MN (1989) An essential role for postsynaptic calmodulin and protein kinase activity in long-term potentiation. *Nature* **340**: 554–557.

[82] Malinow R, Schulman H and Tsien RW (1989) Inhibition of postsynaptic PKC or CaMKII blocks induction but not expression of LTP. *Science* **245**: 862–866.

[83] Malinow R and Tsien RW (1990) Presynaptic enhancement shown by whole-cell recordings of long-term potentiation in hippocampal slices. *Nature* **346**: 177–180.

[84] Manabe T and Nicoll RA (1994) Long-term potentiation: evidence against an increase in transmitter release probability in the CA1 region of the hippocampus. *Science* **265**: 1888–1892.

[85] Manabe T, Noda Y, Mamiya T, Katagiri H, Houtani T, Nishi M, Noda T, Takahashi T, Sugimoto T, Nabeshima T and Takeshima H (1998) Facilitation of long-term potentiation and memory in mice lacking nociceptin receptors. *Nature* **394**: 577–581.

[86] Manabe T, Renner P and Nicoll RA (1992) Postsynaptic contribution to long-term potentiation revealed by the analysis of miniature synaptic currents. *Nature* **355**: 50–55.

[87] Manabe T, Wyllie DJA, Perkel DJ and Nicoll RA (1993) Modulation of synaptic transmission and long-term potentiation: effects on paired pulse facilitation and EPSC variance in the CA1 region of the hippocampus. *J Neurophysiol* **70**: 1451–1459.

[88] Matsuzaki M, Honkura N, Ellis-Davies GCR and Kasai H (2004) Structural basis of long-term potentiation in single dendritic spines. *Nature* **429**: 766.

[89] McNaughton BL (1982) Long-term synaptic enhancement and short-term potentiation in rat fascia dentata act through different mechanisms. *J Physiol* **324**: 249–262.

[90] Migaud M, Charlesworth P, Dempster M, Webster LC, Watabe AM, Makhinson M, He Y, Ramsay MF, Morris RGM, Morrison JH, O'Dell TJ and Grant SGN (1998) Enhanced long-term potentiation and impaired learning in mice with mutant postsynaptic density-95 protein. *Nature* **396**: 433–439.

[91] Milner M, Squire LR and Kandel ER (1998) Cognitive neuroscience and the study of memory. *Neuron* **20**: 445–468.

[92] Morris RGM, Garrud P, Rawlins JNP and O'Keefe J (1982) Place navigation impaired in rats with hippocampal lesions. *Nature* **297**: 681–683.

[93] Mulkey RM, Endo S, Shenolikar S and Malenka RC (1994) Involvement of a calcineurin/inhibitor-1 phosphatase cascade in hippocampal long-term depression. *Nature* **369**: 486–488.

[94] Niisato K, Fujikawa A, Komai S, Shintani T, Watanabe E, Sakaguchi G, Katsuura G, Manabe T and Noda M (2005) Age-dependent enhancement of hippocampal long-term potentiation and impairment of spatial learning through the Rho-associated kinase pathway in protein tyrosine phosphatase receptor type Z-deficient mice. *J Neurosci* **25**: 1081–1088.

[95] Ohno-Shosaku T, Hashimotodani Y, Maejima T and Kano M (2005) Calcium signaling and synaptic modulation: regulation of endocannabinoid-mediated synaptic modulation by calcium. *Cell Calcium* **38**: 369–374.

[96] Ohno-Shosaku T, Maejima T and Kano, M (2001) Endogenous cannabinoids mediate retrograde signals from depolarized postsynaptic neurons to presynaptic terminals. *Neuron* **29**: 729–738.

[97] Oliet SHR, Malenka RC and Nicoll RA (1996) Bidirectional control of quantal size by synaptic activity in the hippocampus. *Science* **271**: 1294–1297.

[98] Ozawa S, Kamiya H and Tsuzuki K (1998) Glutamate receptors in the mammalian central nervous system. *Prog. Neurobiol* **54**: 581–618.

[99] Pananceau M, Chen H-X and Gustafsson G (1998) Short-term facilitation evoked during brief afferent tetani is not altered by long-term potentiation in the guinea-pig hippocampal CA1 region. *J Physiol* **508**: 503–5148.

[100] Pugh JR and Raman IM (2006) Potentiation of mossy fiber EPSCs in the cerebellar nuclei by NMDA receptor activation followed by postinhibitory rebound current. *Neuron* **51**: 113–123.

[101] Purves D (2004) *Neuroscience 3rd*. Sinauer Associate.

[102] Qiu DL and Knopfel T (2007) An NMDA receptor/nitric oxide cascade in presynaptic parallel fiber-Purkinje neuron long-term potentiation. *J Neurosci* **27**: 3408–3415.

[103] Rancillac A and Crepel F (2004) Synapses between parallel fibres and stellate cells express long-term changes in synaptic efficacy in rat cerebellum. *J Physiol* **554**: 707–720.

[104] Rancz EA and Hausser M (2006) Dendritic calcium spikes are tunable triggers of cannabinoid release and short-term synaptic plasticity in cerebellar Purkinje neurons. *J Neurosci* **26**: 5428–5437.

[105] Sacchetti B, Scelfo B, Tempia F and Strata P (2004) Long-term synaptic changes induced in the cerebellar cortex by fear conditioning. *Neuron* **42**: 973–982.

[106] Sakimura K, Kutsuwada T, Ito I, Manabe T, Takayama C, Kushiya E, Yagi T, Aizawa S, Inoue Y, Sugiyama H and Mishina M (1995) Reduced hippocampal LTP and spatial learning in mice lacking NMDA receptor $\varepsilon 1$ subunit. *Nature* **373**: 151–155.

[107] Salin PA, Malenka RC and Nicoll RA (1996) Cyclic AMP mediates a presynaptic form of LTP at cerebellar parallel fiber synapses. *Neuron* **16**: 797–803.

[108] Sarihi A, Jiang B, Komaki A-R, Sohya K, Yanagawa Y and Tsumoto T (2008) Metabotropic glutamate receptor type 5-dependent LTP of excitatory synapses on fast-spiking GABAergic neurons in mouse visual cortex. *J Neurosci* **28**: 1224–1235.

[109] Satake S, Saitow F, Yamada J and Konishi S (2000) Synaptic activation of AMPA receptors inhibits GABA release from cerebellar interneurons. *Nat Neurosci* **3**: 551–558.

[110] Satake S, Song SY, Cao Q, Satoh H, Rusakov DA, Yanagawa Y, Ling EA, Imoto K and Konishi S (2006) Characterization of AMPA receptors targeted by the climbing fiber transmitter mediating presynaptic inhibition of GABAergic transmission at cerebellar interneuron-Purkinje cell synapses. *J Neurosci* **26**: 2278–2289.

[111] Shi S-H, Hayashi Y, Petralia RS, Zaman SH, Wenthold RJ, Svoboda K and Malinow R (1999) Rapid spine delivery and redistribution of AMPA receptors after synaptic NMDA receptor activation. *Science* **284**: 1811–1816.

[112] Shibuki K, Gomi H, Chen L, Bao S, Kim JJ, Wakatsuki H, Fujisaki T, Fujimoto K, Katoh A, Ikeda T, Chen C, Thompson RF and Itohara S (1996) Deficient cerebellar long-term depression, impaired eyeblink conditioning, and normal motor coordination in GFAP mutant mice. *Neuron* **16**: 587–599.

[113] Shutoh F, Ohki M, Kitazawa H, Itohara S and Nagao S (2006) Memory trace of motor learning shifts transsynaptically from cerebellar cortex to nuclei for consolidation. *Neuroscience* **139**: 767–777.

[114] Silva AJ, Paylor R, Wehner JM and Tonegawa S (1992a) Impaired spatial learning in α-calcium-calmodulin kinase II mutant mice. *Science* **257**: 206–211.

[115] Silva AJ, Stevens CF, Tonegawa S and Wang Y (1992b) Deficient hippocampal long-term potentiation in α-calcium-calmodulin kinase II mutant mice. *Science* **257**: 201–206.

[116] Sjöström PJ, Turrigiano GG and Nelson SB (2003) Neocortical LTD via coincident activation of presynaptic NMDA and cannabinoid receptors. *Neuron* **39**: 641–653.

[117] Sjöström PJ, Turrigiano GG and Nelson SB Rate (2001) Rate, timing, and cooerativity jointly determine cortical synaptic plasticity. *Neuron* **32**: 1149–1164.

[118] Soler-Llavina GJ and Sabatini BL (2006) Synapse-specific plasticity and compartmentalized signaling in cerebellar stellate cells. *Nat Neurosci* **9**: 798–806.

[119] Tabata T, Araishi K, Hashimoto K, Hashimotodani Y, Van der Putten H, Bettler B and Kano M (2004) Ca^{2+} activity at $GABA_B$ receptor constitutively promotes metabotropic glutamate signaling in the absence of GABA. *Proc Natl Acad Sci USA* **101**: 16952–16957.

[120] 田端俊英・狩野方伸 (2007) 小脳のシナプス可塑性——小脳長期抑圧とそのシグナル機構. *Brain Medical* **16**: 27–33.

[121] Tamura H, Hata Y and Tsumoto T (1992) Activity-dependent potentiation and

depression of visual cortical responses to optic nerve stimulation in kittens. *J. Neurophysiol* **68**: 1603–1612.

[122] Trettel J and Levine ES (2003) Endocannabinoids mediate rapid retrograde signaling at interneuron → pyramidal neuron synapses of the neocortex. *J Neurophysiol* **89**: 2334–2338.

[123] Tsumoto T (1992) Long-term potentiation and long-term depression in the neocortex. *Prog. Neurobiol* **39**: 209–228.

[124] Tsumoto T (1993) Long-term depression in cerebral cortex: A possible substrate of "forgetting" that should not be forgotten. *Neurosci Res* **16**: 263–270.

[125] Tsumoto T and Suda K (1979) Cross-depression: an electrophysiological manifestation of binocular competition in the developing visual cortex. *Brain Res* **168**: 190–194.

[126] Tzounopoulos T, Janz R, Südhof TC, Nicoll RA and Malenka RC (1998) A role for cAMP in long-term depression at hippocampal mossy fiber synapses. *Neuron* **21**: 837–845.

[127] Weisskopf MG, Castillo PE, Zalutsky RA and Nicoll RA (1994) Mediation of hippocampal mossy fiber long-term potentiation by cyclic AMP. *Science* **265**: 1878–1882.

[128] Wiesel TN (1982) Postnatal development of the visual cortex and the influence of environment. *Nature* **299**: 583–591.

[129] Wilson RI and Nicoll RA (2001) Endogenous cannabinoids mediate retrograde signaling at hippocampal synapses. *Nature* **410**: 588–592.

[130] Yamada K, Inagaki T, Funahashi R, Yoshimura Y and Komatsu Y (2006) High-frequency stimulation together with adrenoceptor activation facilitates the maintenance of long-term potentiation at visual cortical inhibitory synapses. *Cerebral Cortex* **16**: 1239–1248.

[131] Yokoi M, Kobayashi K, Manabe T, Takahashi T, Sakaguchi I, Katsuura G, Shigemoto R, Ohishi H, Nomura S, Nakamura K, Nakao K, Katsuki M and Nakanishi S (1996) Impairment of hippocampal mossy fiber LTD in mice lacking mGluR2. *Science* **273**: 645–647.

[132] Zalutsky RA and Nicoll RA (1990) Comparison of two forms of long-term potentiation in single hippocampal neurons. *Science* **248**: 1619–1624.

[133] Zhang LI, Huizhong WT, Holt CE, Harris WA and Poo M-m (1998) A critical window for cooperation and competition among developing retinotectal synapses. *Nature* **395**: 37–44.

第8章

分子レベル，細胞レベルの脳科学の展望

8.1 脳を構成する細胞構造と機能についての再考

　我々の脳は多様な細胞から構成されている．とくにその主な構成成分である，ニューロンとグリア細胞の構造と機能は古くから注目されてきた．歴史的にみると，主にニューロンが脳内での重要なはたらきを担うという考えのもとに研究が進められたが，最近の脳科学の進歩はグリアの重要性も明らかにした．
　まず，簡単にニューロンとグリア細胞の性質を振り返ったのち，今後必要な展開についてふれてみたい．

8.1.1 ニューロン研究の展開

　ニューロンは，さまざまな形態をもつものがあるが，基本的には核をもつ細胞体から長い神経軸索を伸ばして，標的細胞の樹状突起や細胞体とシナプス構造をつくり，神経情報の連絡をする．樹状突起は，軸索終末とシナプスをつくるスパインを無数に有する．主に，樹状突起は他のニューロンから情報入力を受け，細胞体は集まった情報の処理・統合を行い，軸索を介して情報を出力する．
　Cajalが，銀染色による形態学的解析から，「個々のニューロンは1つの独立した細胞単位で，特殊な構造（シナプス）でつながっている」とするニューロン説を提唱して以来，脳の主役としてのニューロンの研究が進められていった．ニューロンの重要な機能の1つとして，静止膜電位の維持機構と，外界からの刺激がある閾値を超えると脱分極を引き起こして活動電位（神経インパルスともいう）を引き起こすことが挙げられる．もう1つの重要な機能は，シナプスを介して情報を次のニューロンへと伝達することである．これらの構造と機能

は，それぞれ電子顕微鏡による解析や電気生理学的手法などを用いて研究が進められた．さらに，生化学的，分子生物学的手法の導入によって神経の機能と構造を意識した「神経化学」の領域が確立され，静止膜電位の維持機構，種々のイオンチャネルなどを中心としたコンダクタンス，レジスタンスに関わる分子機構，シナプス伝達機構に関わる分子の実体もかなり明らかになってきた．

今後，構造生物学的，1分子レベルの生物物理学的な局面などからの研究が電気生理学的解析とカップルして進められることにより，新しい概念が生まれる可能性がある．細胞生物学的にみると，神経伝達物質の放出，すなわち情報伝達物質の開口放出（エキソサイトーシス）機能は，内分泌器官におけるエキソサイトーシスと類似した機構がはたらいていると考えるべきである．これらの細胞機構は，後に述べる疾患の解析にも深く関わっている．

8.1.2 グリア細胞研究の展開

これまで，グリア細胞についてはニューロンの間を埋める膠(にかわ)のような作用をもつ細胞としてあまり注目されず，活動電位の発生やシナプス伝達のような情報の受け渡しはないとされてきた．しかし，最近，ニューロンの数の10倍以上あるグリア細胞の機能が注目されはじめている．

これまではイオンチャネルなど，ニューロンで発現している機能分子はグリア細胞には発現していないと考えられてきたが，最近の電気生理学，生化学，分子生物学，発生生物学による研究の進歩により，グリア細胞にもこれらの機能分子が発現し，細胞外の環境や病態に依存してダイナミックに変動することがわかってきた．細胞生物学的な観点からみると，グリア細胞が，ニューロン同士での機能とは異なった形でニューロンの機能を支え，かつコントロールしていることが解明されつつある．また，さまざまなサイトカインがグリア細胞から分泌されており，脳はある意味で内分泌細胞の集合と考えるべきである．これらの分泌されたサイトカインは脳の細胞・組織の構築とその維持に必要であるだけでなく，脳の高次機能の発現にも深く関わっている．すなわち，グリア細胞がないと脳は正常に発達，機能しないこともわかってきている．

今後，脳を構成するニューロン，グリア細胞を含めて，各々の細胞において何が共通でなにが特異的な性質であるかを明確にしながら，グリア細胞のもつユニークな性質をさらに解明する必要がある．

8.2 細胞における情報伝達機構の解明に向けた展望

異なった細胞はただ雑然と存在しているわけでなく，特定の細胞は特定の脳内部位に位置して，ニューロン・グリア細胞間での情報交換が行われており，かつニューロン間で特定のシナプス形成が行われる．これらのしくみを明らかにするためには何が必要だろうか．

まずニューロン，グリア細胞の層構造決定のメカニズムの解明が必要である．その決定には生理活性物質や遺伝子が関与している．たとえば，ニューロンの位置異常を引き起こし，小脳皮質の皺形成ができないリーラー・ミュータントマウスの研究がきっかけで（とくに，リーラー・ミュータントマウスに正常の脳組織抽出成分を抗原として注射することにより，リーラー・ミュータントマウスでは，正常にあるべきリーラー遺伝子産物がないため，それに対する抗体を作成することになる．このようなユニークな免疫学の手法が用いられた），リーリン・シグナル伝達系をはじめとした脳皮質形成の情報伝達経路が理解されるようになった．これらの関連分子にひとたび遺伝子異常が起きると，脳の発生異常や奇形が生じ，精神・神経疾患の原因になることから，この研究は大変重要となってきている．

次に，ニューロン回路網の決定に関わる分子基盤の解明が求められる．神経突起伸展を制御する親和性分子や反発性分子とそれぞれの分子の受容体との相互作用により，特異的シナプスの形成とその安定化が行われることでニューロン回路網が形成される．細胞の認識や接着の特異性にはまだまだ不明な点があり，今後，これらに関与する細胞認識・接着分子の探索と機能解析によって，回路網の形成と安定化の理解が進展するであろう．特異的なニューロン回路網の形成メカニズムは，感覚情報の入力，伝導，統合，記憶，運動，情動，意識，さらには心のはたらきの分子・細胞基盤をつくっていることから，さらに研究を継続する必要がある．

さらに機能に関する2つの詳細な解析が必要になる．まず，細胞レベルでの機能解析である．特定のニューロン回路網を形成したニューロン内で，どのような情報処理が行われるかを知る必要がある．ニューロン外からのさまざまな情報（一次メッセンジャー）は細胞膜に局在しているさまざまな受容体により

認識されて細胞内に伝えられ，あるものは二次メッセンジャーの産生を誘導して細胞内の情報伝達分子群を活性化し，ニューロンの生理機能を引き起こす．次に，回路網レベルでの機能解析である．脳の各部位での各ニューロン回路の詳細な情報処理機構は，異なっているはずである．特異な回路網での機能解析とその分子基盤の解析が高次機能を理解するうえで重要である．

これまではタンパク質の研究に多くの力が割かれてきたが，この他の生体成分である糖や脂質の研究はこれまでにない新しい概念を導き出す可能性が高く，力を入れる必要があろう．今後ますます細胞内外での情報伝達の研究が必要になってくることは明らかである．一方で，個体での認知，記憶，学習，情動，意識などの高次の問題を，各ニューロン回路内で起きるダイナミックな分子動態やニューロンとグリア細胞間のコミュニケーションなどとつなげて統合的に理解するためには，脳全体における分子・細胞レベルでの時間，空間的な解析も必要となる．

8.2.1 細胞内小器官の動態と細胞機能

ここまで，ニューロンやグリア細胞における情報伝達機能が，これらの細胞機能発現に重要であることを述べてきた．ここで，細胞内の構築に目を向けてみたい．

核，ミトコンドリア，ゴルジ装置，小胞体などが細胞内にあり，それぞれの機能分担をしていることはよく知られている．最近になり，細胞内小器官相互で緊密なクロストークが行われていることが示されている．核膜は小胞体と連続した構造体であり，小胞体とミトコンドリアは密着して分布することが多い．また，ゴルジ装置と小胞体との機能的緊密性についてはいうまでもない．これらの小器官の動態は膜のトラフィッキングによっているが，細胞内における細胞骨格タンパク質が中心的な役割を果たし，これに糖や脂質も深く関与している．イノシトール・リン脂質系の重要性も多くの現象で見いだされており，細胞機能の大切な現象としてのエキソサイトーシス，エンドサイトーシスに直接関わっている事実も次々と明らかにされつつある．いわゆるSNARE仮説もすべてを説明できておらず，今後の分子レベルに基礎をおいた細胞生物学的解析が大切である．

細胞のポーラリティはまさに，細胞内の小器官が細胞内で局在化する現象で

あり，これにより各々の細胞の特徴が表されている．極性をつくり出すメカニズム解明は大切であり，神経活動に依存した細胞内での極性の問題は手つかずになっている．

8.3 ゲノム科学と脳科学研究の連携と体系化

最近はゲノム解析が進み，ヒトのゲノム配列はチンパンジー（約98％）やアカゲザル（93.5％）とは高い相同性をもつことが示された．しかし，明らかにヒトとサルでは，言語，認識，思考，記憶，学習などの脳の高次機能に関して大きな違いがある．また，ヒトでは脳を構成する神経細胞の増加とそれに伴いグリア細胞の数も圧倒的に増えている．

私は以前から，ニューロンの数の圧倒的な増加がヒトを遺伝子の束縛から自由にしていると主張してきた (御子柴, 1989, 1999)．すなわち，神経細胞数が限定されているときは，シナプスをつくる標的となるニューロンは少ないため，シナプス連絡の自由度があまりない．しかし，細胞数が増えることにより，多様なシナプス形成の可能性が高まる．ニューロンがどの線維とシナプスを形成するかは，ある発達段階がくると遺伝因子よりも環境因子による影響が強くなる．この点で，膨大な数のニューロン間で多様なシナプス形成が可能となったヒトの脳は，遺伝的束縛から逃れることができたと考えている．

今後は，ニューロンとグリア細胞の発生・分化・発達の過程で外界からの刺激がどのような影響を与えるか，脳の各部位において解析する必要がある．ゲノム研究の成果と脳科学での成果とをタイアップして考察することで，学際的な新しい研究のきっかけになるのではないかと思う．

8.4 分子，細胞の基礎的な解析から精神神経疾患へ

これまでは，認知，記憶，学習，さらには心のような高次で統合的な情報処理を行う臓器である脳のはたらきは，発生・分化研究や分子，細胞の研究のように分析的な研究では解明できないのではないか——すなわち，還元論的な分析では脳の本当の意味の理解はできないのではないかとの批判もあった．しかし，多くの発生・分化研究や分子，細胞の研究の結果，発見されてその機能が明ら

かになってきた多くの分子（たとえば，イオンチャネルや神経伝達物質受容体，神経突起伸長因子，皮質層形成因子など）が，高次脳機能の発現に必須であることはすでに個体レベルの研究でも実証されてきた．また，そのなかの多くは，精神・神経疾患の原因の候補遺伝子であることも明らかになりつつある．最近，注目されているものの1つに脳由来神経栄養因子BDNFがある．BDNFが脳の発達に大きく関わっていることがわかり，その異常が精神・神経疾患と密接に関連することも知られはじめている．また，いろいろなイオンチャネルの異常による疾患（チャネロパチー）が精神・神経疾患に関与する例も明らかになりつつある．我々はさまざまな遺伝要因による精神・神経疾患にわずらわされている．それらのうち，単一遺伝子によるものは因果関係がはっきりしているが，多因子によるものや，環境因子と遺伝子との作用で発症するものなどさまざまある．これらの研究の成果は，精神・神経疾患の病因解明のみを目的としたプロジェクト研究によっては決してもたらされなかったであろう．地道な基礎研究の結果，精神・神経疾患の病因解明につながったケースが多く，基礎研究をおろそかにしたプロジェクト研究のみへの偏重はいましめるべきである．疾患を意識した脳の発生・分化，分子・細胞生物学的研究，さらにはシステムバイオロジー的研究等，学際的で包括的な脳研究で捉えていく必要がある．当然のことながら，脳と環境の関わりを意識した分子レベルでの解析も必要となってくる．

8.5 脳研究の各分野間および他分野との融合研究の必要性

脳研究とは大変幅の広い領域であり，今後，一般的に細胞生物学といわれる分野，あるいは，がん研究まで包含しうる学問体系になると考えている．ニューロン，グリア細胞の研究とがん細胞の研究は，ある局面においてはまったく同じテクニックを用いて解析をしている．がん研究者に「こころ」とはなどの課題を出して研究をしてもらうと，脳についてだけ研究している研究者よりもユニークな発想で新しい成果を生み出すかもしれない．また，アルツハイマー病のようにアミロイドタンパク質の沈着や分子構造の変化が病態の発症と関係があるような場合は，生化学や構造生物学を専門とする研究者との共同研究体制の確立がぜひとも必要となる．脳科学の裾野をもっと広げてゆくことの必要性を強調

したい．あるタンパク質の解析を生化学的に地道にしていると，そこで見いだした原理が思いもよらない病気の原因解明につながることもある．その意味でも，脳の基盤となる分子，細胞，組織レベルの基礎研究は非常に重要である．ただし，常に高次脳機能とのタイアップを意識しながら解析することが必要であろう．イオンチャネルなどの機能分子の構造生物学的な解析は，機能的な立体構造と動的なメカニズムの理解に多くの情報を与えてくれた．たとえば，構造生物学的解析の結果と有機合成とを組み合わせることにより，その分子とカップルする分子を化学合成できるようになり，創薬の方向への道も開けてくる．

8.6 物理，化学，生物物理的な見方の必要性

もう1つ重要なこととして，物理，化学，生物物理的，数学的，統計的なものの見方を常にしておくことが挙げられる．細胞の挙動や組織の動態はよく観察しているといい加減なようにみえるが，実は統計学的にみるとある法則にのっとりはたらいていることが多い．分子のレベル，とくにタンパク質レベル，細胞レベル，さらには個体レベルでその機能が振動していることも多く報告されている．現在筆者の研究室で進めている，カルシウムの振動もその1つである．たとえば，この振動という現象がこれまでの物理法則で説明可能なのか，極限まで研究を進めていくことにより，新しい研究のブレークスルーがあるのではないかと考えている．

8.7 新しい技術の導入と革新的な技術開発

新しい発見には必ずその背景に新しい技術革新があることを忘れてはならない．新しい技術の導入，さらに単に導入するばかりでなく革新的な技術を開発することが，これからの脳科学を切り開くためにはぜひ必要となる．我々は決して自分が棲家とする場所，いわゆる「たこつぼ」の中に入っていてはいけない．研究はある決まった手法ですることが常であるが，異なる手法で解析すると予想もしなかった結果に出くわすことがある．予想された結果の出るような実験は逆にする必要がない．予想された結果と異なるデータが出たときが大きな発見のきっかけになることを考えながら，脳科学を切り開いていくべきであ

る．近年のナノバイオテクノロジーの進展はめざましく，脳科学への適用は重要であろう．また，光科学を導入した FRAP (Fluorescence Recovery After Photobleaching)，FRET (Fluorescence Resonance Energy Transfer)，全反射型顕微鏡による1分子解析などの強力な手法が開発されてきているので，大いに導入して，分子動態，分子間相互作用の解析を行うべきである．

以上，要点のみを述べてきたが，脳研究の対象は認識，学習，行動，情動，さらには「こころ」の問題，精神・神経疾患の問題までさまざまである．これらの高次脳機能や脳疾患のメカニズムの基本となるのは，それを構成する分子，細胞のはたらきである．本書で述べられている脳の分子・細胞・シナプスの研究は，脳研究の根幹をなすものであり，今後もこれらをおろそかにしては脳研究の進歩はない．さらなる発展を期待する．

参考文献

[1] 船津高志 編 (1999)『生命科学を拓く新しい光技術』(シリーズ 光が拓く生命科学 第7巻，日本光生物学協会 編)，共立出版．

[2] 後藤佑司・谷澤克行 編 (2001)『タンパク質の分子設計』(シリーズ バイオサイエンスの新世紀 第3巻，日本生化学会 編)，共立出版．

[3] 宝谷紘一・神谷律 編 (2000)『細胞のかたちと運動』(シリーズ ニューバイオフィジックス II ⑤，日本生物物理学会・シリーズ ニューバイオフィジックス刊行委員会 編)，共立出版．

[4] 金沢一郎・篠田義一・廣川信隆・御子柴克彦・宮下保司 編/伊藤正男 監修 (2003)『脳神経科学』三輪書店．

[5] 春日雅人・平井久丸 編 (2002)『病気の分子医学』(シリーズ バイオサイエンスの新世紀 第14巻，日本生化学会)，共立出版．

[6] 城所俊一 編 (2001)『生体ナノマシンの分子設計』(シリーズ ニューバイオフィジックス II⑨，日本生物物理学会・シリーズ ニューバイオフィジックス刊行委員会 編)，共立出版．

[7] 御子柴克彦 (1989) IV 脳科学と遺伝子工学．『ヒューマン・ハーモニー──科学者と社会の調和をもとめて』(慶應義塾大学理工学部 編)，三田出版会，91-120．

[8] 御子柴克彦 (1998) ニューロンの発生と形態形成．『岩波講座 現代医学の基礎6 脳・神経の科学 I』(久能 宗・三品昌義 編) 岩波書店，61-87．

[9] 御子柴克彦 (1999) 3. 脳・神経研究の現場.『科学/技術のニュー・フロンティア (2)』（岩波講座 科学/技術と人間 5），69-94.

[10] 御子柴克彦・清水孝雄 編 (2002a)『脳の発生・分化・可塑性』（シリーズ バイオサイエンスの新世紀 第 11 巻，日本生化学会 編），共立出版.

[11] 御子柴克彦・清水孝雄編 (2002b)『感覚器官と脳内情報処理』（シリーズ バイオサイエンスの新世紀 第 12 巻，日本生化学会），共立出版.

[12] 宮川博義・井上雅司 (2003)『ニューロンの生物物理』，丸善.

[13] 西田栄介・大野茂男 編 (2001)『シグナル伝達—細胞運命と細胞機能を制御する仕組み』（シリーズ バイオサイエンスの新世紀 第 9 巻，日本生化学会 編），共立出版.

[14] 理化学研究所脳科学総合研究センター 編 (2007a)『脳研究の最前線（上）——脳の疾患と数理』講談社.

[15] 理化学研究所脳科学総合研究センター 編 (2007b)『脳研究の最前線（下）——脳の認知と進化』講談社.

[16] 立花 隆 (1996)『脳を究める——脳研究の最前線』朝日新聞社.

[17] 竹安邦夫 編 (2004)『ナノテクノロジーによる生命科学 ナノバイオロジー』，共立出版.

[18] 谷口直之・淀井淳司 (2000)『酸化ストレス・レドックスの生化学』共立出版.

[19] 山本雅之 編 (2001)『遺伝子の構造と機能』（シリーズ バイオサイエンスの新世紀 第 1 巻，日本生化学会 編），共立出版.

[20] 吉田賢右・茂木立志 編 (2001)『生体膜のエネルギー装置』（シリーズ バイオサイエンスの新世紀 第 7 巻，日本生化学会 編），共立出版.

索引

[あ行]

アクチン細糸　14
アクチン細胞骨格　146
アクティブゾーン　75
足場タンパク質　88, 183
アストロサイト (アストログリア)　26, 27, 200
アセチルコリン　71
アセチルコリン受容体　79
アデニル酸シクラーゼ　83, 135, 137, 225
アデノシン脱アミノ化酵素　49
アポトーシス　164
アミロイド前駆体タンパク質　146
アミロイドタンパク質　270
アラキドン酸　137, 212
アルツハイマー病　164, 169, 270
α-SNAP　77
アンチセンス RNA　47
イオンチャネル　55, 131
　——仮説　3
　——型受容体　78
　——の異常による疾患　270
イオン透過型グルタミン酸受容体　218
閾値　62
異シナプス性長期抑圧　207
一塩基多型　50
一酸化窒素　74, 137, 142, 237
遺伝子改変マウス　221, 223, 230
イノシトール三リン酸 (IP_3)　84, 137, 210
インターノード　109
インテグリン　107
インヒビター 1　224
内向き整流性 K^+ チャネル　58
エキソサイトーシス　55
エピジェネティクス　51
エンドカンナビノイド　74
エンドサイトーシス　78

オピオイドペプチド　74
オリゴデンドロサイト (稀突起膠細胞)　26, 33
オレキシン　74

[か行]

開口確率　58
介在ニューロン　22, 233
カイニン酸型 Glu 受容体　80
海馬　160, 161, 169, 216, 217
化学シナプス　3, 18, 65, 181
拡散電位　60
核小体低分子 RNA　47
籠細胞　233
カスケード　131
活性化アストロサイト　28
活動電位　34, 56, 61
滑面小胞体　12
カドヘリン　104, 108, 195
カリウムイオン濃度　30
カリウムチャネル Kv4.2　163
顆粒細胞　233
カルシウム・カルモジュリン依存性タンパク質リン酸化酵素　143
カルシウム興奮性　32
カルシウムストア　139, 211
カルシウム振動　271
カルシウムポンプ　140
カルシウム・カルモデュリン依存性タンパク質リン酸化酵素 II　221
カルシニューリン　168, 224
感受性期　203
貫通線維　217
貫通線維—顆粒細胞シナプス　217
γ-アミノ酪酸　72
眼優位性カラム　193
記憶　216
記憶形成　160

稀突起膠細胞　17
逆行性メッセンジャー　212
ギャップ結合(ギャップジャンクション)
　　19, 31, 35, 182
嗅覚神経系　114
嗅内野　161
恐怖条件付け　160, 253
局所回路　21, 22
空間記憶　161
クラスリン　78
グリア　26, 266
グリオトランスミッター　33
グリシン　73
グルタミン酸　71, 218
　　――受容体　79, 163, 183, 194, 218
　　――トランスポーター　32
クロストーク　134
クロマチン　51
蛍光消退法　190
ケージド・グルタミン酸　196
ケージドCa　67
血液脳関門　29
欠損確率　68
ゲート効果　134
ゲノム　43
ゲノム科学　269
ケモカイン　114
限界膜　15
後過分極　62
高次脳機能　230
構成性エキサイトーシス　89
構成性エンドサイトーシス　89
興奮性アミノ酸　70
興奮性シナプス　19
　　――後電位　219
　　――電位　79
ゴルジ細胞　233
交連神経細胞　110
コカイン　163
コネクソン　19
コピー数多型　50
コリンアセチルトランスフェラーゼ　192
ゴールドマン・ホジキン・カッツ(GHK)の
　　式　79

[さ行]

サイクリックAMP　83
最初期遺伝子　45
細胞外シグナル依存性キナーゼ　241
細胞外マトリックス　107
細胞間接着　108
細胞認識　103
細胞膜　14
サイレントシナプス　195, 222
ジアシルグリセロール　137, 214
視蓋　194
視覚野　203
軸索　8, 16, 110
　　――ガイダンス　110
　　――終末　17, 18
　　――初節　16, 87
　　――末端　182
自己再生過程　61
脂質ラフト　15
歯状回顆粒細胞　217
下オリーブ核ニューロン　233
シナプス　3, 8, 18, 65, 265
　　――可塑性　220, 230
　　――間隙　18
　　――間隙メッセンジャー　212
　　――形成　112
　　――後肥後部　18
　　――後肥厚部　183
　　――後膜　18
　　――後要素　18
　　――収斂　21
　　――小胞　18, 68, 182
　　――前終末　18, 225
　　――前膜　18
　　――前要素　18
　　――前抑制　21
　　――伝達　217
　　――伝達の長期増強　161
　　――の可塑性　3
　　――発散　21
シナプトタグミン　77
ジヒドロピリジンDHP　63
自閉症　102
島皮質　161

索引　277

社会性行動　167
ジャクスタパラノード　109
シャンティング効果　82
終板電位　67
終末ボタン　182
樹状突起　8, 15, 110
受容体型チロキシナーゼ　91, 133
シュワン細胞　17, 27, 35
瞬目反射条件付け　247, 250
ショウジョウバエ　194
小脳　231
小脳長期抑圧　239
小脳 LTD　250, 252
小胞アセチルコリントランスポーター　71
小胞グルタミン酸トランスポーター　71, 183
小胞モノアミントランスポーター　73
小胞 GABA トランスポーター　73
神経栄養因子　90, 133
神経回路　20
神経筋接合部　192
神経細管　10, 13
神経細糸　10, 13
神経細胞　7
神経細胞の極性決定　166
神経修飾物質　87
神経伝達物質　31, 66
神経変性疾患　164
シンタキシン　67, 76
髄鞘　9, 17, 33
スネア（SNARE）コアコンプレックス　76
スパイン　10, 15, 112, 116, 117, 183, 196, 200, 218, 222, 265
スパイン成熟　112
スロー IPSP　86
静止膜電位　56, 59
星状細胞　233
接着分子　103
ゼブラフィッシュ　115
セリン・スレオニンリン酸化　139
セリン・トレオニンホスファターゼ　168
セリン・トレオニンリン酸化酵素　151
セロトニン　73
　　――受容体　79, 81
　　――受容体 5-HT$_{2C}$R　48

前庭神経　252
前庭神経核ニューロン　233
前庭動眼反射　251
前頭前皮質　163
前頭前野　169
全反射顕微鏡　272
躁うつ病　168
相乗効果　134
増殖因子活性化キナーゼ・キナーゼ　241
相対不応期　62
相補性シナプス　21
側坐核　163
粗面小胞体　11
ソルチリン (sortilin) 受容体　92

［た行］

代謝型グルタミン酸受容体　32, 183, 210, 218
代謝型受容体　78
代謝型プリン受容体　32
代謝活動　29
対称性シナプス　19
苔状線維　233
苔状線維シナプス　217, 224
タイト結合　29
ダイナミン　78
タウタンパク質　169
脱リン酸化　132, 145
多発性硬化症　35
単一電流解析　58
単位膜　14
短期増強　229, 235
短期抑圧　235
タンパク質キナーゼ C　84
タンパク質脱リン酸化酵素　150
　　――1　224
タンパク質ニトロソ化　142
タンパク質分解　132, 145
タンパク質翻訳後修飾　132
タンパク質リン酸化酵素　150
チャネロパチー　270
長期増強　203, 204, 216, 220, 237
長期抑圧　203, 204, 220, 234
跳躍伝導　33
チロシンホスファターゼ　169

チロシンリン酸化　139, 143
チロシンリン酸化酵素　151
通過ボタン　182
低分子量 G タンパク質　132, 146
テタヌス後増強　228
テトロドトキシン　61
電位依存性 Ca^{2+} チャネル　210
電位依存性 K^+ チャネル　57
電位センサー　58
電気シナプス　18, 19, 65, 182
転写活性調節　132
伝達物質受容体　131
同シナプス性長期増強　204
同時発生検出装置　81
投射ニューロン　22
登上線維　193, 233
特異的ニューロン回路網　267
ドッキング　75
ドーパミン　73
ドーパミン D1 受容体　163
トラフィッキング　89
トランスクリプトーム　44

[な行]

内因性カンナビノイド　141, 214, 235, 242, 244, 245, 250
ナノドメイン　67
匂い地図　114
二光子顕微鏡　189, 200
二次メッセンジャー　268
ニッスル小体　10
2 発刺激促通　227
入力特異性　211
ニューロフィラメント　13
ニューロン　2, 7, 265
　――説　2, 7
ヌクレオソーム　51
ネルンストの式　60
年齢依存性　215
濃淡電池　59
脳由来神経栄養因子　213, 270
ノシセプチン　223
ノルアドレナリン　73

[は行]

灰白質　20
パーキンソン病　164
白質　20
パッチランプ法　58
パラノード　109
バレル皮質　208
微小回路　20
微小管　13, 146
微小終板電位　68
ヒスタミン　74
ヒストン　51
非対称性シナプス　18
非タンパク質コード RNA　47
非同期放出　69
フィードバック　148
フィードバック抑制　233
フィードフォワード抑制　233, 246
フィロポディア　116
浮動変換点モデル　206
プライミング　76
プルキンエ細胞　193, 233
フロアプレート　111
プロテインキナーゼ A　226
プロテインキナーゼ C　221
プロトカドヘリン　106, 186
分界条床核　163
平行線維　233
ヘテロフィリック結合　108
扁桃体　160, 163, 169
放出可能プール　76
ホジキン–ハクスレイ (Hodgkin-Huxley) のモデル　62
ホスファチジルイノシトール 4,5-ビスホスフェート　139
ホスホジエステラーゼ　135, 137
ホスホリパーゼ A_2　162, 212
ホスホリパーゼ C　135, 210
ボツリヌス毒素　77
ホモフィリック結合　108
ボルツマンの式　59
ポワソン分布　68
翻訳開始因子 eIF2α　47

[ま行]

マイクロ RNA　47
マウスゲノム　151
膜融合　77
麻薬中毒　163
ミエリン　9, 109
　——鞘　33
味覚条件付け学習　161
ミクログリア　27, 36, 200
無髄軸索　33
無髄神経　16
ムスカリン受容体　86
メタ可塑性　206
メチル化 CpG　52
免疫グロブリンスーパーファミリー　104
網状説　2, 7

[や行]

有芯顆粒　71
有髄軸索　33
有髄神経　16
輸送パケット　189
ユビキチン・プロテアソーム系　198
陽極開放興奮　62
抑制回路　21
抑制性アミノ酸　70
抑制性シナプス　19
　——電位　79

[ら行]

ランビエ絞輪　17, 33
リアノジン感受性ストア　139
リアノジン受容体チャネル　140
リガンド架橋型結合　109
流体モザイクモデル　14
両眼視可塑性　203
量子コンテント　68
量子サイズ　68
量子的放出　68
緑色蛍光タンパク質　189
臨界期　203
リン酸化　132, 143
レット (Rett) 障害　102
連合性　211

連合性 LTD　215
レンショー抑制　22

[欧文]

1 型代謝型グルタミン酸受容体　236
2 ポア領域 K^+ チャネル　56
2-AG (2-アラキドニルグリセロール)　74, 141
3 量体 G タンパク質　83, 132, 134
4AP (4-aminopyridine)　57
5-HT (serotonin)　73

α サブユニット　135
αCaMKII (α-Calcium/Calmodulin-dependent protein kinaseII)　242
$\beta\gamma$ サブユニット　135

A キナーゼ (PKA)　212
AC (adenylate cyclase)　83, 211, 225
ACh (acetyloholine)　70, 71
actin filaments　14
active zone　18, 183
Akt1　154
all-or-none　61
AMPAR (AMPA-type ionotropic glutamate receptor: AMPA 型グルタミン酸受容体)　49, 80, 162, 195, 218, 237, 239, 240, 242–245, 247, 254
APP amyloid (amyloid precursor protein)　146
APV (2-amino-5-phosphonovaleric acid)　81
AP-2　78
Arc　47
asymmetrical synapse　19
ATP 受容体　82
autoreceptor　212
axon　110

basket cell　233
bassoon　183
BDNF (brain-derived neurotrophic factor)　47, 90, 213, 270
BMC モデル　206
bouton en passant　182

cadherin 195
CADPS/CAPS 95, 102
CADPS1 95, 102
CADPS2 95, 102
caged glutamate 196
Cajal, Ramón y 7, 265
Calcineurin (CaN) 145, 156
CaMK 143
CaMKII 221, 245
cAMP (adenosine 3′,5′-cyclic monophosphate) 83, 137, 211, 226
cAMP/Ca^{2+}-response element-binding protein 143
CA1 シナプス 217, 220
CA1 錐体細胞 217
Ca^{2+} 137
Ca^{2+} チャネル 63
Ca^{2+}-induced Ca^{2+} release (CICR) 140
CA3 錐体細胞 217
CB1R 250
Cdc42 146
Cdk5 154, 162
cell membrane 14
cerebellar long-term depression 239
cerebellum 231
CF (climbing fiber) 233, 234
c-fos 47, 160
cGMP 137
chemical synapse 18
c-jun 47
coincidence detector 81
connexon 19
contactin 104
copy number variation (CNV) 50
$cPLA_2$ 140
CREB (cAMP response element binding protein) 46, 143, 147, 160, 163
CRMP2 166
cytomatrix at the active zone: CAZ 183

D-APV 225
DA (dopamine) 73
DAG (diacylglycerol) 214
DCG-IV 225

Deleted in Colorectal Cancer (DCC) 104, 110, 111
dendrite 110
dendrite targeting element (DTE) 49
Dicer 47
DSE (depolarization-induced suppression of excitation) 235, 244
DSI (depolarization-induced suppression of inhibition) 235, 245

eCB (endogenous cannabinoid) 214
Egr1 165
electorical synapse 18
Elk-1 160, 165
endocannabinoid 235
endoplate potential 67
Eph 115
ephrin 115
EPSP 219, 221
ERK/Erk (extracellular signal-regulated kinase) 143, 158
——シグナリング 171
——の活性化 158
——1 154, 160
——1/2 (extracellular signal-regulated kinase) 241
——2 154, 160, 161
Excitatory Postsynptic Potential (EPSP) 79
excitatory synapse 19

fear conditioning 253
feedback Inhibition 233
feedforward Inhibition 233
FRAP (fluorescence recovery after photobleaching) 190, 272
FRET (forescence resonance energy transfer) 272
Frizzled 112
Fyn 152

Gタンパク質 139
Gタンパク質共役受容体 83
GABA 72

索引　281

GABA$_A$ receptor (GABA$_A$ 受容体)　82, 239, 245
gap junction　19
GFAP　28
GFP (green fluorescent protein)　188, 189, 199
G$_{i/o}$　83
GIRK　58
Glu (glutamate)　71, 218
GluR (glutamate receptor)　183, 194, 218
GluRδ2　243
GluR1 サブユニット　242
Gly (glycine)　73
Gly 受容体　82
Golgi　7
Golgi cell　233
G$_{q/11}$　83
granule cell (GC)　233
gray matter　20
Gs　83
GSKβ　166
GSK-3　166
Gsk3b　154
GTP 結合タンパク質　56
　——共役受容体 (GPCR: G protein conpled receptor)　78

HAR1 領域　43
HBII-52　48
Held のカリックシナプス　67
hemisynapse　186
heterosynaptic LTD　207
homeostatic plasticity　197
Homer　192
Homer1a　47
homosynaptic LTP　204

iGluR (Ionotropic glutamate receptor)　218
immediate-early gene(IEG)　45
inferior olive neuron　233
Inhibitory Postsynaptic Potential(IPSP)　79
inhibitory synapse　19

initial segment　16
interneuron　22, 233
internode　109
IP$_3$ 感受性ストア　139
IP$_3$ 受容体チャネル　140
IP$_3$ (inositol 1,4,5-trisphosphate)　210, 240

JAK-STAT シグナリング　171
JNK 経路　159, 164
Jnk3　154
Jun　165
juxtaparanode　109

K$^+$ イオン選択性　57
K$^+$ 選択性フィルター　58
K$^+$ チャネル　56
K$^+$ チャネル署名配列　57, 58
kinome　151

L 型 Ca^{2+} チャネル　63, 229
limiting membrane　15
Limk1 キナーゼ　48
lipid raft　15
local circuits　21, 22
LTD (long-term depression)　204, 220, 223, 226, 234, 238, 244, 246
LTP (long-term potentiation)　161, 204, 216, 220, 225, 228, 237, 245–248, 250
L1　104, 108, 110, 111

MAPK　151, 171
　——カスケード　150, 160
　——シグナリング　165
MeCP2　52, 102
MEK　158, 242
MEK1/2 (mitogen-activated protein kinase kinase)　241
MEK1/2-ERK1/2　243
metaplasticity　206
MF　234
MF (mossy fiber)　233
Mg^{2+} ブロック　220
mGluR (metabotropic glutamate receptor)　183, 210, 227, 246

mGluR のアゴニスト　225
mGluR1 (type-1 metabotropic glutamate receptor)　236, 239, 244, 246, 247, 249, 250
microcircuits　21
microRNA (miRNA)　47
microtubules　13
miR-134　48
MKP　165
mRNA の局所的翻訳　49
mRNA 輸送　49
MSK1/2　160
myelin　9

N 型 Ca^{2+} チャネル　64
N-カドヘリン　112
NA　73
Na^+ 選択性フィルター　61
Na^+ チャネル　60
NCAM　104, 108
nectin　104, 108
netrin　108, 111
neural circuit　20
neurexin　108, 112, 186
neurofilaments　10
neuroligin　108, 112, 186
neuron　2
neuropilin　108, 112, 115
neurotrophin　89
neurotubules　10
NFAT　147
NGF　90
NG2 陽性グリア細胞　27, 35
Nissl body (ニッスル小体)　11
NMDA 受容体のアンタゴニスト　225
NMDAR (N-methyl-D-aspartate-type ionotropic glutamate receptor: NMDA 型グルタミン酸受容体)　81, 166, 168, 195, 208, 218, 224, 229, 238, 244, 246, 247
NO　74, 237, 241, 242, 246, 252
node of Ranvier　17
non-cording RNA (ncRNA)　47
NSF　76
NT-3　90

NT-4/5　90

OKR (optokinetic reflex)　251, 252
oligodendroglia　17

P 物質　74
paranode　109
PDZ　242
PF (parallel fiber)　233
PGE2 (prostaglandin E2)　212
piccolo　183
PIP2　139
PI3K-Akt 経路　165, 166
PKA (protein kinase A)　138, 212, 226
PKC　84, 140, 221, 241, 242, 244, 252
PKG　241
PLA2 (phospholipase A)　212
PLC (phospholipase C)　210
Plexin　108
postsynaptic density (PSD)　18, 88, 183, 199
postsynaptic elements　18
postsynaptic membrane　18
PPD (Paired-pulse depression)　228, 244
PPF (paired-pulse facilitation)　225, 227, 234
PP1　145, 156, 168, 224
PP2A　145, 156, 168
PP2B　224
P/Q 型 Ca^{2+} チャネル　64, 227
presynaptic elements　18
presynaptic inhibition　21
presynaptic membrane　18
presynaptic terminals　18
priming　76
projection neuron　22
protein kinase　150
protein phosphatase　150
protocadherin　186
PSD-95　191, 199
PTEN　167
PTP (protein tyrosine phosphatase)　157
PTP (post-tetanic potentiation: テタヌス後増強)　228

PTPα　171
PTPδ　171
PTPρ　171
PTP-SL　171
Purkinje cell (PC)　233
p38 経路　159, 164
p75　90

Q-SNARE　76

R 型 Ca^{2+} チャネル (Cav2.3)　64
Rac　146
Raf　158
Raf1　153
reciprocal synapse　21
Renshaw inhibirion　22
Ret　153
Rho　135, 146
RIM1　77
RNA 干渉 (RNAi)　47
RNA 編集　49
Robo (Roundabout)　104, 110, 112, 115
rough endoplasmic reticulum　11
RP (rebound potentiation)　245
RSK1/2　160
R-SNARE　76

scaffold proteins　183
Schwann cell　17
Sema (Semaphorin)　112, 115
Shaker　57
Shank2/ProSAP1　189
Sherrington, Charles S.　8
Shh　108, 111
SHP-2　157, 170
SH2 ドメイン　165, 172
silent synapse　195, 222
single nucleotide polymorphim (SNP)　50
siRNA (small interfering RNA)　47
Slit　108, 112, 115
small nucleolar RNA (snoRNA)　47
Smo (Smoothened)　111
smooth endoplasmic reticulum　12
SNAP-25　75, 182

SNARE　55, 77, 182
snoRNA　48
Spike timing-dependent plasticity　208
spine　10
spine apparatus　16
STD (short-term depression)　235, 245
stellate cells　233
STEP　157, 171
STP　229, 244
STP (short-term potentiation)　235
Substance P　74
subsurface cistern　12
syanptic divergence　21
symmetrical synapse　19
synapse　3
synapsin I　182
synaptic cleft　18
synaptic convergence　21
synaptic plasticity　230
synaptic vesicle　18, 68
synaptophysin　182
SynCAM　187
SynGAP　162
syntaxin　182

T 型 Ca^{2+} チャネル　63
TAG-1　110, 111
Telencephalin　104, 107
terminal buttons　17
timing-dependent LTD　214
transcriptome　44
Trk　90
TrkA　90
TrkB　90
TrkC　90

unit membrane　14

VAMP/synaptobrevin　67, 75, 187
vestibular nuclear neurons　233
VGLUT/vGLUT　71, 183
VOR (vestibulo-ocular reflex)　251

ω-agatoxin IVA　64
ω-conotoxin IVA　64

white matter 20
Wnt 108
Wnt4 112

ZBP1 49
Zif268 47, 160, 162, 164
zipcode 配列 49

監修者略歴
甘利俊一（あまり・しゅんいち）
理化学研究所脳科学総合研究センター長
1936 年　生まれ
1958 年　東京大学工学部卒業
1963 年　九州大学工学部助教授
1967 年　東京大学工学部助教授
1982 年　同教授
2003 年より現職
著書『神経回路網の数理』（産業図書，1978），『情報幾何の方法』（共著，岩波書店，1993）ほか多数

編者略歴
古市貞一（ふるいち・ていいち）
理化学研究所脳科学総合研究センター
分子神経形成研究チーム・チームリーダー
1956 年　生まれ
1980 年　信州大学理学部卒業
1989 年　岡崎国立共同研究機構助手
1992 年　東京大学医科学研究所助教授
1999 年より現職
著書『脳の発生・分化・可塑性』（共立出版，2002，共著）

分子・細胞・シナプスからみる脳　シリーズ脳科学 5
2008 年 5 月 20 日　初　版

［検印廃止］

監修者　甘利俊一
編　者　古市貞一
発行所　財団法人　東京大学出版会
　　　　代 表 者　岡本和夫
　　　　〒 113-8654 東京都文京区本郷 7-3-1 東大構内
　　　　電話 03-3811-8814　　Fax 03-3812-6958
　　　　振替 00160-6-59964
印刷所　三美印刷株式会社
製本所　矢嶋製本株式会社

ⓒ2008 Teiichi Furuichi *et al.*
ISBN978-4-13-064305-4　　Printed in Japan

Ⓡ＜日本複写権センター委託出版＞
本書の全部または一部を無断で複写複製（コピー）することは，著作権法上での例外を除き，禁じられています．本書からの複写を希望される場合は，日本複写権センター(03-3401-2382)にご連絡ください．

脳の謎はどこまで解明されたのか
広大な脳科学研究をはじめて体系化！

甘利俊一 監修
シリーズ 脳科学 ［全6巻］
●各巻 3200 円（本体予価） ●A5 判上製・カバー装／平均 256 頁

①脳の計算論　　　　　　　　　　　　　深井朋樹 編

②認識と行動の脳科学　　　　　　　　　田中啓治 編

③言語と思考を生む脳　　　　　　　　　入來篤史 編

④脳の発生と発達　　　　　　　　　　　岡本　仁 編

⑤分子・細胞・シナプスからみる脳　　　古市貞一 編

⑥精神の脳科学　　　　　　　　　　　　加藤忠史 編

ここに表示された価格は本体価格です．ご購入の
際には消費税が加算されますのでご了承ください．

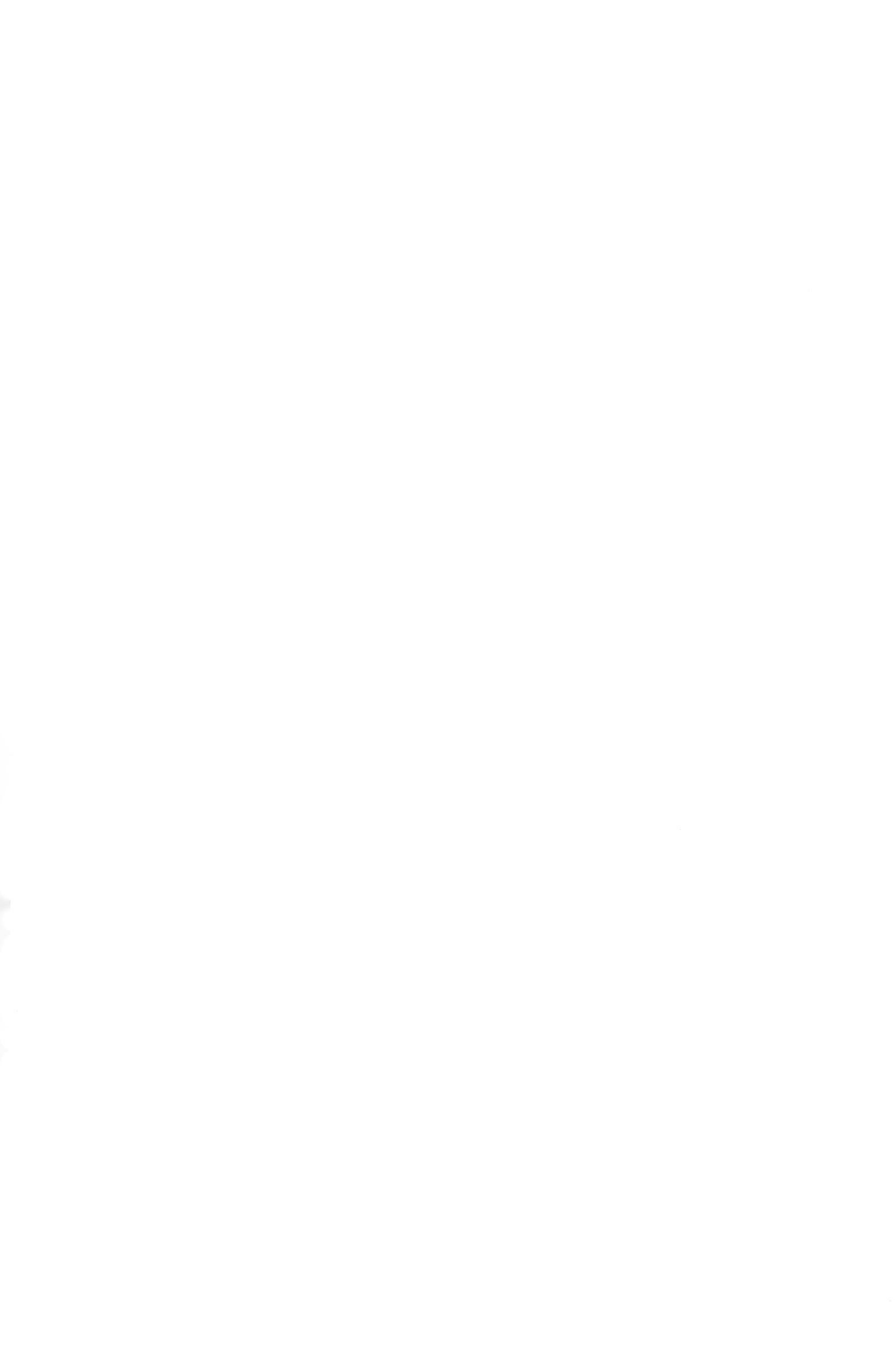

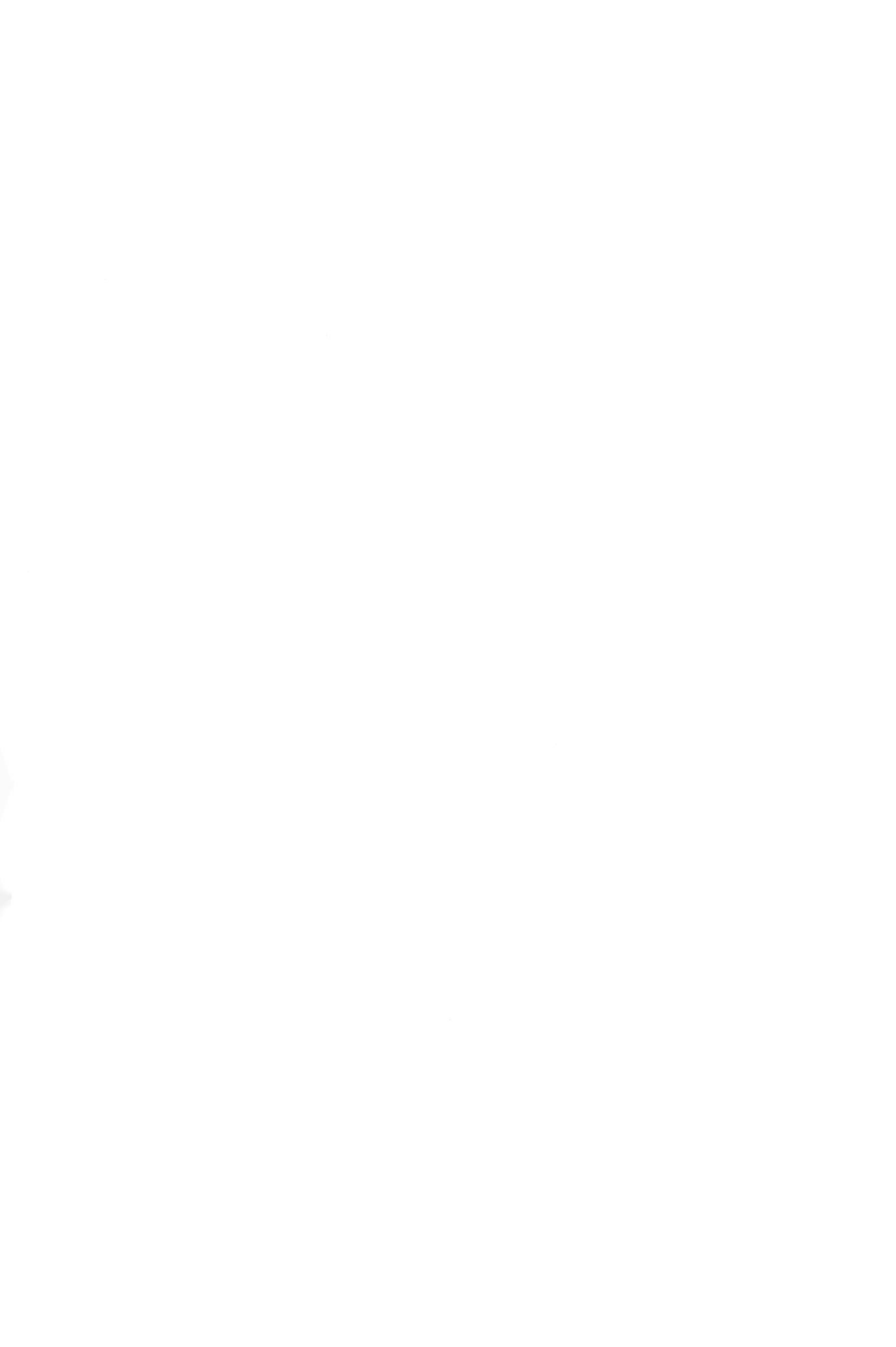

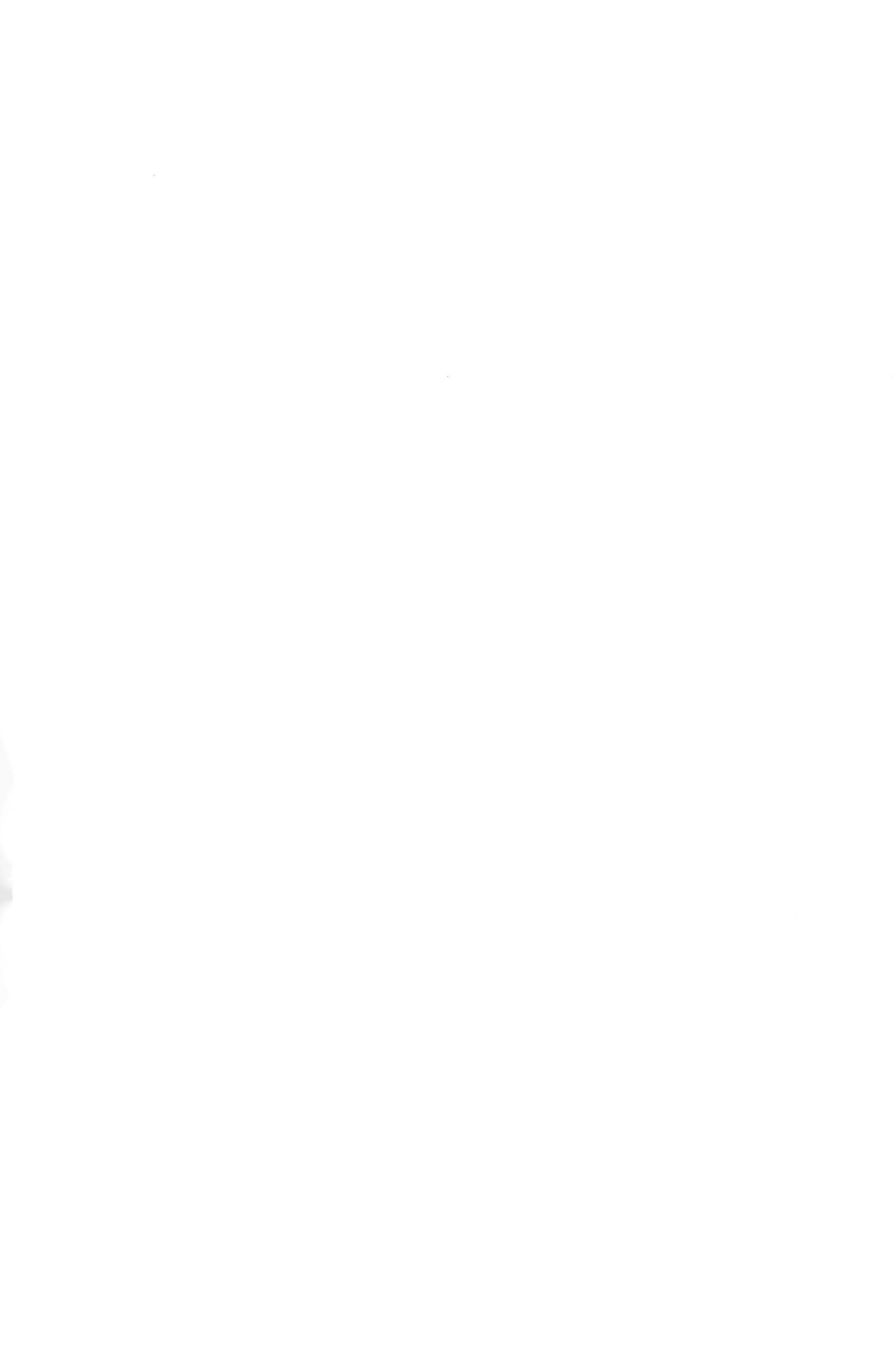